Modifizierte Muskelfunktionsprüfung bei Multipler Sklerose

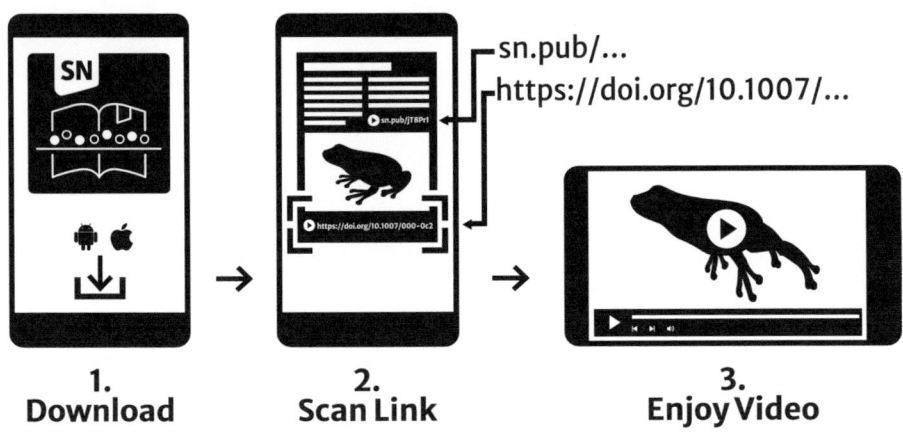

Regula Steinlin Egli

Modifizierte Muskelfunktionsprüfung bei Multipler Sklerose

modifiziert – selektiv – standardisiert

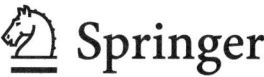

Regula Steinlin Egli
Binningen, Schweiz

Die Online-Version des Buches enthält digitales Zusatzmaterial, das durch ein Play-Symbol gekennzeichnet ist. Die Dateien können von Lesern des gedruckten Buches mittels der kostenlosen Springer Nature „More Media" App angesehen werden. Die App ist in den relevanten App-Stores erhältlich und ermöglicht es, das entsprechend gekennzeichnete Zusatzmaterial mit einem mobilen Endgerät zu öffnen.

ISBN 978-3-662-68028-5   ISBN 978-3-662-68029-2 (eBook)
https://doi.org/10.1007/978-3-662-68029-2

Die Deutsche Nationalbibliothek verzeichnet diese Publikation in der Deutschen Nationalbibliografie; detaillierte bibliografische Daten sind im Internet über http://dnb.d-nb.de abrufbar.

© Der/die Herausgeber bzw. der/die Autor(en), exklusiv lizenziert an Springer-Verlag GmbH, DE, ein Teil von Springer Nature 2024
Das Werk einschließlich aller seiner Teile ist urheberrechtlich geschützt. Jede Verwertung, die nicht ausdrücklich vom Urheberrechtsgesetz zugelassen ist, bedarf der vorherigen Zustimmung des Verlags. Das gilt insbesondere für Vervielfältigungen, Bearbeitungen, Übersetzungen, Mikroverfilmungen und die Einspeicherung und Verarbeitung in elektronischen Systemen.
Die Wiedergabe von allgemein beschreibenden Bezeichnungen, Marken, Unternehmensnamen etc. in diesem Werk bedeutet nicht, dass diese frei durch jedermann benutzt werden dürfen. Die Berechtigung zur Benutzung unterliegt, auch ohne gesonderten Hinweis hierzu, den Regeln des Markenrechts. Die Rechte des jeweiligen Zeicheninhabers sind zu beachten.
Der Verlag, die Autoren und die Herausgeber gehen davon aus, dass die Angaben und Informationen in diesem Werk zum Zeitpunkt der Veröffentlichung vollständig und korrekt sind. Weder der Verlag noch die Autoren oder die Herausgeber übernehmen, ausdrücklich oder implizit, Gewähr für den Inhalt des Werkes, etwaige Fehler oder Äußerungen. Der Verlag bleibt im Hinblick auf geografische Zuordnungen und Gebietsbezeichnungen in veröffentlichten Karten und Institutionsadressen neutral.

Springer ist ein Imprint der eingetragenen Gesellschaft Springer-Verlag GmbH, DE und ist ein Teil von Springer Nature.
Die Anschrift der Gesellschaft ist: Heidelberger Platz 3, 14197 Berlin, Germany

Wenn Sie dieses Produkt entsorgen, geben Sie das Papier bitte zum Recycling.

Geleitwort

Aufgrund meiner Arbeit mit neurologischen Patienten und unser gemeinsames Interesse am Krankheitsbild der Multiplen Sklerose lernte ich Regula Steinlin Egli zunächst als Arbeitskollegin, später als Mentorin kennen und schätzen. Schnell entwickelte sich aus unserer Zusammenarbeit eine enge Freundschaft.

Das vertiefte Arbeiten mit MS Betroffenen und der regelmäßige Austausch mit Regula beeinflusste mein Denken und meine Vorgehensweise bei der Behandlung mit neurologischen Patienten sehr. Die gleichzeitige Ausbildung als Bobath Instruktorin erweiterten mein Wissen und meine Fähigkeiten in der Erwachsenenneurologie, vor allem bei der Therapie von Stroke Patienten. So konnte ich viele Ansätze aus der therapeutischen MS Untersuchung und Behandlung mit dem Bobath Konzept kombinieren.

Dabei hat sich folgendes gezeigt: um eine Clinical Reasoning Hypothese zu erarbeiten, verlangt es neben anderen Aspekten eine sehr genaue Bewegungsanalyse und darauf basierend die Vorgehensweise bei den Untersuchungen.

Ein ganz wichtiger Punkt ist für mich die modifizierte Untersuchung der selektiven Muskelkraft. Denn die differenzierte Auseinandersetzung von Kraft, Paresen und Spastik, die ich bei jeder neurologischen Erkrankung im zentralen Nervensystem heute anwende, spielt im Clinical Reasoning Prozess eine entscheidende Rolle und sollte als Standard implementiert werden.

Dieses Buch ist für mich ein sehr gutes Nachschlagewerk für all diejenigen, die mit neurologisch betroffenen Patienten arbeiten und die ihre Fragen aus Bewegungsbeobachtungen bezüglich „Kraft" beantwortet haben möchten. Für diejenigen, die sich nicht von ersten Eindrücken leiten lassen, sondern vertieft testen möchten.

Herzlichen Dank für dieses großartige Standartwerk.

Simone Albert
Co-Leitung Therapien Universitäre Altersmedizin Felix Platter, Basel

Basel
April 2023

Vorwort

Eine Mehrzahl aller MS-Betroffenen leidet im Verlauf ihrer Erkrankung an Paresen, weshalb Kraftprüfungen ein wesentlicher Bestandteil der physiotherapeutischen Untersuchungen sind. Kraftprüfungen im Zusammenhang mit einer ebenfalls auftretenden Spastik bedürfen aber einer speziellen Anpassung, damit selektive Kraft von der unspezifischen, rohen Kraft der Spastik unterschieden werden kann.

Das vorliegende Buch soll ein Handbuch für die therapeutische Praxis sein. Die Durchführung der Prüfungen sind ausführlich beschrieben und mit Bildern und Videos dokumentiert, sodass die Bewertung der selektiven Kraft auch mit wenig Erfahrung gelingen wird. Das Grundprinzip der im Einzelnen detailliert beschriebenen Muskelfunktionsprüfung ist in Kap. 2 aufgeführt und sollte vor der praktischen Anwendung der Muskeltests gelesen werden.

Im geschriebenen Text wird für die therapeutischen Fachpersonen das generische Femininum und für die MS-Betroffenen das generische Maskulinum verwendet. Sofern die Aussagen es erfordern, sind immer alle Geschlechtsidentitäten mitgemeint. Die Verwendung der femininen oder maskulinen Form dient nur der besseren Lesbarkeit und beinhaltet keine Wertung.

An der Ausarbeitung dieser spezifisch modifizierten Muskelfunktionsprüfung haben viele hochmotivierte, erfahrene MS-Therapeutinnen mitgearbeitet. In regionalen Qualitätszirkeln (QZ) der Fachgruppe Physiotherapie bei MS (FPMS) wurden die ersten Entwürfe vertieft diskutiert und wo nötig Verbesserungsvorschläge eingebracht. Diese Rückmeldungen waren für mich äusserst wertvoll. Den QZ-Moderatorinnen **Ursula Biland, Valérie Baume, Corinne Jotterand, Isabel Messmer, Isabelle Schneider und Nicole Zwahlen** möchte ich an dieser Stelle ganz herzlich für ihr grosses Engagement danken. Sie haben nicht nur die Qualitätszirkel geleitet und damit viel fachliches Wissen gesammelt und weitergegeben, sondern haben auch dankenswerterweise am Ende das Korrekturlesen übernommen.

Ein spezieller Dank geht auch an **Nanco Van der Maas**, welcher die Studie zur Reliabilität der modifizierten Muskelfunktionsprüfung initiierte, sie mit viel Herzblut und Engagement durchführte und damit den Anstoss zur Standardisierung gab. Dankenswerterweise war er auch sofort bereit, in Kap. 1 das Studiendesign zu beschreiben und die wichtigsten Studienresultate zusammenzufassen. Wir haben uns dabei entschieden die Abkürzung für die modifizierte Muskelfunktionsprüfung mMMT, welche im Englischen für Modified Manual Muscle Test steht, auch in der deutschen Publikation zu belassen.

Für die Videos und Bilder haben sich **Studierende der Physiotherapie** der Berner Fachhochschule zur Verfügung gestellt. Das Filmen forderte von allen Beteiligten viel Konzentration und Ausdauer. Es waren strenge, aber erfolgreiche Filmtage. **Franciska Frrokaj, Lukas Hauswirth, Jessica Kilchhofer, Alissia Müller, Luca Potenza und Jessica Staal** möchte ich dafür ganz herzlich danken, verbunden mit dem Wunsch, dass sie in ihrem zukünftigen Beruf viel Freude und Erfolg erleben dürfen.

Für die Kameraführung danke ich meinen beiden langjährigen Teamkolleginnen **Anita Tschirky und Christina Egeler** ebenfalls ganz herzlich. Als Kamerateam und auch Mitwirkende in einem Qualitätszirkel haben sie nicht nur gefilmt, sondern auch kritisch mitgedacht und dabei geholfen Fehler bei den Ausführungen zu vermeiden.

Danken möchte ich auch **Eva-Maria Kania, Kathrina Nißle** und **Amose Stanislaus**, welche mich während meiner Schreibarbeit bei Fragen und Anliegen jederzeit unterstützten, sowie **Franziska Sonnenberg** von der le-tex publishing services GmbH und allen mitwirkenden Mitarbeiterinnen und Mitarbeitern vom Springerverlag, die die Publikation letztlich ermöglichten.

Und last but not least möchte ich mich auch bei meinem Mann bedanken, der mich in meinem beruflichen Werdegang immer unterstützte und sich nun gemeinsam mit mir über das neue Buch freut.

Mit dem vorliegenden Buch hoffe ich, viele Therapeutinnen und Therapeuten für die Notwendigkeit der selektiven Muskelfunktionsprüfung zu sensibilisieren und dadurch eine wichtige Qualitätsverbesserung in der Behandlung von MS-Betroffenen zu bewirken.

Binningen   Regula Steinlin Egli
April 2023

Verzeichnis der Mitwirkenden

Regula Steinlin Egli   Autorin (regula.steinlinegli@unibas.ch)

Nanco Vandermaas   Abschn. 1.2 (ipforschung@sunrise.ch)

Kilchhofer Jessica   Foto- und Videomodell

Müller Alissia   Foto- und Videomodell

Hauswirth Lukas   Foto- und Videomodell

Potenza Luca   Foto- und Videomodell

Frrokaj Franciska   Foto- und Videomodell

Staal Jessica   Foto- und Videomodell

Tschirky Anita   Foto- und Videoaufnahmen

Egeler Christina   Foto- und Videoaufnahmen

Abkürzungen

ANOVA	Analysis for variance, Varianzanalyse
BWS	Brustwirbelsäule
Dig	Digitus, Finger
DIP-Gelenk	Distales Interphalangealgelenk
EDSS	Expanded Disability Status Scale
HWS	Halswirbelsäule
ICC	„Intra Class Correlation"
IP-Gelenk	Interphalangealgelenk
LWS	Lendenwirbelsäule
M.	Musculus
MCP-Gelenk	Metakarpalgelenk
MFP	Muskelfunktionsprüfung
Mind.	Mindestens
Mm.	Musculi
mM	Kraftwert in der modifizierten Muskelfunktionsprüfung
mMMT	Modifizierte manuelle Muskelfunktionsprüfung (Modified Manual Muscle Test)
MS	Multiple Sklerose
MTP-Gelenk	Metatarsophalangealgelenk
PIP-Gelenk	Proximales Interphalangealgelenk
OSG	Oberes Sprunggelenk
ROM	Range of Motion, Bewegungstoleranz im Gelenk
s	Sekunde

Inhaltsverzeichnis

Teil I Grundlagen

1 Hintergrundwissen der modifizierten Muskelfunktionsprüfung ... 3

2 Allgemeine Durchführungs- und Bewertungskriterien 11

Teil II Prüfung der selektiven Kraft der Rumpfmuskulatur

3 Extension Rumpf 21

4 Flexion Rumpf 27

5 Rotation Rumpf 33

6 Extension Halswirbelsäule 39

7 Flexion Halswirbelsäule 45

8 Elevation Becken 49

Teil III Prüfung der selektiven Muskelkraft der unteren Extremität

9 Flexion Hüftgelenk 57

10 Extension Hüftgelenk 63

11 Abduktion Hüftgelenk 69

12 Adduktion Hüftgelenk 75

13 Innenrotation Hüftgelenk 81

14	Außenrotation Hüftgelenk	87
15	Extension Kniegelenk	93
16	Flexion Kniegelenk	99
17	Dorsalextension Fuß	105
18	Plantarflexion Fuß	111
19	Supination Fuß	119
20	Pronation Fuß	125
21	Extension Großzehe	131
22	Extension Zehen II–V	137
23	Flexion Großzehe	143
24	Flexion Zehen II–V	149

Teil IV   Prüfung der selektiven Kraft der Skapulamuskulatur

25	Abduktion und kraniale Rotation Scapula	157
26	Adduktion Scapula	163
27	Adduktion und kaudale Rotation Scapula	171
28	Depression und Adduktion Scapula	179
29	Elevation Scapula	187

Teil V   Prüfung der selektiven Muskelkraft der oberen Extremität

30	Flexion Humeroscapulargelenk	195
31	Extension Humeroscapulargelenk	201
32	Abduktion Humeroscapulargelenk	207
33	Transversale Abduktion Humeroscapulargelenk	213
34	Transversale Adduktion Humeroscapulargelenk	219

| 35 | Innenrotation Humeroscapulargelenk | 225 |

| 36 | Außenrotation Humeroscapulargelenk | 233 |

Teil VI   Ellbogen und Unterarm

| 37 | Extension Ellbogen | 243 |

| 38 | Flexion Ellbogen | 249 |

| 39 | Pronation Unterarm | 255 |

| 40 | Supination Unterarm | 263 |

Teil VII   Handgelenk und Finger

| 41 | Dorsalextension Handgelenk | 271 |

| 42 | Palmarflexion Handgelenk | 277 |

| 43 | Flexion Finger in MCP-Gelenken und Extension in IP-Gelenken | 283 |

| 44 | Flexion Finger in DIP- und PIP-Gelenken | 291 |

| 45 | Extension Finger in MCP-Gelenken | 297 |

| 46 | Abduktion und Adduktion Finger II–V | 303 |

| 47 | Abduktion Daumen | 307 |

| 48 | Opposition Daumen zum Kleinfinger | 313 |

Werteskala des mMMT und Übersicht der definierten Mittelstellungen   319

Die Autorin

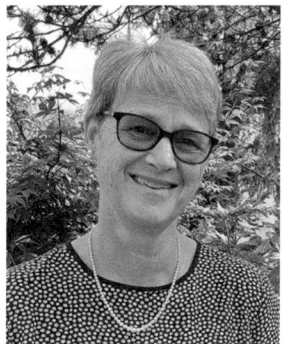

Regula Steinlin Egli ist seit 1983 diplomierte Physiotherapeutin und Mutter einer erwachsenen Tochter. Von 1985 bis 1994 war sie am Universitätsspital Basel in der Klinik für Neurologie tätig, ab 1990 in leitender Funktion. Nach der Geburt ihrer Tochter und dem anschliessenden Mutterschaftsurlaub baute sie in Binningen bei Basel eine Physiotherapiepraxis für Neurologie und Geriatrie auf, welche sie bis 2021 als Inhaberin leitete. Die Spezialisierung und Weiterentwicklung der neurologischen Physiotherapie war ihr stets ein grosses Anliegen. So gründete sie 2001 die weltweit erste Fachgruppe für Physiotherapie bei MS und wurde 2008 als erste Physiotherapeutin in den wissenschaftlichen Beirat der MS-Gesellschaft gewählt. Hier konnte sie ihre Anliegen zur Förderung der spezialisierten Physiotherapie erfolgreich einbringen und weiterentwickeln. Ihre zunehmend grosse Erfahrung und ihr fundiertes Wissen ermöglichten 2011 die Publikation ihres Lehrbuches „Multiple Sklerose verstehen und behandeln" im Springer Verlag. Dank der Weiterentwicklung der Physiotherapie auf Tertiärstufe ergab sich die Möglichkeit den universitären Studiengang „CAS Neurophysiotherapie – Fachexpertin in Multiple Sklerose" an der Universität Basel zu entwickeln, welchen die Autorin bis 2020 leitete. Auf Grund dessen Erfolges konnte darauf aufbauend der Masterstudiengang „MAS Neurophysiotherapie – Fachexpertin in Multiple Sklerose, M. Parkinson und

Stroke", ebenfalls an der Universität Basel, entwickelt werden, dessen Leitung sie bis 2023 inne hatte. Heute ist sie nebst ihrer Tätigkeit als Physiotherapeutin aktives Mitglied der Studiengangkommission, des Scientific Advisory Board der Schweizerischen MS-Gesellschaft, sowie Referentin auf Kongressen und Weiterbildungsveranstaltungen.

Teil I
Grundlagen

Hintergrundwissen der modifizierten Muskelfunktionsprüfung

1.1 Spastik und Paresen – ein Teufelskreis

Auswirkung auf eine selektive Muskelfunktionsprüfung
Spastik ist bei über 80 % aller MS-Betroffenen anzutreffen (Oreja-Guevara et al. 2013; Rizzo et al. 2004; Flachenecker et al. 2014). Meist tritt sie im Zusammenhang mit zentralen Paresen auf, wobei sich Spastik und Paresen gegenseitig beeinflussen.

Spastizität bedeutet Verminderung oder Verlust der reziproken Hemmung, da durch bestehende Läsionen des Gehirns und Rückenmarks die übergeordneten Hirnzentren die untergeordneten Bewegungs- und Reflexzentren im Rückenmark nicht mehr ausreichend kontrollieren können. Bei Willkürbewegungen treten dadurch bremsende Dehnreflexe in den Antagonisten auf, wodurch die Kontraktion des Agonisten behindert wird. Dies manifestiert sich als Muskelschwäche (Vaney 2015; Hummelsheim 1998).

> **Beispiel**
>
> Nutzt der Patient den pathologischen Extensionstonus beim Stehen, so wird die antagonistische Muskulatur, in diesem Fall die Flexoren, durch bremsende Dehnreflexe beeinträchtigt bzw. abgeschwächt. ◄

Zentrale Paresen und pathologischer Tonus stören damit das Zusammenspiel von Agonisten und Antagonisten. Dies verhindert die Selektivität, welche als gezielte und isolierte Ansteuerung bestimmter Muskeln oder Muskelgruppen und die Art und Weise wie sie beansprucht werden, verstanden wird (adaptiert nach Suppé 2014). Selektivität lässt keine unerwünschten Kompensationen mit Hilfe von Muskelsynergien zu.

Das Benutzen von Synergien, auch pathologischer Synergien, darf aber nicht nur negativ bewertet werden. Für MS-Patienten mit ausgeprägten Paresen kann das

---

Ergänzende Information Die elektronische Version dieses Kapitels enthält Zusatzmaterial, auf das über folgenden Link zugegriffen werden kann https://doi.org/10.1007/978-3-662-68029-2_1.

© Der/die Autor(en), exklusiv lizenziert an Springer-Verlag GmbH, DE, ein Teil von Springer Nature 2024
R. Steinlin Egli, *Modifizierte Muskelfunktionsprüfung bei Multipler Sklerose*,
https://doi.org/10.1007/978-3-662-68029-2_1

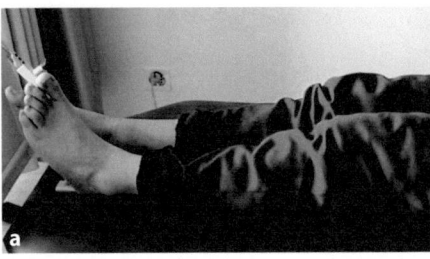 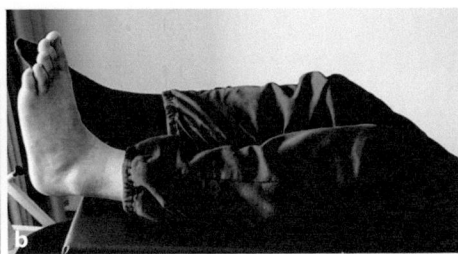

Abb. 1.1 Endstellung der aktiven Dorsalextension im OSG in **a** unkontrollierter und **b** spastikkontrollierender Ausgangsstellung

Benutzen von Spastizität sehr hilfreich und sinnvoll sein. So kann oft ein aktiver Transfer trotz ausgeprägten Paresen dank vorhandener Spastik noch erhalten bleiben. Die Spastik als grobe, nicht selektive Kraft wird kompensatorisch genutzt und hilft den Betroffenen die größtmögliche Selbständigkeit in ihrem Alltag zu erhalten.

Studienresultate zeigen aber auch, dass gehfähige Personen mit einer bekannten motorischen Fatigability (Ermüdbarkeit beim Gehen) nach dem 6-Minuten-Gehtest eine signifikante Zunahme der Muskelschwäche und auch der Spastizität aufweisen (Van Geel et al. 2021). Die Zunahme der Spastizität muss auch hier als Kompensation verstanden werden. Da aber gleichzeitig auch eine Abnahme der Muskelkraft nachgewiesen werden konnte, ist ein direkter Zusammenhang zwischen Spastikzunahme und Muskelschwäche naheliegend. Leider fehlen heute weitere Studien, welche diesen Zusammenhang nachweisen. In der Praxis jedoch kann der Zusammenhang mit Hilfe von funktionellen Bewegungsaufträgen aufgezeigt werden.

> **Beispiel**
>
> Ein Patient zeigt Aktivität in den Dorsalextensoren, die Kraft ist aber deutlich vermindert. In Rückenlage, mit beidseits gestreckten Beinen ist ein pathologischer Extensionstonus spürbar, währenddem sich der Tonus in einer Blocklagerung, durch die deutliche Flexionsstellung in Hüft- und Kniegelenk normalisiert. Dem Patienten wird nun in beiden Ausgangsstellungen der Auftrag einer aktiven Dorsalextension im Fuß gegeben. Es zeigt sich, dass das Bewegungsausmaß in der Blocklagerung größer ist. Dieser Patient kann demzufolge in einer Ausgangsstellung, welche den pathologischen Tonus kontrolliert, mehr Kraft der Dorsalextensoren rekrutieren (Abb. 1.1). ◄

Dies macht die Notwendigkeit einer modifizierten Muskelfunktionsprüfung deutlich. Sowohl in der Ausgangsstellung als auch in der Durchführung müssen spezifische Kriterien definiert und eingehalten werden, damit ein pathologischer Tonus die selektive Kraft nicht beeinträchtigt. Diese Kriterien werden im folgenden Kapitel ausführlich erläutert. Nur so kann selektive Kraft gemessen werden. Dies wiederum ist für die Physiotherapie wichtig, denn diese noch rekrutierbare selektive Kraft soll mit einem kontrollierten, gezielten Training bestmöglich erhalten oder sogar verbessert werden.

Die Durchführung der modifizierten Muskelfunktionsprüfung wird mit zunehmender Ausprägung der Spastik schwieriger. Kann in der Testdurchführung die Spastik nicht ausgeschaltet werden, so muss dies zwingend vermerkt werden und der erhobene Muskelkraftwert darf nicht in der Skalierung der modifizierten Muskelfunktionsprüfung aufgeführt werden. Funktionell wird für diese Patienten aber die selektive Kraft auch nicht mehr im Vordergrund stehen. Vielmehr gilt es hier Alltagsfunktionen zu erhalten, welche Dank Kompensationen noch möglich sind. Dazu gehört auch das Nutzen von Spastik.

1.2 A single-center, prospective, cross-sectional study to evaluate the reliability and validity of the Modified Manual Muscle test for persons with multiple sclerosis

Dieser Abschnitt wurde von Nanco Vandermaas erstellt.

Manuelle Muskeltests sind in der alltäglichen Praxis der Standard zur Überprüfung der Muskelfunktion. Es wurden verschiedene Tests entwickelt, die noch heute eingesetzt werden – einige in ihrer Originalform, andere in modifizierter Form. Die manuellen Muskeltests verwenden eine Ordinalskala, wenn die Bewertung durch die testende Person erfolgt. Das Resultat entspricht der Einschätzung der testenden Person. Diese Art des Testens stößt häufig auf Kritik, wobei die zentralen Kritikpunkte die Subjektivität der Einschätzung des vom Tester eingesetzten Widerstands und die individuellen physischen Voraussetzungen der testenden Person sind (O'Neill et al. 2017; Frese et al. 1987; Bohannon 1998).

Das zentrale Kriterium eines manuellen Muskeltests ist deswegen die Zuverlässigkeit (Reliabilität) des Tests, d. h. der Umstand, dass der Test bei einer Wiederholung unter den gleichen Bedingungen zum gleichen Ergebnis führt.

Diese Zuverlässigkeit sollte genügend hoch sein, damit das periodische Testen und ein Vergleich der Resultate überhaupt einen Sinn machen. Man unterscheidet dabei zwischen der Zuverlässigkeit der Angaben der testenden Person (Intraraterreliabilität) und der Zuverlässigkeit der Angaben von verschiedenen Testern (Interraterreliabilität). In einem Review-Artikel kommt Bohannon zu dem Schluss, dass manuelle Muskeltests trotz bekannter Schwächen genügend zuverlässig sein können (Bohannon 2018).

Ist ein Test genügend zuverlässig, versteht sich der Wert der Reliabilität eines manuellen Muskeltests in Relation zu anderen. Es geht also darum, wie gut der Test im Vergleich zu anderen in Bezug auf die Reliabilität abschneidet. Um die Reliabilität zu erhöhen, kann man die Anzahl der Stufen der Tests verringern. Der Test verliert dabei an Sensibilität, d. h. an der Fähigkeit, Veränderungen zu messen. Diese Eigenschaft ist zur Beurteilung der Veränderungen von Muskelfunktionen als Verlaufsparameter in der physiotherapeutischen Behandlung von Menschen mit MS von überragender Bedeutung. Betreffend der Anzahl Stufen, die ein manueller Muskeltest haben kann, gibt es ein breites Spektrum zwischen eher mehr Stufen, um kleinere Veränderungen messen zu können, und eher weniger Stufen, weil die Reliabilität entsprechend tendenziell zunimmt. Hat der Muskeltest mehr Stufen, kann man versuchen, den drohenden Verlust an Reliabilität durch eine strenge Standardisierung in der Ausführung und Auswertung, durch das Training der Tester und große Erfahrung im Testen wettzumachen (Baschung Pfister et al.2018).

In der Studie zur Evaluation der Zuverlässigkeit und Gültigkeit der modifizierten manuellen Muskelfunktionsprüfung (mMMT) für Personen mit MS haben wir diesen sowohl auf die Intrarater- als auch auf die Interraterreliabilität geprüft. Der mMMT wurde mit der Intrarater- und Interraterreliabilität des gängigsten Tests – nämlich des im Neurostatus-EDSS benützten manuellen Muskeltests – verglichen.

Die Tests haben gemeinsam, dass sie isometrisch ausgeführt werden. Sie unterscheiden sich in der Anzahl Stufen (mMMT: zwölf Stufen; Neurostatus-EDSS: sechs Stufen) sowie hinsichtlich der Berücksichtigung der Spastizität bei der Ausführung (Abschn. 1.1).

Die mMMT-Studie ist eine monozentrische prospektive Querschnittsstudie mit Test und Retest. Sie arbeitete mit einer randomisierten Zuweisung der Probanden und einer randomisierten Einteilung der Tester. Bei der Testung gab es eine Verblindung der Probanden, diese wussten über die Resultate nicht Bescheid, und eine Verblindung der Tester in Bezug auf die Resultate der Probanden. Die Powerberechnung ergab 25 Probanden. Es wurden 10 % bzw. drei zusätzliche Probanden aufgeboten, um mögliche Ausfälle zu kompensieren. Drei MS-erfahrene Fachpersonen aus dem Bereich der Physiotherapie (U. Biland-Thommen, C. Kestenholz, W. Kirzdörfer) und drei MS-erfahrenen ärztlichen Fachpersonen aus der Neurologie des Universitätsspitals Basel (L. Oechtering, N.A. Cerdá Fuertes, R. Galbusera) führten die Testung mit dem mMMT sowie mit dem manuellen Muskelfunktionstest des Neurostatus-EDSS durch. Getestet wurde die Muskelfunktion der Fußheber, der Hüft- und der Ellenbogenbeuger auf beiden Seiten.

Bei multiplen Tests kann es sein, dass die Ermüdung oder die Spastizität bei den Probanden zunimmt und die Reliabilität in der Tendenz eher tiefer ausfällt. Deswegen wurden zusätzlich die Fatigue (Fatigue-Skala für Motorik und Kognition sowie Selbsteinschätzung mit einer numerischen Ratingskala für Fatigue) und die Spastizität (modifizierte Tardieu-Skala, T3) geprüft, um evaluieren zu können, ob die Reliabilität durch Fatigue oder Spastizität beeinflusst wurde. Die Reihenfolge der Tests ist ein guter Indikator zur Überprüfung der Frage, ob die Fatigue einen Einfluss auf die Testresultate und damit einen Einfluss auf die Reliabilität hat. Wir prüften, ob sich die Reliabilität korrigiert nach Fatigue durch die Reihenfolge der Tests verändert.

Die Reliabilität wurde durch die Intra Class Correlation (ICC) der mMMT-Rangzahlen mittels einer *one-way* bzw. einer *one-way random-effects* ANOVA mit einem Konfidenzintervall von 95 % unter Berücksichtigung der absoluten Übereinstimmung geschätzt. Die Untergrenze des Konfidenzintervalls der ICC wurde auf 0,70 festgelegt.

Die Ordinalität der Antwortskala wurde durch die Korrelation zwischen den Resultaten des mMMT und jenen der MicroFET2 mittels des Spearman-Rangkorrelationskoeffizient analysiert.

Die Analyse der Reliabilität wurde für Untergruppen mit viel (MTS T3 ≥ 3) und wenig Spastizität (MTS T3 ≤ 1) wiederholt, um die Empfindlichkeit der Tests für Spastizität zu prüfen.

Resultate

Die Intraraterreliabilität des mMMT (0,77) und jene des manuellen Muskeltests des Neurostatus-EDDS (0,74) übertrafen die vor Durchführung der Studie festgelegten Minimalanforderung und sie genügten der Anforderung, die an eine genügende Reliabilität gestellt werden (Koo und Li 2016). Der Vergleich mit der Reliabilität des manuellen Muskeltests der Neurostatus-EDSS zeigt, dass die Intraraterreliabilität des zwölfstufigen mMMT die gleiche Reliabilität aufweist, obschon er sechs Stufen mehr hat. Weil ein zwölfstufiger Test tendenziell kleinere Veränderungen messen kann als ein sechsstufiger, ist der mMMT für die Verlaufskontrolle zu bevorzugen.

Die Interraterreliabilität war sowohl für den mMMT (0,30) als auch für den manuellen Muskeltest des Neurostatus-EDSS (0,52) ungenügend. Die Tester kamen zu unterschiedlichen Resultaten, d. h. es gab Tester, die tendenziell eher höher oder eher tiefer benotete. Diese Unterschiede in den Testresultaten sind für die schlechte Interraterreliabilität verantwortlich und bestätigen die kritische Beurteilung der manuellen Muskeltests. Die Interraterreliabilität kann durch die Benutzung eines streng standardisierten Protokolls, durch Schulung und Erfahrung verbessert werden (Pfeffer 2012; Baschung Pfister et al. 2018). Die vorliegende Publikation ist das Resultat der Standardisierung; sie bietet eine gute Starthilfe für zuverlässiges Testen.

Die Ordinalität der Antwortskala wurde durch die schwache bis mittlere monotone kontinuierliche Korrelation mMMT und MicroFET2 bestätigt.

Der Vergleich zwischen den für Fatigue korrigierten und den unkorrigierten Resultaten zeigte, dass die Fatigue keinen Einfluss auf die Testresultate hatte.

Auch haben wir keine statistischen Hinweise gefunden, die darauf schließen lassen, dass die Spastizität die Reliabilität beeinflusst. Deswegen konkludieren wir, dass das Testen mit dem mMMT (d. h. das Testen unter Berücksichtigung der Spastizität) ungeachtet der Stärke der Spastizität zuverlässige Testresultate liefern kann.

Ein Testprinzip an sich genügt nicht, um sinnvoll testen zu können. Die Reliabilität kann von Muskelgruppe zu Muskelgruppe unterschiedlich sein. Das zeigte sich auch in der vorliegenden Studie: Die Reliabilität des mMMT war für die Fußheber am höchsten und für die Ellbogenbeuger am niedrigsten. Die Entwicklung und Ausarbeitung eines Protokolls pro Muskelgruppe hilft, die Zuverlässigkeit jedes einzelnen Tests zu erhöhen.

Zusammenfassung der Studienresultate

Diese Studie zeigt, dass der mMMT eine genügende Reliabilität aufweist, falls das Testen nur von einer Person vorgenommen wird. Der mMMT eignet sich deswegen für die Verlaufskontrolle, wenn die an MS erkrankte Person durch den gleichen Physiotherapeuten getestet wird.

Fatigue und Spastizität haben die Testresultate und somit auch die Reliabilität nicht beeinflusst.

Weil die Reliabilitäten der einzelnen Muskeltests unterschiedlich groß waren, sind Tests mit ungenügender Reliabilität neu zu standardisieren; damit soll versucht werden, diese Tests zuverlässiger zu machen. Eine Schulung und genügend Erfahrung helfen mit, die Reliabilität des Testens zu verbessern.

1.3 Standardisierung des mMMT

Für die Standardisierung und damit die Verbesserung der Interraterreliabilität wurden die im vorliegenden Buch aufgeführten Muskelfunktionsprüfungen einheitlich und detailliert beschrieben. Dies bedeutete im Wesentlichen folgende Punkte:

- **Beschreibung der Ausgangsstellungen**:
  Auf Grund der negativen Beeinflussung einer eventuell vorhandenen Spastizität wird nicht nur der zu testende Körperteil, sondern eine ganzheitliche Ausgangsstellung beschrieben. So ist beispielsweise auch bei der Testung der oberen Extremität die genaue Beschreibung der Rumpfposition und der Position der unteren Extremität wichtig.
- **Beschreibung der Durchführung**:
  Im Unterschied zur klassischen Muskelfunktionsprüfung wird im mMMT bei der Prüfung gegen die Schwerkraft der zu testende Körperteil passiv in eine bestimmte Stellung gebracht. Dabei werden zwei Stellungen unterschieden: eine für jede Muskelgruppe individuelle definierte Mittelstellung (Tab. A.2), meist mit Bezugskriterien zur Vertikalen oder Horizontalen, sowie die jeweils endgradige Gelenkstellung.
- **Bewertung der selektiven Muskelkraft** (Tab. A.1):
  Im mMMT werden zwölf unterschiedliche Bewertungsstufen unterschieden, wodurch die Sensitivität der Testung erhöht werden kann. Für jede Bewertungsstufe wurden gut objektivierbare Kriterien definiert.
- **Beschreibung der Kriterien zur Spastikkontrolle**:
  Zur Bewertung der selektiven Kraft, müssen unerwünschte Kompensationen durch das Nutzen von Spastizität ausgeschalten werden. Dies betrifft nicht nur den zu prüfenden Körperteil, sondern muss zwingend ganzheitlich betrachtet werden. Bei allen Muskelfunktionsprüfungen wurden die am häufigsten auftretenden Kompensationen analysiert und die entsprechenden Kontrollkriterien ausgearbeitet.

Kann die standardisierte Durchführung durch individuelle Probleme des Patienten (z. B. Positionierung in Bauchlage) nicht wie beschrieben durchgeführt werden, so müssen individuelle Anpassungen gesucht werden. Im vorliegenden Buch werden bei einzelnen Muskelfunktionsprüfungen auch mögliche Anpassungen beschrieben. Es hätte den Rahmen der Publikation aber gesprengt, alle eventuell auftretenden Schwierigkeiten und die dazu möglichen Anpassungen zu beschreiben. So bleibt es auch in der Verantwortung der behandelnden Therapeutin bei Schwierigkeiten in der Durchführung nach geeigneten Anpassungen zu suchen. Dies fällt mit großer Erfahrung wesentlich einfacher. Wichtig ist, dass alle Anpassungen in der Durchführung, welche von der Standardisierung abweichen, immer schriftlich festgehalten werden.

Literatur

Baschung Pfister P, de Bruin ED, Sterkele I et al (2018) Manual muscle testing and hand-held dynamometry inpeople with inflammatory myopathy: An intra- and interrater reliability and validity study. PLoS ONE 13(3): e0194531

Bohannon RW (1998) Subjectivity of forces associated with Manual-Muscle Test Grades of 3+, 4−, and 4. Perceptual and Motor Skills 87: 1123–1128

Bohannon RW (2018) Reliability of manual muscle testing: A systematic review. Isokinetic and exercise science 26: 245–252

Flachenecker P, Henze T, Zettl UK. Spasticity in patients with multiple sclerosis–clinical characteristics, treatment and quality of life. Acta Neurol. Scand. 2014;129(3):154–162.

Frese E, Brown M & Norton BJ (1987) Clinical Reliability of Manual Muscle Testing, Physical Therapy 67: 1072–1076

Hummelsheim H, Beeinflussung von Spastizität. In: Neurologische Rehabilitation. Springer, 1998

Koo TK, Li M (2016) A guideline of selecting and reporting intraclass correlationcoefficients for reliability research. Journal of Chiropractic Medicine 15(2):155–163

O'Neill et al (2017) Using 4+ to grade near-normal muscle strength does not improve agreement. Chiropractic & Manual Therapies, 25:28

Oreja-Guevara C, Gonzalez-Segura D, Vila C. Spasticity in multiple sclerosis: results of a patient survey. Int. J. Neurosci. 2013;123(6):400–408.

Pfeffer A (2012) Muskelfunktionsprüfung: Manueller Muskelfunktionstest. In Schädler et al, Assessments in die Rehabilitation, Band 1: Neurologie, 3., vollständig überarbeitete und erweiterte Aufl. Bern, Hans Huber.

Rizzo MA, Hadjimichael OC, Preiningerova J, Vollmer TL. Prevalence and treatment of spasticity reported by multiple sclerosis patients. Mult. Scler. 2004;10(5):589–595.

Suppé B Selektives Muskeltraining in: FBL Klein-Vogelbach Functional Kinetics, Springer, 2014, 7. Auflage

Van Geel F et al Clinical manifestation and perceived symptoms of walking-related performance fatigability in persons with multiple sclerosis, Int J Rehabil Res 2021 Jun 1;44(2):118–125.

Vaney C, Symptomatische Therapien bei multipler Sklerose. Ars medici 3;2015

Allgemeine Durchführungs- und Bewertungskriterien

2.1 Beschreibung der allgemeinen Durchführung

Die Prüfung der selektiven Kraft erfolgt nach Funktionsgruppen. Bei einer MS treten häufig zentrale Paresen auf, welche ganze Muskelgruppen betreffen. Dies ist ein Unterschied zu einer Läsion eines einzelnen peripheren Nervs, die zu einer Parese eines isolierten Muskels führt.

Die Prüfung nach Muskelgruppen macht auch funktionell Sinn. An einer Bewegung sind selten nur isolierte Muskeln beteiligt. Vielmehr ist es das Resultat der Aktivierung mehrerer Muskeln, welche gemeinsam eine gewünschte Bewegung ermöglichen (Hislop und Montgomery 2007). Für eine bestimmt Gelenkbewegung kann die hauptverantwortliche Muskulatur identifiziert werden. Sie wird in der Beschreibung des einzelnen Tests jeweils aufgeführt. Die Bedeutung der unterstützenden Hilfsmuskulatur darf aber nicht übersehen werden.

Um bei MS selektive Kraft ohne Spastizität oder unerwünschte Hyperaktivitäten prüfen zu können, sind wichtige Anpassungen bei der Prüfungsdurchführung zu beachten:

In der Ausgangsstellung müssen bei vorhandenem pathologischem Tonus im Sinne der Spastizität die Kriterien der **Spastikkontrolle** streng berücksichtigt werden. Dies bedeutet jegliche Stimulation von pathologischem Tonus zu verhindern, indem Gelenkstellungen gewählt werden, welche der spastischen Muskulatur entgegengesetzt sind (Hummelsheim 1998). Die spastische Muskulatur erfährt dadurch eine milde Dehnung und damit kann eine bestehende Muskelsynergie unterbrochen werden. Dies wirkt Tonus-normalisierend und ermöglicht ein selektives Prüfen, unabhängig davon, ob die zu prüfende Muskulatur Teil einer pathologischen Muskelsynergie ist oder nicht.

▶ Das Kriterium der Spastikkontrolle trifft auch bei nur diskreter oder latenter Spastizität zu.

> **Beispiel**
>
> In Rückenlage werden, auch bei noch diskreten Anzeichen einer Extensionsspastik, die Kniegelenke mit einer Rolle oder einem Kissen unterlagert, um in Hüft- und Kniegelenk eine leichte Flexionsstellung zu erhalten. Je größer die Ausprägung der Spastik, desto mehr Flexionsstellung wird benötigt. ◄

> **Beispiel**
>
> Die Prüfung der Kniegelenkextensoren, welche bei vorhandener Extensionsspastik in die pathologische Muskelsynergie miteingebunden sind, erfolgt im Sitz mit einer deutlichen Flexionsstellung im Hüftgelenk. ◄

Ebenfalls unterstützend für eine gute Spastikkontrolle ist die Beachtung der **größtmöglichen Stabilität** in der Ausgangsstellung. Eine instabile Ausgangsstellung kann für Patienten verunsichernd oder gar beängstigend sein und fördert dadurch die Spastizität.

▸ Bei zunehmender Ausprägung der Spastik wird auch die Spastikkontrolle schwieriger. Ein passives Bewegen vor der Testdurchführung kann helfen, den Tonus zu normalisieren.

Bei **Prüfungen gegen die Schwerkraft** wird kein Bewegungsauftrag gefordert. Dies ermöglicht, dass eventuell zusätzliche Koordinationsstörungen das Testergebnis möglichst wenig beeinflussen. Die Therapeutin führt die Extremität passiv in eine definierte Mittelstellung (Tab. A.2) oder in die Endstellung des Gelenks und gibt dann dem Patienten einen Halteauftrag. Dabei wird das Gewicht dem Patienten sukzessive übergeben.

▸ Bei der Prüfung der Rumpfmuskulatur müssen Anpassungen an die Durchführungen gemacht werden, da ein alleiniges passives Führen durch die Therapeutin nicht mehr möglich ist.

Während der geforderten Halteaktivität wird streng auf die gewünschte **Selektivität** geachtet. Kompensationen im Sinne des Nutzens von Synergien dürfen nicht toleriert werden. Treten Synergien auf, so wird die Testdurchführung unterbrochen. Der Patient wird auf die unerwünschte Kompensation hingewiesen und aufgefordert, bei der anschließenden Testwiederholung die Kompensation zu vermeiden. Physiologische Synergien, welche bei einer erhöhten Anstrengung spontan genutzt werden, können so unterbrochen werden. Pathologische Synergien im Sinne der Spastizität jedoch können vom Patienten nicht willentlich unterbrochen werden.

> **Beispiel**
>
> Zur Unterstützung der Dorsalextension im Fuß nutzt der Patient die Extensionssynergien der Zehen. Der Patient wird nun aufgefordert, den Fuß in der Stellung

zu halten und gleichzeitig die Zehen leicht zu bewegen. Gelingt dies dem Patienten, darf der entsprechende Muskelwert gegeben werden. Dies auch wenn der Patient zu Beginn spontan die Synergie nutzte. Kann der Patient die Kompensation aber nicht ausschalten, muss eine nächst tiefere Bewertungsstufe gewählt werden. ◄

▶ Pathologische Synergien im Sinne der Spastizität, können im Unterschied zu physiologischen Synergien nicht willentlich unterbrochen werden.

Beim **Testen mit Widerstand** erhöht sich die Gefahr des Nutzens von Synergien deutlich. Die geforderte Selektivität muss deshalb weiter streng beachtet und zwischen den einzelnen Bewertungsstufen immer eine kurze Pause eingehalten werden.

▶ Bei Patienten mit diskreten Paresen und gleichzeitig diskreten Koordinationsstörungen kann leichter Widerstand auch als Erleichterung empfunden werden. Dies kann differenzialdiagnostisch genutzt werden.

Bei MS-Patienten gehört die Bewertung selektiver Kraft zur spezifischen physiotherapeutischen Untersuchung. Im vorliegenden Buch sind die Tests aller MS-relevanten Muskelgruppen aufgeführt. Eine Prüfung aller aufgeführten Muskelgruppen bei einem Patienten ist aber sicher weder adäquat noch zielführend. Die Auswahl einzelner zu testender Muskelgruppen wird vielmehr immer durch das „Clinical Reasoning" bestimmt.

Eine gute Bewertung der selektiven Muskelkraft ist auch für die Dokumentation des Therapieverlaufs wichtig. Um eine Verbesserung der Kraft oder auch einen Kraftverlust nachweisen zu können, muss das Testverfahren möglichst differenziert sein. Dies bedingt eine Bewertungsskala mit feiner Abstufung. Die Praxis hat gezeigt, dass sechs Bewertungsstufen, wie sie der Neurostatus-EDSS, welcher in der ärztlichen Untersuchung von MS-Patienten angewendet wird, den Anforderungen der Physiotherapie nicht gerecht werden. So entwickelte sich der mMMT mit insgesamt zwölf Abstufungen.

Damit in der Dokumentation erkennbar ist, dass die Bewertung mit der modifizierten Muskelfunktionsprüfung erfolgte, musste auch die Notation entsprechend angepasst werden. In der modifizierten Muskelfunktionsprüfung wird der Kraftwert mit „mM", also beispielsweise mM3+, bezeichnet.

Prinzipiell kann die modifizierte Muskelfunktionsprüfung in drei Ausgangsstellungen unterteilt werden.

- Die Testdurchführung in einer Ausgangsstellung ohne Einwirkung der Schwerkraft,
- die Testdurchführung in einer Ausgangsstellung mit Einwirkung der Schwerkraft in einer definierten Mittelstellung,
- die Testdurchführung in einer Ausgangsstellung mit Einwirkung der Schwerkraft bei endgradiger Gelenkstellung.

▶ Für die Testdurchführung trägt der Patient keine einengenden Kleider und keine Schuhe. Ideal sind kurze Hosen und ein ärmelloses T-Shirt. Die Prüfung der Schulterblattmuskulatur erfolgt ohne T-Shirt, damit die Scapula gut ersichtlich ist.

2.2 Testdurchführung ohne Einwirkung der Schwerkraft und numerische Bewertung (mM0 bis mM2)

Die Bewertung der Muskelkraft ohne Schwerkrafteinwirkung wird in fünf Stufen unterteilt (Tab. 2.1). Da der modifizierte Muskelfunktionsprüfung ganze Funktionsgruppen und nicht einzelne Muskeln testet, wird der Bewegungsausschlag in einzelnen Gelenken bewertet. Für die Prüfung muss demzufolge eine Ausgangsstellung gewählt werden, welche im betroffenen Gelenk eine Bewegung ohne Schwerkrafteinwirkung zulässt.

Die Therapeutin führt die gewünschte Bewegung zuerst passiv durch. Damit kann die Bewegungstoleranz im Gelenk (ROM) geprüft werden und gleichzeitig dient es dem Patienten zur Bewegungswahrnehmung. Danach wird der Patient aufgefordert, die gewünschte Bewegung aktiv durchzuführen. Dabei kommt es unweigerlich zu einem gewissen Reibungswiderstand mit der Unterlage. Um den Reibungswiderstand so gering wie möglich zu halten, kann ein Falthandtuch oder für größere Flächen ein Gleittuch, bekannt aus der Parkinson-Therapie, auf der Unterlage benutzt werden. (In den Videos musste auf das Gleittuch verzichtet werden, da das reibende Geräusch des Tuches zu störend wirkte.)

Die Gewichtübernahme einer Extremität durch die Therapeutin ist nicht zu empfehlen, da ein aktives Mitbewegen durch die Therapeutin schwierig zu kontrollieren ist. Eine ideale Alternative bietet die Durchführung mit dem Schlingentisch. Durch die Aufhängung in Schlingen entfällt der Reibungswiderstand und der Patient kann das Gewicht optimal abgeben.

▶ Eine Muskelkraft ≤ mM2 kann im Bewegungsverhalten, mit Ausnahme der Rotatorenaktivität, funktionell meist wenig genutzt werden. Deshalb findet in der Praxis die Prüfung ohne Schwerkrafteinwirkung eher

Tab. 2.1 Bewertung und Beurteilungskriterien der Testdurchführung ohne Schwerkrafteinwirkung (mM0 bis mM2)

Bewertung	Beurteilungskriterien
mM0	Keine Muskelkontraktion palpabel oder sichtbar
mM1	Muskelkontraktion palpabel oder sichtbar Kein Bewegungsausschlag
mM1+	Selektiver Bewegungsausschlag, < 50 % des geprüften passiven ROM
mM2−	Selektiver Bewegungsausschlag, > 50 % des geprüften passiven ROM
mM2	Selektiver endgradiger Bewegungsausschlag des geprüften passiven ROM

selten statt. Eine Ausnahme bildet die Untersuchung nach einem akuten Ereignis mit Erholungschance. Hier sind für die Verlaufskontrolle die Muskelwerte auch ohne Schwerkrafteinwirkung (< mM2) wichtig.

2.3 Testdurchführung mit Einwirkung der Schwerkraft in einer definierten Mittelstellung und numerische Bewertung (mM2+ und mM3−)

Vielen MS-Patienten machen Paresen die selektive Halteaktivität in der Endstellung der betroffenen Gelenke unmöglich. Trotzdem verfügen sie in der Muskel Funktionsgruppe aber noch über eine reduzierte Muskelkraft auch gegen die Schwerkraft, welche für Bewegungsausführungen eine ganz zentrale Rolle spielen kann. Diese reduzierte Muskelkraft mindestens zu erhalten ist deshalb auch immer ein wichtiges Therapieziel.

Für die Untersuchung wird deshalb eine Mittelstellung definiert. Für die zu testende Muskelgruppe ist die geforderte Halteaktivität in der definierten Mittelstellung in Bezug auf die Schwerkrafteinwirkung einfacher als die Halteaktivität in der Endstellung des Gelenkes.

Die Therapeutin übernimmt die zu prüfende Extremität (oder Extremitäten Abschnitt) und führt sie passiv in die definierte Mittelstellung. Danach wird der Patient aufgefordert, das Gewicht zu übernehmen und die Stellung dabei nicht zu verändern. Die Bewertung der Muskelkraft in der definierten Mittelstellung wird in zwei Stufen (Tab. 2.2) unterteilt.

Die **definierte Mittelstellung** wird für jede Muskelgruppe individuell bestimmt (Tab. A.2).

▶ Die definierte Mittelstellung entspricht nicht dem Mittelwert des ganzen Bewegungsausmaßes. Sie wird für jede Muskelfunktionsgruppe einzeln definiert.

Die Therapeutin kann die definitere Mittelstellung ohne Winkelmesser, meist mit Bezugskriterien zur Vertikalen oder Horizontalen gut und präzise finden.

Tab. 2.2 Bewertung und Beurteilungskriterien der Testdurchführung mit Schwerkrafteinwirkung in der definierten Mittelstellung (mM2+ bis mM3−)

Bewertung	Beurteilungskriterien
mM2+	Vollständige Übernahme des Gewichtes, jedoch mit langsamem Absinken aus der definierten Mittelstellung
mM3−	Vollständige Übernahme des Gewichtes in der definierten Mittelstellung für mindestens 3 s

2.4 Testdurchführung mit Einwirkung der Schwerkraft in einer endgradigen Gelenkstellung und numerische Bewertung (mM3 bis mM5)

Für die Untersuchung wird die zu prüfende Extremität (oder ein Extremitätenabschnitt) durch die Therapeutin passiv in die Endstellung des Gelenks geführt. Danach wird der Patient aufgefordert, das Gewicht zu übernehmen und die Stellung dabei nicht zu verändern.

Durch die passive Führung in eine maximale Endstellung des Gelenks, kann die Gewichtübernahme, bedingt durch die entstandene aktive Insuffizienz der Muskulatur, jedoch nicht ohne leichte Anpassung der Gelenkstellung erfolgen. Deshalb muss bei der geforderten Gewichtübernahme ein minimales physiologisches Absinken toleriert werden.

Bei den Testdurchführungen der Scapulamuskulatur muss eine geringfügige Verschiebung der Scapula als minimale physiologische Abweichung toleriert werden.

Kann der Patient unter Berücksichtigung der tolerierten Abweichung den Halteauftrag in der Endstellung des Gelenks kontrolliert ausführen, so kann die Prüfung weiterführend mit Widerstand erfolgen. Dabei ist zu beachten, dass der Widerstand kontinuierlich aufbauend und niemals plötzlich und ruckartig erfolgt. Zudem sollen Steigerungen des Widerstands immer erst nach einer kurzen Pause erfolgen, in welcher die zu prüfende Extremität zurück in die Ausgangsstellung gebracht wird.

Die Bewertung der Muskelkraft in der endgradigen Gelenkstellung wird in fünf Stufen unterteilt (Tab. 2.3).

Tab. 2.3 Bewertung und Beurteilungskriterien der Testdurchführung mit Schwerkrafteinwirkung in einer endgradigen Gelenkstellung (mM3 bis mM5)

Bewertung	Beurteilungskriterien
mM3	Vollständige Übernahme des Gewichts für mindestens 3 s in der Endstellung des geprüften passiven ROM[a]
mM3+	Vollständige Übernahme des Gewichts in der Endstellung des geprüften passiven ROM[a] und Halten der Position gegen einen leichten Widerstand für mind. 1 s
mM4	Vollständige Übernahme des Gewichts in der Endstellung des geprüften passiven ROM[a] und Halten der Position gegen einen mittleren Widerstand für mind. 1 s
mM4+	Vollständige Übernahme des Gewichts in der Endstellung des geprüften passiven ROM[a] und Halten der Position gegen einen starken Widerstand für mind. 1 s
mM5	Vollständige Übernahme des Gewichts in der Endstellung des geprüften passiven ROM[a] und Halten der Position gegen einen maximalen Widerstand für mind. 1 s

[a] In der Endstellung muss eine gelenkspezifische minimale physiologische Abweichung toleriert werden

Die Differenzierung von unterschiedlichem Widerstand erfolgt klassisch mit der Einteilung leichter Widerstand, mittlerer Widerstand, starker Widerstand und maximaler Widerstand. Die Interpretation des angewendeten Widerstands ist jedoch immer auch subjektiv, wodurch eine gute Interraterreliabilität verloren geht. Diese Schwierigkeit haben alle bisher publizierten Muskelfunktionsprüfung (Florence 1992).

Pfeffer (2012) kam zu dem Schluss, dass die Fähigkeit, einen Muskel zuverlässig zu testen, nur durch Training und klinische Erfahrung erreicht werden kann.

Um die Abstufungen trotzdem besser quantifizieren zu können, kann der Widerstand unterschiedlich mit zwei bis vier Fingern, bzw. mit der ganzen Hand ausgeführt werden:

- Leichter Widerstand wird mit zwei Fingern (Dig. II und III) gegeben.
- Mittlerer Widerstand wird mit drei Fingern (Dig. II bis IV) gegeben.
- Starker Widerstand wird mit vier Fingern (Dig. II bis V) gegeben.
- Maximaler Widerstand wird mit der ganzen Hand gegeben.

Eine weiter Möglichkeit bestünde darin, anstelle von Widerständen einen digitalen handgehaltenen Kraftmesser, wie beispielsweise der MicroFET, zu benutzen. Damit die modifizierte Muskelfunktionsprüfung aber in seiner Handhabung möglichst einfach bleibt und in der physiotherapeutischen Praxis mit geringem Aufwand angewendet werden kann, wurde auf die Durchführung mit einem Kraftmesser verzichtet. Zudem könnte die doch teure Anschaffung eines solchen Gerätes viele Therapeutinnen davon abhalten, die modifizierte Muskelfunktionsprüfung in der Untersuchung anzuwenden.

▶ Bei der Prüfung der Rumpfmuskulatur wird ab Stufe mM3+ an Stelle von manuellen Widerständen teilweise auch mit einer Verlängerung des Hebelarms gearbeitet.

Literatur

Florence JM. Intrarater reliability of manual muscle test (Medical Research Council scale) grades in Duchenne's muscular dystrophy. Phys Ther 1992, Feb;72(2):115–22.
Hislop H, Montgomery J. Manuelle Muskeltests. Untersuchungstechniken nach Daniels und Worthingham. 8. Auflage. München: Urban & Fischer; 2007
Hummelsheim H. Beeinflussung von Spastizität. In: Neurologische Rehabilitation. Springer 1998
Pfeffer A Muskelfunktionsprüfung: Manueller Muskelfunktionstest. In Schädler et al Assessments in die Rehabilitation, Band 1: Neurologie, 3., vollständig überarbeitete und erweiterte Auflage, Verlag Hans Huber, Bern 2012

Teil II
Prüfung der selektiven Kraft der Rumpfmuskulatur

Extension Rumpf 3

▶ **Hauptmuskulatur** M. longissimus thoracis, M. spinalis thoracis, M. iliocostalis thoracis, M. iliocostalis lumborum

3.1 Prüfung ohne Einwirkung der Schwerkraft (mM0 bis mM2)

Ausgangsstellung: Seitenlage (Abb. 3.1)
Als Unterstützung kann ein Gleittuch über die Behandlungsliege gelegt werden, damit der Reibungswiderstand möglichst gering ist.

- Beide Beine sind in Hüft- und Kniegelenk leicht flektiert.
- Bei Bedarf ein Lagerungskissen zwischen den Oberschenkeln, um eine Adduktion im Hüftgelenk des oberen Beins zu verhindern, bzw. ein Lagerungskissen unter dem Brustkorb, um eine Lateralflexion der Wirbelsäule zu verhindern.
- Der Oberkörper ist in BWS und LWS flektiert.
- Die Arme liegen bequem vor dem Körper, der oben liegende Arm ist auf Kissen gelagert.
- Der Kopf hat lateralen Kontakt mit der Unterlage, bei Bedarf mit einem Kissen unterlagert.

Durchführung und Bewertung (Abb. 3.2, 3.3 und Video in Abb. 3.2 und 3.3)
Zur Beurteilung des passiven ROM in Extension von BWS und LWS und zur Bewegungswahrnehmung führt die Therapeutin die Bewegung zuerst passiv durch. Der Patient wird danach aufgefordert, aktiv eine Extension der BWS bzw. eine Extension der LWS auszuführen. BWS und LWS werden dabei getrennt bewertet.

Ergänzende Information Die elektronische Version dieses Kapitels enthält Zusatzmaterial, auf das über folgenden Link zugegriffen werden kann https://doi.org/10.1007/978-3-662-68029-2_3. Die Videos lassen sich durch Anklicken des DOI Links in der Legende einer entsprechenden Abbildung abspielen, oder indem Sie diesen Link mit der SN More Media App scannen.

Abb. 3.1 Extension Rumpf: Ausgangsstellung zur Prüfung ohne Einwirkung der Schwerkraft

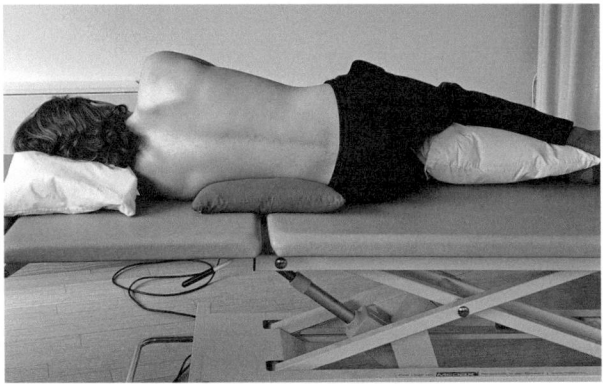

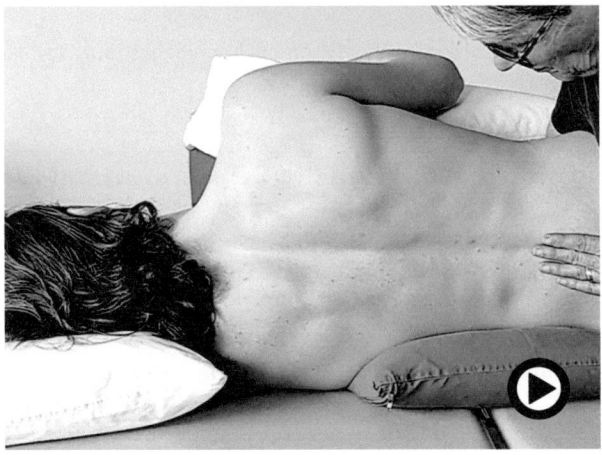

Abb. 3.2 Endstellung bei der Prüfungsdurchführung ohne Einwirkung der Schwerkraft. Extension BWS (► https://doi.org/10.1007/000-bx0)

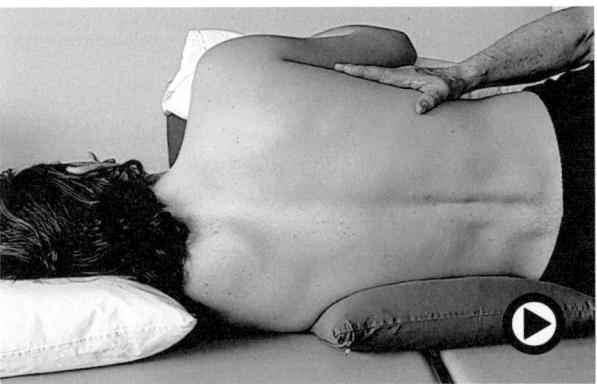

Abb. 3.3 Endstellung bei der Prüfungsdurchführen ohne Einwirkung der Schwerkraft. Extension LWS (► https://doi.org/10.1007/000-bwz)

3.2 Prüfung mit Einwirkung der Schwerkraft (mM2+ bis mM5)

Bewertung	
mM0	Keine Muskelkontraktion palpabel oder sichtbar
mM1	Muskelkontraktion palpabel oder sichtbar, aber kein Bewegungsausschlag
mM1+	Selektiver Bewegungsausschlag, < 50 % des geprüften passiven ROM
mM2–	Selektiver Bewegungsausschlag, > 50 % des geprüften passiven ROM
mM2	Selektiver, endgradiger Bewegungsausschlag des geprüften passiven ROM

Kriterien zur Spastikkontrolle für die Bewertung mM0 bis mM2
- Die Verbindungslinie der Spinae und der frontotransversale Brustkorbdurchmesser bleiben vertikal stehen.
- Die Stellung der Beine bleibt unverändert.
- Fuß und Zehen bleiben entspannt. Keine Abweichungen, die bei Aufforderung nicht korrigiert werden können.
- Die Arme bleiben entspannt.

3.2 Prüfung mit Einwirkung der Schwerkraft (mM2+ bis mM5)

Ausgangsstellung: Bauchlage (Abb. 3.4)
- Der obere Teil der Behandlungsliege neigt sich nach unten, der Drehpunkt liegt auf Höhe der Spinae-Verbindung.
- Der Kopf hat mit der Stirn Kontakt mit der Unterlage oder liegt zur Seite gedreht.
- Die Füße sind mit einem Kissen/einer Rolle unterlagert.
- Bei einer Flexionskontraktur im Hüftgelenk wird der Bauch mit einem Kissen unterlagert.
- Eine Bandage über dem Gesäß fixiert das Becken.
- Die Arme liegen in Innenrotation neben dem Körper.

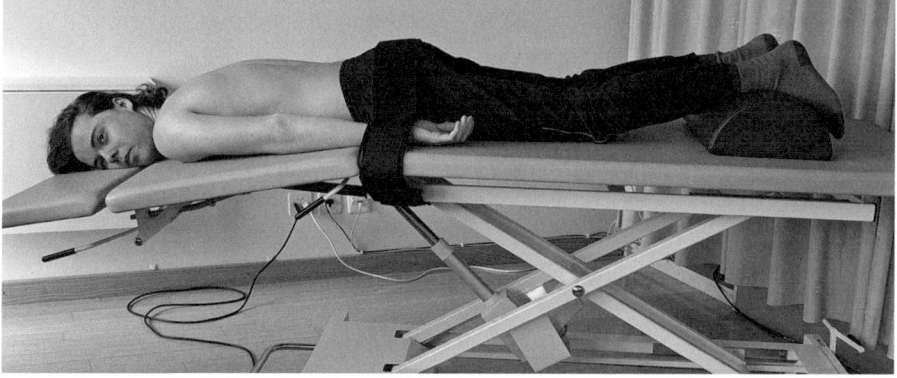

Abb. 3.4 Extension Rumpf: Ausgangsstellung zur Prüfung mit Einwirkung der Schwerkraft

Durchführung und Bewertung in der definierten Mittelstellung (mM2+, mM3−) (Abb. 3.5 und Video in Abb. 3.5)

Der *Brustkorb* wird aktiv-assistiv bis *zur Horizontalen angehoben*. Danach soll der Patient diese Stellung aktiv halten.

Bewertung	
mM2+	Der Brustkorb sinkt beim Halteversuch langsam nach vorne/unten
mM3−	Der Brustkorb kann für 3 s in der vorgegebenen Position gehalten werden

Durchführung und Bewertung in der Endstellung (mM3 bis mM5) (Abb. 3.6a und Video in Abb. 3.6a)

Der Oberkörper wird aktiv-assistiv, extensorisch in BWS und LWS, bis zum endgradigen Bewegungsausmaß angehoben. Danach soll der Patient diese Stellung aktiv halten.

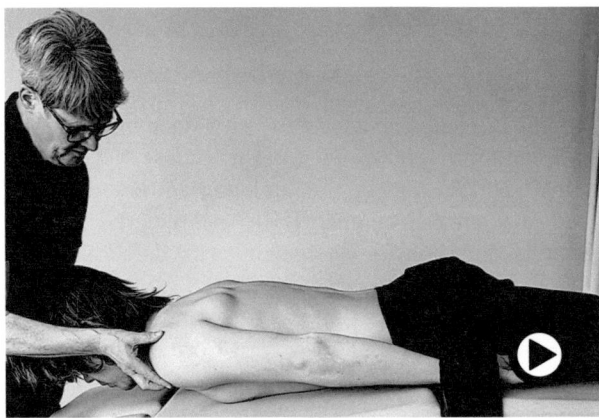

Abb. 3.5 Extension Rumpf: Prüfung in der definierten Mittelstellung (▶ https://doi.org/10.1007/000-bwy)

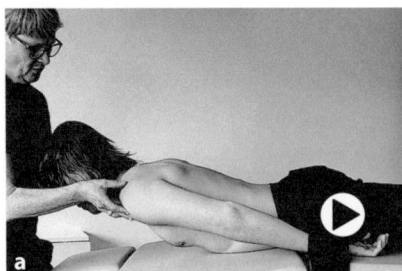 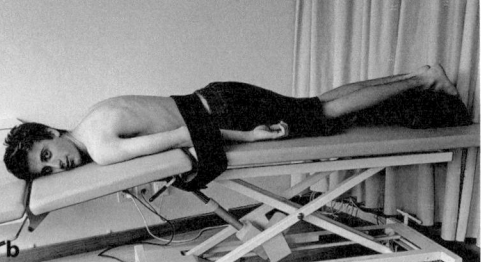

Abb. 3.6 Extension Rumpf. **a** Prüfung in der Endstellung; **b** Ausgangsstellung zur isolierten Prüfung der BWS-Extension (▶ https://doi.org/10.1007/000-bx1)

3.2 Prüfung mit Einwirkung der Schwerkraft (mM2+ bis mM5)

Bei den Prüfungen mit Widerstand wird der Widerstand beidseits an der oberen Thoraxpartie gegeben.

Bewertung	
mM3	Der Oberkörper kann in der Endstellung für 3 s gehalten werden
mM3+	Der Oberkörper kann in der Endstellung bei leichtem Widerstand für 1 s gehalten werden
mM4	Der Oberkörper kann in der Endstellung bei mittlerem Widerstand für 1 s gehalten werden
mM4+	Der Oberkörper kann in der Endstellung bei starkem Widerstand für 1 s gehalten werden
mM5	Der Oberkörper kann in der Endstellung bei maximalem Widerstand für 1 s gehalten werden

Kriterien zur Spastikkontrolle für die Bewertung mM2+ bis mM5
- Die Füße dürfen den Kontakt mit der Rolle nicht verlieren.
- Es kommt zu keiner adduktorischen Bewegung in den Hüftgelenken.
- Es kommt zu keiner extensorischen Bewegung in den Kniegelenken. Die Kniegelenke dürfen den Kontakt mit der Behandlungsliege nicht verlieren.
- Es kommt zu keiner supinatorischen Bewegung in den Füßen.
- Die Stellung im Ellbogen bleibt unverändert.
- Finger/Hand bleiben entspannt.
- Der Atem darf nicht angehalten werden.

▶ Für eine isolierte Prüfung der BWS-Extension muss die Ausgangsstellung entsprechend angepasst werden. Der Drehpunkt der Neigung des Tischs liegt nun auf Höhe der unteren Rippenbögen und der Fixationsgurt liegt über der LWS (Abb. 3.6b).

Flexion Rumpf 4

Hauptmuskulatur M. rectus abdominis

4.1 Prüfung ohne Einwirkung der Schwerkraft (mM0 bis mM2)

Ausgangsstellung: Rückenlage (Abb. 4.1)
- Die Beine liegen in Hüft- und Kniegelenkflexion auf einem Block oder werden mit einer Knierolle bzw. einem Kissen unterlagert.
- Die Füße sind entspannt.
- Die Arme liegen entspannt neben dem Körper.
- Der Kopf hat dorsalen Kontakt mit der Unterlage, bei Bedarf mit einem Kissen unterlagert.

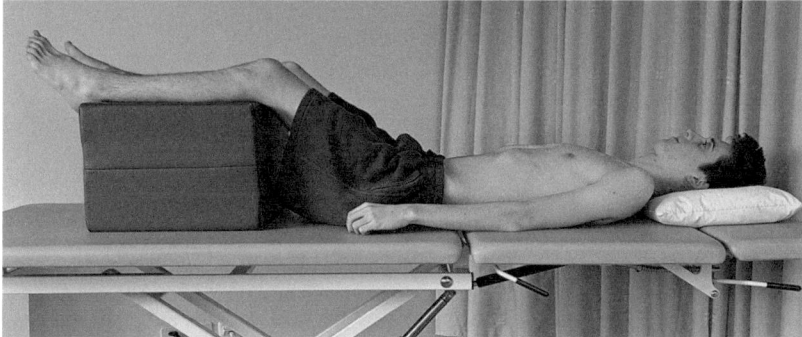

Abb. 4.1 Flexion Rumpf: Ausgangsstellung zur Prüfung ohne Einwirkung der Schwerkraft

Ergänzende Information Die elektronische Version dieses Kapitels enthält Zusatzmaterial, auf das über folgenden Link zugegriffen werden kann https://doi.org/10.1007/978-3-662-68029-2_4. Die Videos lassen sich durch Anklicken des DOI Links in der Legende einer entsprechenden Abbildung abspielen, oder indem Sie diesen Link mit der SN More Media App scannen.

© Der/die Autor(en), exklusiv lizenziert an Springer-Verlag GmbH, DE, ein Teil von Springer Nature 2024
R. Steinlin Egli, *Modifizierte Muskelfunktionsprüfung bei Multipler Sklerose*, https://doi.org/10.1007/978-3-662-68029-2_4

Durchführung und Bewertung (Abb. 4.2 und Video in Abb. 4.2)
Der Patient wird aufgefordert, aktiv forciert auszuatmen.

Bewertung	
mM0	Eine forcierte Ausatmung ist nicht möglich
mM1	Bei der forcierten Ausatmung ist eine Muskelkontraktion der vorderen Bauchdecke palpabel
mM1+	Die forcierte Ausatmung kann während 1 s durchgeführt werden
mM2−	Die forcierte Ausatmung kann während 2 s durchgeführt werden
mM2	Die forcierte Ausatmung kann während 3 s durchgeführt werden

Kriterien zur Spastikkontrolle für die Bewertung mM0 bis mM2
- Die Stellung der Beine bleibt unverändert.
- Fuß und Zehen bleiben entspannt. Keine Abweichungen, welche bei Aufforderung nicht korrigiert werden können.
- Die Arme bleiben entspannt neben dem Körper liegen.

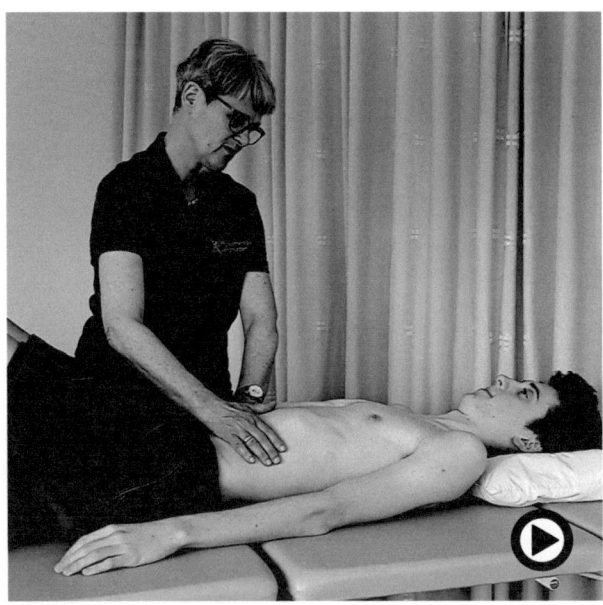

Abb. 4.2 Flexion Rumpf: Kontrolle der Muskelanspannung bei einer forcierten Ausatmung (▶ https://doi.org/10.1007/000-bx3)

4.2 Prüfung mit Einwirkung der Schwerkraft (mM2+ bis mM5)

Ausgangsstellung für mM2+ und mM3−: Rückenlage (Abb. 4.3)
- Die Beine liegen in Hüft- und Kniegelenkflexion auf einem Block oder werden mit einer Knierolle bzw. einem Kissen unterlagert.
- Die Füße sind entspannt.
- Die Arme liegen entspannt neben dem Körper.
- Der Kopf hat dorsalen Kontakt mit der Unterlage, bei Bedarf mit einem Kissen unterlagert.

Durchführung und Bewertung in der definierten Mittelstellung (mM2+, mM3−) (Abb. 4.4 und Video in Abb. 4.4)
Der *Kopf* wird mit einer leichten Flexion in der HWS von der Therapeutin angehoben, sodass *der Kontakt mit dem Kissen bzw. der Unterlage verloren geht.*

Danach soll der Patient diese Stellung aktiv halten.

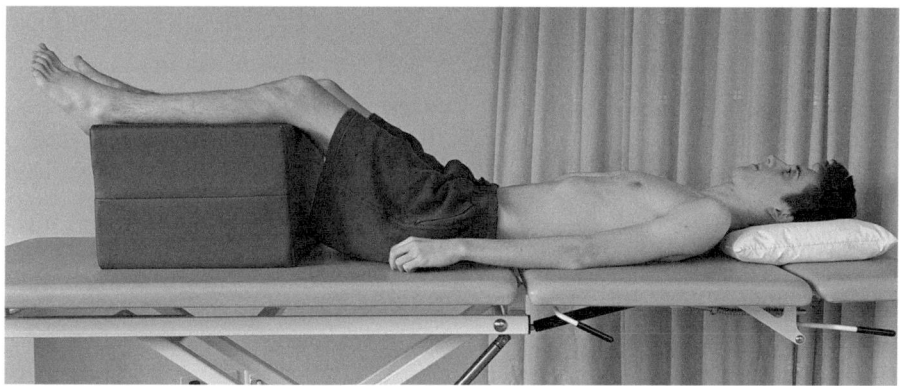

Abb. 4.3 Flexion Rumpf: Ausgangsstellung zur Prüfung für mM2+ und mM3−

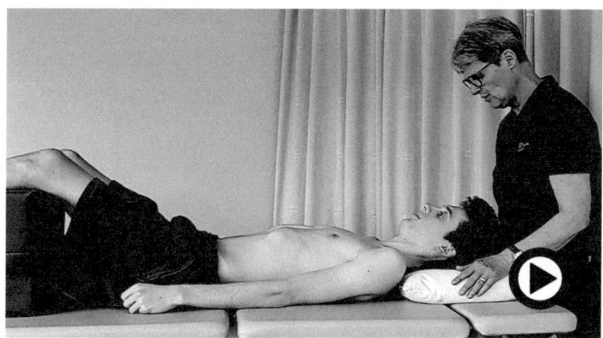

Abb. 4.4 Flexion Rumpf: Prüfung in der definierten Mittelstellung
(▶ https://doi.org/10.1007/000-bx2)

Bewertung	
mM2+	Der Kopf sinkt beim Halteversuch langsam nach hinten/unten
mM3−	Der Kopf kann für 3 s in der vorgegebenen Position gehalten werden

Ausgangsstellung für mM3 bis mM5: Rückenlage (Abb. 4.5)
- Die Beine liegen in Hüft- und Kniegelenkflexion auf einem Block oder werden mit einer Knierolle bzw. einem Kissen unterlagert.
- Die Schultergelenke stehen beidseits in deutlicher Flexion, Außenrotation und leichter Adduktion.
- Der Ellbogen ist beidseits flektiert.
- Die Handflächen zeigen nach kranial und die Längsachsen der Hände zeigen nach ventral/oben.
- Der Kopf hat dorsalen Kontakt mit der Unterlage, bei Bedarf mit einem Kissen unterlagert.

Durchführung und Bewertung in der Endstellung (mM3 bis mM5) (Abb. 4.6 und Video in Abb. 4.6)
Der Patient soll den Kopf mit einer leichten Flexion in der HWS abheben. Gleichzeitig sollen die Ellbogenspitzen in Richtung Symmetrieebene zur Decke streben.

▶ Bei Armparesen können die Arme durch den Therapeuten in die Ausgangsstellung geführt und unterstützt werden.

Bei der Durchführung mit nur einem Arm werden vermehrt die Mm. obliquii angesprochen. Bei der Durchführung mit beiden Armen der M. rectus abdominis

Abb. 4.5 Flexion Rumpf: Ausgangsstellung zur Prüfung für mM3 bis mM5

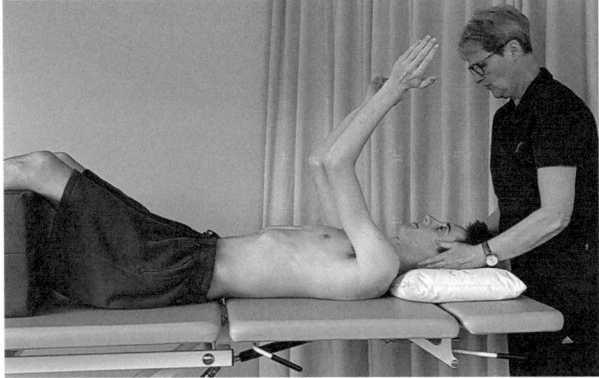

4.2 Prüfung mit Einwirkung der Schwerkraft (mM2+ bis mM5)

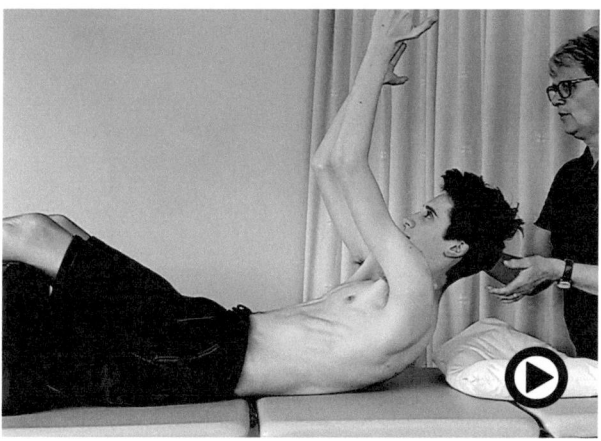

Abb. 4.6 Flexion Rumpf: Prüfung in der Endstellung (▶ https://doi.org/10.1007/000-bx4)

Bewertung	
mM3	Kopf, Schulter und obere Ränder der Scapulae haben keinen Kontakt mehr mit der Unterlage. Diese Stellung kann für 3 s gehalten werden
mM3+	Der Oberkörper wird bis Mitte der Scapulae angehoben. Diese Stellung kann für 3 s gehalten werden
mM4	Der Oberkörper wird so weit angehoben, bis beide Scapulae keinen Kontakt mehr mit der Unterlage haben. Diese Stellung kann für 3 s gehalten werden
mM4+	Der Oberkörper wird bis zum thorakolumbalen Übergang angehoben. Diese Stellung kann für 3 s gehalten werden
mM5	Der Oberkörper wird bis zum thorakolumbalen Übergang angehoben. Diese Stellung kann für > 3 s gehalten werden

▶ Die nach oben gerichtete vertikale Richtungskomponente der Arme sorgt für eine Hubbelastung der Bauchmuskulatur. Die Außenrotation im Humeroscapulargelenk dient der Spastikkontrolle und begünstigt die Richtungskomponente zur Symmetrieebene.

Kriterien zur Spastikkontrolle für die Bewertung mM2+ bis mM5
- Die Stellung der Beine bleibt unverändert.
- Fuß und Zehen bleiben entspannt. Abweichungen müssen bei Aufforderung korrigiert werden können.
- Die Fersen dürfen den Kontakt mit der Unterlage nicht verlieren.
- Die Arme bleiben entspannt neben dem Körper liegen. (gilt für mM2+ und mM3−)
  Die Arme verändern ihre Stellung im Ellbogengelenk nicht. (gilt für mM3 bis mM5)
- Die Stellung in Handgelenk und Finger bleibt unverändert, Abweichungen müssen bei Aufforderung korrigiert werden können.
- Der Abstand zwischen Kinn und Sternum verändert sich nicht.
- Der Atem darf nicht angehalten werden.

Rotation Rumpf 5

▶ **Hauptmuskulatur** M. obliquus internus abdominis und M. obliquus externus abdominis

5.1 Prüfung ohne Einwirkung der Schwerkraft (mM0 bis mM2)

Ausgangsstellung: Rückenlage (Abb. 5.1)
- Die Beine liegen in Hüft- und Kniegelenkflexion auf einem Block oder werden mit eine Knierolle unterlagert.
- Die Arme liegen entspannt neben dem Körper.
- Der Kopf hat dorsalen Kontakt mit der Unterlage, bei Bedarf mit einem Kissen unterlagert.

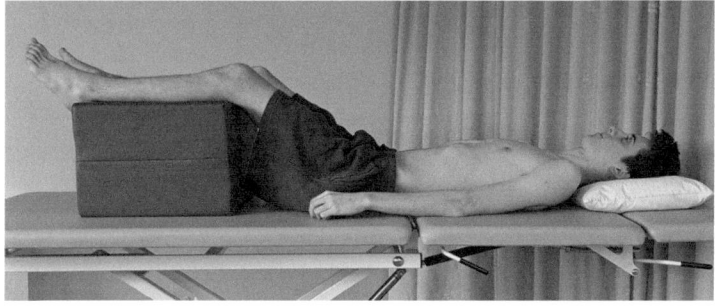

Abb. 5.1 Rotation Rumpf: Ausgangsstellung zur Prüfung ohne Einwirkung der Schwerkraft

Ergänzende Information Die elektronische Version dieses Kapitels enthält Zusatzmaterial, auf das über folgenden Link zugegriffen werden kann https://doi.org/10.1007/978-3-662-68029-2_5. Die Videos lassen sich durch Anklicken des DOI Links in der Legende einer entsprechenden Abbildung abspielen, oder indem Sie diesen Link mit der SN More Media App scannen.

© Der/die Autor(en), exklusiv lizenziert an Springer-Verlag GmbH, DE, ein Teil von Springer Nature 2024
R. Steinlin Egli, *Modifizierte Muskelfunktionsprüfung bei Multipler Sklerose*,
https://doi.org/10.1007/978-3-662-68029-2_5

Durchführung und Bewertung (Abb. 5.2 und Video in Abb. 5.2)
Der Patient wird aufgefordert, in seiner Vorstellung die linke (rechte) Thoraxseite der rechten (linken) Beckenseite zu nähern. Als Wahrnehmungshilfe gibt die Therapeutin mit den Händen einen leichten Druck in die Bewegungsrichtung.

Bewertung	
mM0	Keine Muskelkontraktion palpabel oder sichtbar
mM1	Muskelkontraktion palpabel oder sichtbar
mM1+	Die Muskelkontraktion kann für 1 s gehalten werden
mM2	Die Muskelkontraktion kann für 2 s gehalten werden

Kriterien zur Spastikkontrolle für die Bewertung mM0 bis mM2
- Die Stellung der Beine bleibt unverändert.
- Fuß und Zehen bleiben entspannt. Keine Abweichungen, welche bei Aufforderung nicht korrigiert werden können.
- Die Arme bleiben entspannt neben dem Körper liegen.

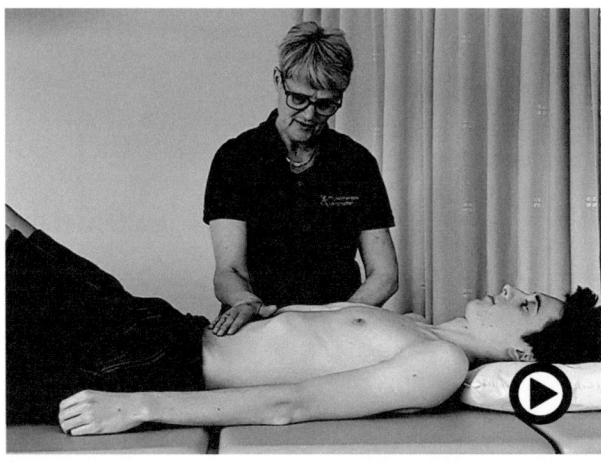

Abb. 5.2 Rotation Rumpf: Kontrolle der Muskelkontraktion bei der Prüfungsdurchführung ohne Einwirkung der Schwerkraft (▶ https://doi.org/10.1007/000-bx6)

5.2 Prüfung mit Einwirkung der Schwerkraft in der definierten Mittelstellung (mM2+ bis mM3−)

Ausgangsstellung zur Prüfung: Rückenlage (Abb. 5.3)
- Die Beine liegen in Hüft- und Kniegelenkflexion auf einem Block oder werden mit eine Knierolle unterlagert.
- Die Arme liegen entspannt neben dem Körper.
- Der Kopf hat dorsalen Kontakt mit der Unterlage, bei Bedarf mit einem Kissen unterlagert.

Durchführung und Bewertung in der definierten Mittelstellung (mM2+, mM3−) (Abb. 5.4 und Video in Abb. 5.4)
Der *Kopf* wird mit einer leichten Flexion in der HWS angehoben, sodass *der Kontakt mit der Unterlage verloren geht* und der Patient wird aufgefordert, die linke (rechte) Thoraxseite der rechten (linken) Beckenseite zu nähern. Danach soll der Patient diese Stellung aktiv halten.

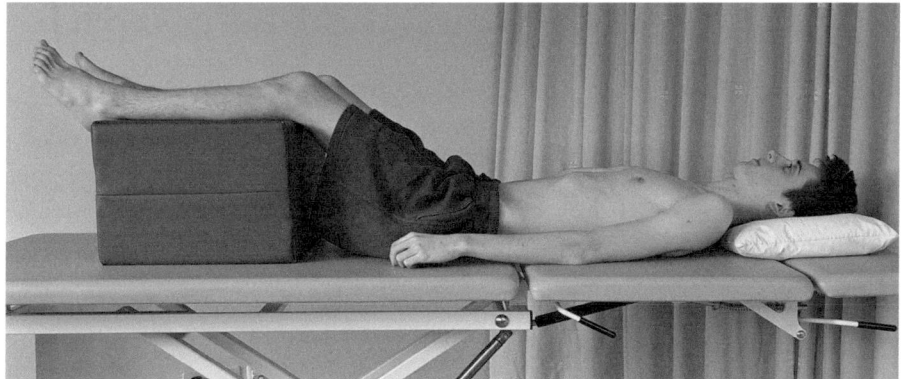

Abb. 5.3 Rotation Rumpf: Ausgangsstellung zur Prüfung für mM2+ und mM3−

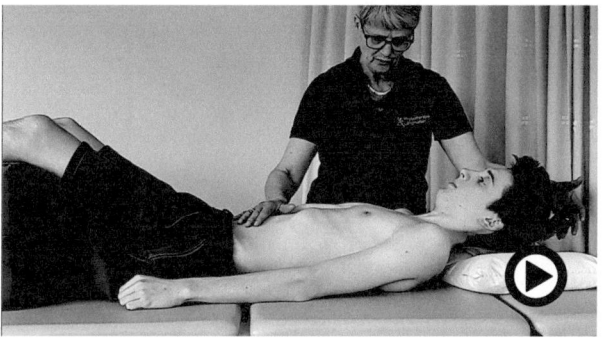

Abb. 5.4 Rotation Rumpf: Prüfung in der definierten Mittelstellung
(▶ https://doi.org/10.1007/000-bx5)

Bewertung	
mM2+	Der Kopf sinkt langsam nach hinten/unten und/oder die Annäherung der Thoraxseite zur gegenüberliegenden Beckenseite kann nicht gehalten werden
mM3−	Der Kopf und die Annäherung der Thoraxseite zur gegenüberliegenden Beckenseite kann für 3 s in der Position gehalten werden

Kriterien zur Spastikkontrolle für die Bewertung mM2+ bis mM3−
- Die Stellung der Beine bleibt unverändert.
- Fuß und Zehen bleiben entspannt. Keine Abweichungen, welche bei Aufforderung nicht korrigiert werden können.
- Die Arme bleiben entspannt neben dem Körper liegen.
- Der Abstand Kinn zum Sternum verändert sich nicht.
- Der Atem darf nicht angehalten werden.

5.3 Prüfung mit Einwirkung der Schwerkraft (mM3 bis mM5)

Ausgangsstellung (für die Rumpfdrehung nach links): Rückenlage (Abb. 5.5)
- Die Beine liegen in Hüft- und Kniegelenkflexion auf einem Block oder werden mit eine Knierolle unterlagert.
- Das rechte Schultergelenk steht in deutlicher Flexion und Außenrotation.
- Der rechte Ellbogen ist flektiert, die rechte Handfläche schaut nach oben.
- Der linke Arm liegt entspannt neben dem Körper.
- Der Kopf hat dorsalen Kontakt mit der Unterlage, bei Bedarf mit einem Kissen unterlagert.

▶ Für die Rumpfdrehung nach rechts wird der linke Arm in die oben beschriebene Ausgangsstellung gebracht und der rechte Arm liegt entspannt neben dem Körper.

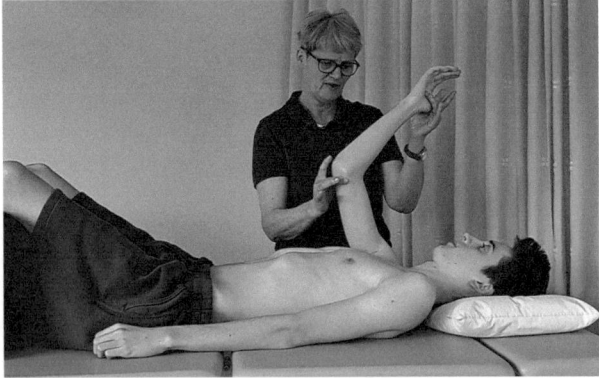

Abb. 5.5 Rotation Rumpf: Ausgangsstellung zur Prüfung für mM3 bis mM5

5.3 Prüfung mit Einwirkung der Schwerkraft (mM3 bis mM5)

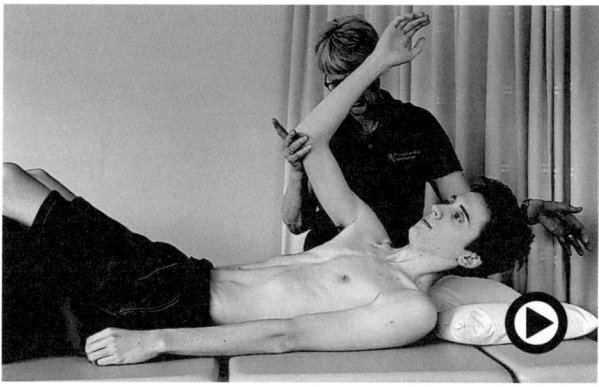

Abb. 5.6 Rotation Rumpf: Prüfung in der Endstellung (▶ https://doi.org/10.1007/000-bx7)

Durchführung und Bewertung (mM3 bis mM5) (Abb. 5.6 und Video in Abb. 5.6)

Der Kopf wird passiv angehoben. Gleichzeitig soll der Patient aktiv mit der Ellbogenspitze des positionierten Armes nach medial und Richtung Decke streben. Der Oberkörper dreht sich nach links (rechts). Danach soll der Patient diese Stellung aktiv halten.

Bewertung	
mM3	Kopf, Schulter und oberer Rand der Scapula des positionierten Armes haben keinen Kontakt mehr mit der Unterlage. Der Oberkörper dreht sich nach links (rechts). Diese Stellung kann für 3 s gehalten werden
mM3+	Kopf, Schulter und die ganze Scapula des positionierten Armes haben keinen Kontakt mehr mit der Unterlage. Der Oberkörper dreht sich nach links (rechts). Diese Stellung kann für 3 s gehalten werden
mM4	Kopf, Schulter und beide Scapulae haben keinen Kontakt mehr mit der Unterlage. Der Oberkörper dreht sich nach links (rechts). Diese Stellung kann für 3 s gehalten werden
mM4+	Der Oberkörper dreht sich nach links (rechts) und wird bis zum thorakolumbalen Übergang angehoben. Diese Stellung kann für 3 s gehalten werden
mM5	Der Oberkörper dreht sich nach links (rechts) und wird bis zum thorakolumbalen Übergang angehoben. Diese Stellung kann > 3 s gehalten werden

▶ Bei Armparesen kann der Arm durch die Therapeutin in die Ausgangsstellung geführt und unterstützt werden.

Kriterien zur Spastikkontrolle für die Bewertung mM3 bis mM5
- Die Stellung der Beine bleibt unverändert.
- Fuß und Zehen bleiben entspannt. Keine Abweichungen, welche bei Aufforderung nicht korrigiert werden können.

- Die Fersen dürfen den Kontakt mit der Unterlage nicht verlieren.
- Der auf der Unterlage liegende Arm bleibt entspannt.
- Der Abstand Kinn zum Sternum verändert sich nicht.
- Der Atem darf nicht angehalten werden.

Extension Halswirbelsäule

6

▶ **Hauptmuskulatur** M. longissimus cervicis, M. semispinalis cervicis, M. iliocostalis cervicis, M. splenius cervicis

▶ Die Extensoren der Halswirbelsäule bewirken primär eine Extension der unteren HWS (C2 bis Th4). (Daniels und Worthingham 2007)

6.1 Prüfung ohne Einwirkung der Schwerkraft (mM0 bis mM2)

Ausgangsstellung: Seitlage (Abb. 6.1)
- Beide Beine sind in Hüft- und Kniegelenk flektiert, bei Bedarf mit einem Lagerungskissen zwischen den Oberschenkeln, um eine Adduktion im Hüftgelenk des oberen Beins zu verhindern.
- Der Kopf liegt in einer Nullstellung bezüglich Flexion/Extension und Lateralflexion seitlich auf einem Kissen.
- Die Arme liegen bequem vor dem Körper.

Durchführung und Bewertung (Abb. 6.2 und Video in Abb. 3.2)
Zur Beurteilung des passiven ROM in Extension und zur Bewegungswahrnehmung führt die Therapeutin die Bewegung zuerst passiv durch. Danach wird der Patient aufgefordert, aktiv eine Extension in der HWS auszuführen.

Ergänzende Information Die elektronische Version dieses Kapitels enthält Zusatzmaterial, auf das über folgenden Link zugegriffen werden kann https://doi.org/10.1007/978-3-662-68029-2_6. Die Videos lassen sich durch Anklicken des DOI Links in der Legende einer entsprechenden Abbildung abspielen, oder indem Sie diesen Link mit der SN More Media App scannen.

6 Extension Halswirbelsäule

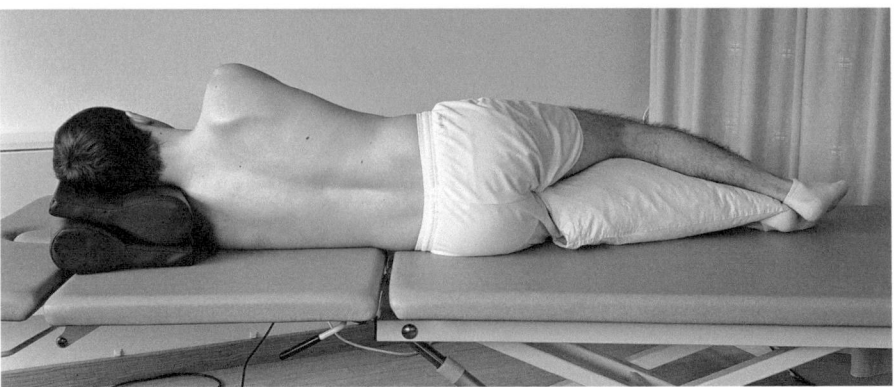

Abb. 6.1 Extension HWS: Ausgangsstellung zur Prüfung ohne Einwirkung der Schwerkraft

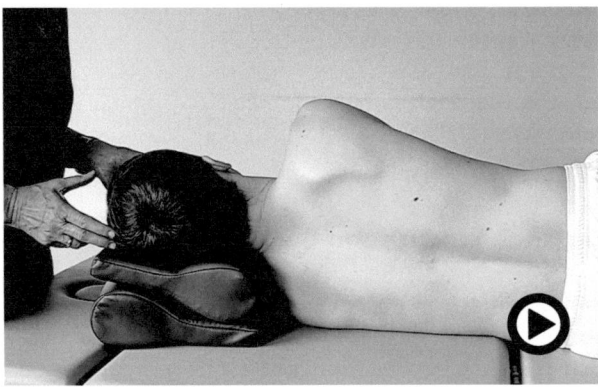

Abb. 6.2 Extension HWS: Endstellung bei der Prüfungsdurchführung ohne Einwirkung der Schwerkraft (▶ https://doi.org/10.1007/000-bx9)

Bewertung	
mM0	Keine Muskelkontraktion palpabel oder sichtbar
mM1	Muskelkontraktion palpabel oder sichtbar, aber kein Bewegungsausschlag
mM1+	Selektiver Bewegungsausschlag, < 50 % des geprüften passiven ROM
mM2−	Selektiver Bewegungsausschlag, > 50 % des geprüften passiven ROM
mM2	Selektiver, endgradiger Bewegungsausschlag, des geprüften passiven ROM

Kriterien zur Spastikkontrolle für die Bewertung mM0 bis mM2
- Die Seitlage bleibt unverändert beibehalten.
- Die Stellung der Beine bleibt unverändert.
- Die Arme bleiben entspannt.

6.2 Prüfung mit Einwirkung der Schwerkraft (mM2+ bis mM5)

Ausgangsstellung: Bauchlage mit Kopfüberhang (Abb. 6.3)
- Die Schultern haben ventralen Kontakt mit der Behandlungsliege.
- Der Kopf liegt im Überhang nach unten. Die Stirn hat ventralen Kontakt auf einem Hocker vor der Behandlungsliege.
- Die Füße sind mit einem Kissen oder einer Rolle unterlagert.
- Bei einer Flexionskontraktur im Hüftgelenk wird der Bauch mit einem Kissen unterlagert.
- Die Arme liegen entspannt neben dem Körper.

Durchführung und Bewertung in der definierten Mittelstellung (mM2+, mM3−) (Abb. 6.4 und Video in Abb. 6.4)
Der *Kopf* wird passiv, translatorisch in der HWS angehoben, sodass *die Stirn keinen Kontakt mehr mit der Unterlage hat*. Danach soll der Patient diese Stellung aktiv halten.

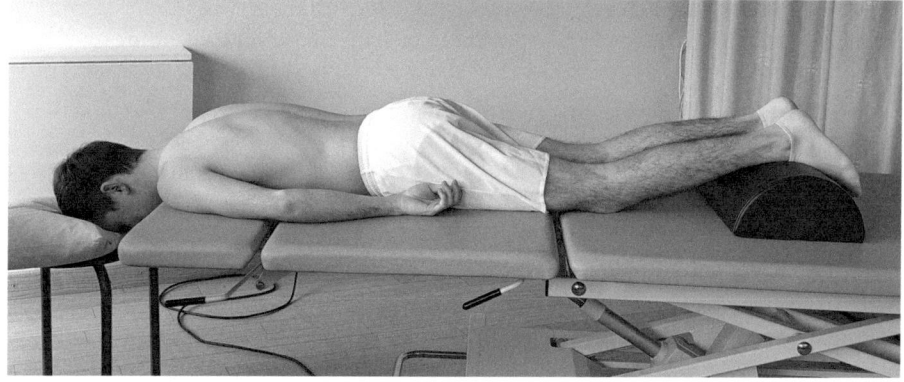

Abb. 6.3 Extension HWS: Ausgangsstellung zur Prüfung mit Einwirkung der Schwerkraft

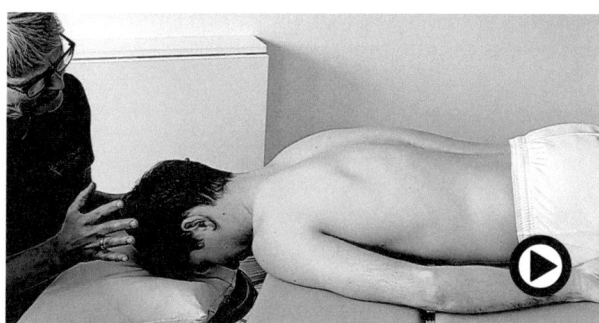

Abb. 6.4 Extension HWS: Prüfung in der definierten Mittelstellung
(▶ https://doi.org/10.1007/000-bx8)

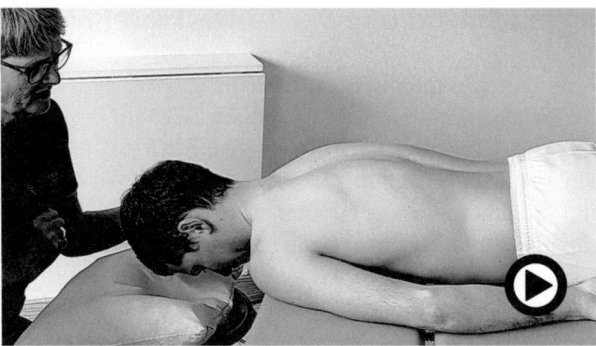

Abb. 6.5 Extension HWS: Prüfung in der Endstellung (▶ https://doi.org/10.1007/000-bxa)

▶ Der Blick des Patienten muss weiterhin nach unten gerichtet bleiben.

Bewertung	
mM2+	Der Kopf sinkt beim Halteversuch langsam nach vorne/unten
mM3−	Der Kopf kann für 3 s in der vorgegebenen Position gehalten werden

Durchführung und Bewertung in der Endstellung (mM3 bis mM5) (Abb. 6.5 und Video in Abb. 6.5)
Der Kopf wird passiv, translatorisch in der HWS bis zum vollen Bewegungsausmaß angehoben. Danach soll der Patient diese Stellung aktiv halten.

▶ Der Blick des Patienten muss weiterhin nach unten gerichtet bleiben.

Bei den Prüfungen mit Widerstand wird der Widerstand am Hinterhaupt gegeben.

▶ Die Prüfung der HWS-Extensoren der rechten Seite kann durch eine Kopfdrehung nach rechts bei gleichzeitiger HWS-Extension getrennt geprüft werden. Widerstand wird dann seitlich am Hinterhaupt gegeben (umgekehrt für die Kopfdrehung nach links).

Bewertung	
mM3	Der Kopf kann in der vorgegebenen Position für 3 s gehalten werden
mM3+	Der Kopf kann in der vorgegebenen Position bei leichtem Widerstand für 1 s gehalten werden
mM4	Der Kopf kann in der vorgegebenen Position bei mittlerem Widerstand für 1 s gehalten werden
mM4+	Der Kopf kann in der vorgegebenen Position bei starkem Widerstand für 1 s gehalten werden
mM5	Der Kopf kann in der vorgegebenen Position bei maximalem Widerstand für 1 s gehalten werden

Kriterien zur Spastikkontrolle für die Bewertung mM2+ bis mM5
- Es kommt zu keiner extensorischen und/oder adduktorischen Bewegung in den Hüftgelenken.
- Es kommt zu keiner extensorischen Bewegung in den Kniegelenken.
- Es kommt zu keiner supinatorischen Bewegung in den Füßen.
- Die Position der Arme bleibt unverändert.
- Der ventrale Kontakt der Schultern mit der Unterlage bleibt unverändert.
- Der Atem darf nicht angehalten werden.

Literatur

Manuelle Muskeltest, Daniels und Worthingham, URBAN&FISCHER 8. Auflage, 2007

7 Flexion Halswirbelsäule

▶ **Hauptmuskulatur** M. scalenus anterior, M. scalenus medius, M. scalenus posterior, M. sternocleidomastoideus

7.1 Prüfung ohne Einwirkung der Schwerkraft (mM0 bis mM2)

Ausgangsstellung: Seitlage (Abb. 7.1)
- Beide Beine sind in Hüft- und Kniegelenk flektiert, bei Bedarf mit einem Lagerungskissen zwischen den Oberschenkeln, um eine Adduktion im Hüftgelenk des oberen Beines zu verhindern.

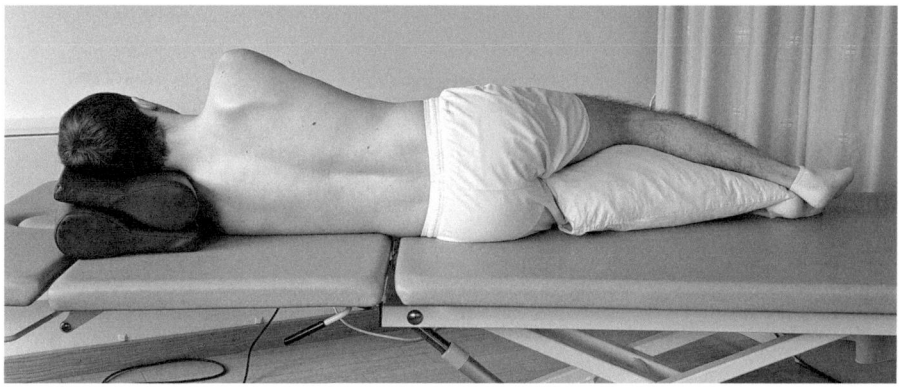

Abb. 7.1 Flexion HWS: Ausgangsstellung zur Prüfung ohne Einwirkung der Schwerkraft

Ergänzende Information Die elektronische Version dieses Kapitels enthält Zusatzmaterial, auf das über folgenden Link zugegriffen werden kann https://doi.org/10.1007/978-3-662-68029-2_7. Die Videos lassen sich durch Anklicken des DOI Links in der Legende einer entsprechenden Abbildung abspielen, oder indem Sie diesen Link mit der SN More Media App scannen.

© Der/die Autor(en), exklusiv lizenziert an Springer-Verlag GmbH, DE, ein Teil von Springer Nature 2024
R. Steinlin Egli, *Modifizierte Muskelfunktionsprüfung bei Multipler Sklerose*,
https://doi.org/10.1007/978-3-662-68029-2_7

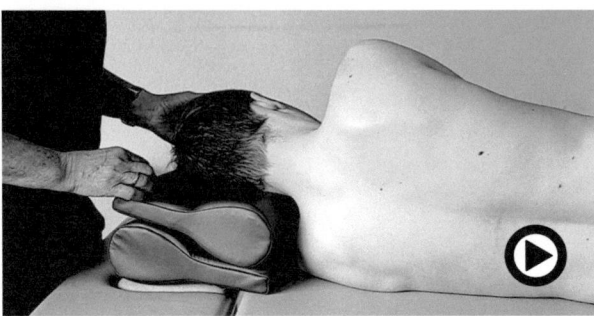

Abb. 7.2 Flexion HWS: Endstellung bei der Prüfungsdurchführung ohne Einwirkung der Schwerkraft (▶ https://doi.org/10.1007/000-bxc)

- Der Kopf liegt in einer Nullstellung bezüglich Flexion/Extension und Lateralflexion seitlich auf einem Kissen.
- Die Arme liegen bequem vor dem Körper.

Durchführung und Bewertung (Abb. 7.2 und Video in Abb. 7.2)
Zur Beurteilung des passiven ROM in Flexion und zur Bewegungswahrnehmung führt die Therapeutin die Bewegung zuerst passiv durch. Danach wird der Patient aufgefordert, aktiv eine Flexion der HWS auszuführen.

Bewertung	
mM0	Keine Muskelkontraktion palpabel oder sichtbar
mM1	Muskelkontraktion palpabel oder sichtbar, aber kein Bewegungsausschlag
mM1+	Selektiver Bewegungsausschlag, < 50 % des geprüften passiven ROM
mM2−	Selektiver Bewegungsausschlag, > 50 % des geprüften passiven ROM
mM2	Selektiver, endgradiger Bewegungsausschlag des geprüften passiven ROM

Kriterien zur Spastikkontrolle für die Bewertung mM0 bis mM2
- Die Seitlage bleibt unverändert beibehalten.
- Die Stellung der Beine bleibt unverändert.
- Die Arme bleiben entspannt.

7.2 Prüfung mit Einwirkung der Schwerkraft (mM2+ bis mM5)

Ausgangsstellung: Rückenlage (Abb. 7.3)
- Die Beine liegen in Hüft- und Kniegelenkflexion auf einem Block oder werden mit einer Knierolle oder einem Kissen unterlagert.
- Der Kopf liegt bezüglich Flexion/Extension in einer Nullstellung, bei Bedarf mit einem Kissen unterlagert.
- Der untere Thorax wird über dem Rippenbogen mit einer Bandage fixiert.

7.2 Prüfung mit Einwirkung der Schwerkraft (mM2+ bis mM5) 47

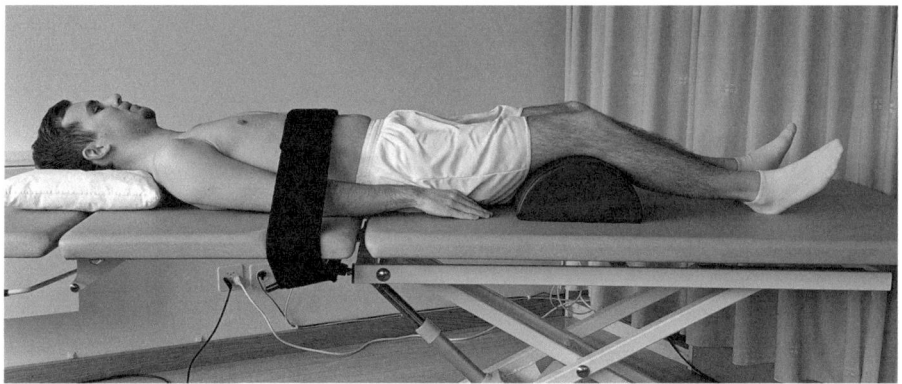

Abb. 7.3 Flexion HWS: Ausgangsstellung zur Prüfung mit Einwirkung der Schwerkraft

Durchführung und Bewertung in der definierten Mittelstellung (mM2+, mM3−) (Abb. 7.4 und Video in Abb. 7.4)

Der *Kopf* wird passiv, translatorisch in der HWS abgehoben, sodass er *den Kontakt mit der Unterlage verliert*. Das Kinn darf dabei nicht Richtung Sternum bewegt werden. Danach soll der Patient diese Stellung aktiv halten.

Bewertung	
mM2+	Der Kopf sinkt beim Halteversuch nach hinten/unten
mM3−	Der Kopf kann für 3 s in der vorgegebenen Position gehalten werden

Durchführung und Bewertung in der Endstellung (mM3 bis mM5) (Abb. 7.5 und Video in Abb. 7.5)

Der Kopf wird passiv, translatorisch in der HWS bis zum vollen Bewegungsausmaß angehoben. Das Kinn darf dabei nicht Richtung Sternum bewegt werden. Danach soll der Patient diese Stellung aktiv halten.

Bei den Prüfungen mit Widerstand wird der Widerstand an der Stirn gegeben.

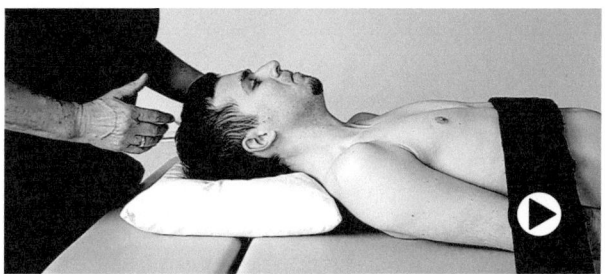

Abb. 7.4 Flexion HWS: Prüfung in der definierten Mittelstellung
(▶ https://doi.org/10.1007/000-bxb)

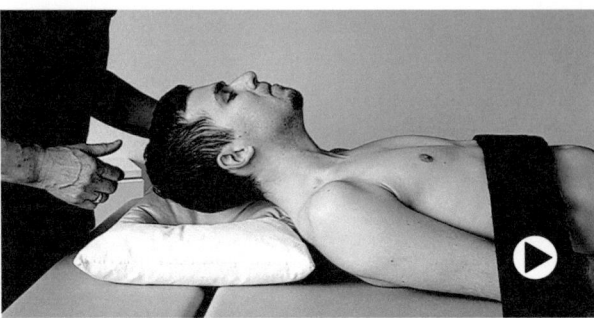

Abb. 7.5 Flexion HWS: Prüfung in der Endstellung (▶ https://doi.org/10.1007/000-bxd)

Bewertung	
mM3	Der Kopf kann in der vorgegebenen Position für 3 s gehalten werden
mM3+	Der Kopf kann in der vorgegebenen Position bei leichtem Widerstand für 1 s gehalten werden
mM4	Der Kopf kann in der vorgegebenen Position bei mittlerem Widerstand für 1 s gehalten werden
mM4+	Der Kopf kann in der vorgegebenen Position bei starkem Widerstand für 1 s gehalten werden
mM5	Der Kopf kann in der vorgegebenen Position bei maximalem Widerstand für 1 s gehalten werden

Kriterien zur Spastikkontrolle für die Bewertung mM2+ bis mM5

- Arme und Beine bleiben unverändert entspannt.
- Der Abstand Kinn zum Sternum verändert sich nicht.
- Der Atem darf nicht angehalten werden.

Elevation Becken 8

▶ **Hauptmuskulatur** M. quadratus lumborum

8.1 Prüfung ohne Einwirkung der Schwerkraft (mM0 bis mM2)

Ausgangsstellung: Rückenlage (Abb. 8.1)
- Die Beine sind beidseits mit einer Knierolle bzw. Halbrolle unterlagert. Bei deutlichem Extensionstonus der unteren Extremitäten werden die Beine auf einem Block gelagert.
- Die Arme liegen entspannt neben dem Körper.
- Der Kopf hat dorsalen Kontakt mit der Unterlage, bei Bedarf mit einem Kissen unterlagert.

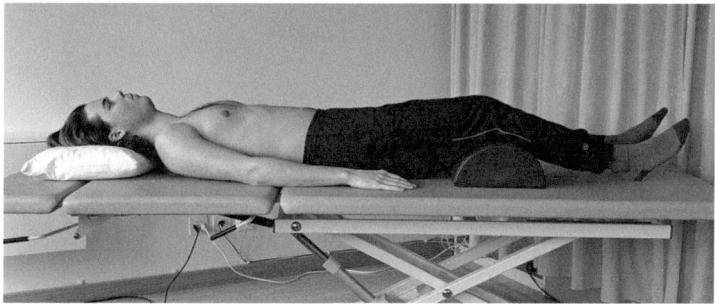

Abb. 8.1 Elevation Becken: Ausgangsstellung zur Prüfung ohne Einwirkung der Schwerkraft

Ergänzende Information Die elektronische Version dieses Kapitels enthält Zusatzmaterial, auf das über folgenden Link zugegriffen werden kann https://doi.org/10.1007/978-3-662-68029-2_8. Die Videos lassen sich durch Anklicken des DOI Links in der Legende einer entsprechenden Abbildung abspielen, oder indem Sie diesen Link mit der SN More Media App scannen.

© Der/die Autor(en), exklusiv lizenziert an Springer-Verlag GmbH, DE, ein Teil von Springer Nature 2024
R. Steinlin Egli, *Modifizierte Muskelfunktionsprüfung bei Multipler Sklerose*, https://doi.org/10.1007/978-3-662-68029-2_8

Durchführung und Bewertung (Abb. 8.2 und Video in Abb. 8.2)
Zur Beurteilung des passiven ROM und zur Bewegungswahrnehmung führt die Therapeutin die Bewegung der Beckenelevation zusammen mit dem Patienten zuerst aktiv-assistiv durch. Danach wird der Patient aufgefordert, aktiv das Becken seitlich rechts/links hochzuziehen und den Beckenkamm dem unteren Rippenbogen anzunähern.

Als Unterstützung kann ein Gleittuch über die Behandlungsliege gelegt werden, damit der Reibungswiderstand möglichst gering ist.

Bewertung	
mM0	Keine Muskelkontraktion palpabel oder sichtbar
mM1	Muskelkontraktion palpabel oder sichtbar, aber kein Bewegungsausschlag
mM1+	Selektiver Bewegungsausschlag, < 50 % des geprüften passiven ROM
mM2−	Selektiver Bewegungsausschlag, > 50 % des geprüften passiven ROM
mM2	Selektiver, endgradiger Bewegungsausschlag des geprüften passiven ROM

Kriterien zur Spastikkontrolle für die Bewertung mM0 bis mM2
- Die Stellung des Brustkorbs bleibt unverändert.
- Die Arme bleiben entspannt liegen.
- Keine adduktorische Bewegung von distal in den Hüftgelenken.
- Keine extensorische Bewegung in den Kniegelenken.
- Der Kontakt der Fersen mit der Unterlage bleibt erhalten.
- Fuß und Zehen bleiben entspannt.

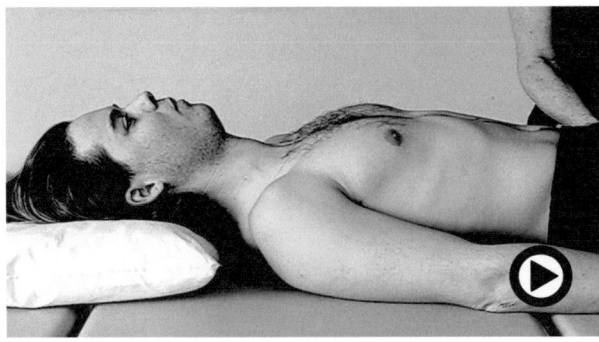

Abb. 8.2 Elevation Becken: Endstellung bei der Prüfungsdurchführung ohne Einwirkung der Schwerkraft (▶ https://doi.org/10.1007/000-bxf)

8.2 Prüfung mit Einwirkung der Schwerkraft (mM2+ bis mM5)

Ausgangsstellung: Sitz auf einer Behandlungsliege (Abb. 8.3)
- Die Beckenlängsachse steht vertikal, bzw. in der bestmöglichen Aufrichtung.
- Die ganzen Fußsohlen haben Bodenkontakt.
- Die Hände liegen verschränkt über dem Sternum.

▶ Für eine bessere Stabilisation der Hüftgelenke kann ein Ball oder Kissen zwischen die Kniegelenke bzw. Oberschenkel platziert werden, sodass die Knie nicht nach medial abweichen.

Durchführung und Bewertung in der definierten Mittelstellung (mM2+, mM3−) (Abb. 8.4 und Video in Abb. 8.4)
Der *Brustkorb* des Patienten wird durch die Therapeutin zur kontralateralen Seite geneigt, sodass *der frontotransversale Brustkorbdurchmesser in einem 45°-Winkel zur Vertikalen steht*. Danach soll der Patient diese Stellung aktiv halten. Auf der ipsilateralen Seite darf das Gesäß den Kontakt mit der Unterlage nicht verlieren.

Bewertung	
mM2+	Der Brustkorb sinkt beim Halteversuch langsam weiter zur Seite
mM3−	Der Brustkorb kann für 3 s in der vorgegebenen Position gehalten werden

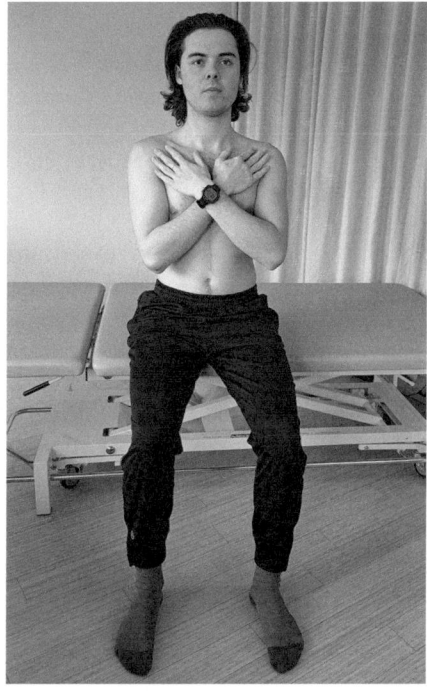

Abb. 8.3 Elevation Becken: Ausgangsstellung zur Prüfung mit Einwirkung der Schwerkraft

Abb. 8.4 Elevation Becken: Prüfung in der definierten Mittelstellung
(▶ https://doi.org/10.1007/000-bxe)

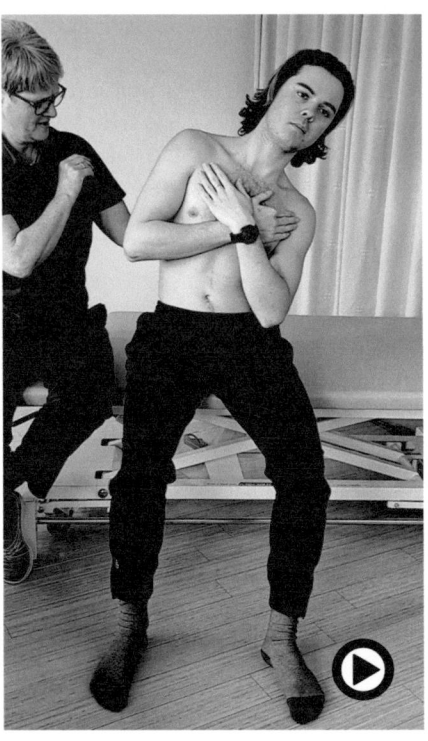

▶ Da die Prüfung gegen die Schwerkraft mit einem Abheben des Beckens eine deutliche Stabilisationsanforderung an das gegenüberliegende Hüftgelenk bedeuten würde, wird für die Prüfung Punctum fixum und Punctum mobile vertauscht und dadurch die lateralflexorische Rumpfaktivität fallverhindernd geprüft.

Durchführung und Bewertung in der Endstellung (mM3 bis mM5) (Abb. 8.5 und Video in Abb. 8.5)
Der kontralaterale Arm des Patienten wird durch die Therapeutin nach oben geführt und der Brustkorb zur kontralateralen Seite geneigt, bis der Arm in einem 45°-Winkel zur Vertikalen steht. Danach soll der Patient diese Stellung aktiv halten. Auf der ipsilateralen Seite darf das Gesäß den Kontakt mit der Unterlage nicht verlieren.

Bei den Prüfungen mit Widerstand wird der Widerstand in Richtung kranial/medial, ipsilateral am Brustkorb gegeben.

8.2 Prüfung mit Einwirkung der Schwerkraft (mM2+ bis mM5)

Abb. 8.5 Elevation Becken: Prüfung in der Endstellung
(▶ https://doi.org/10.1007/000-bxg)

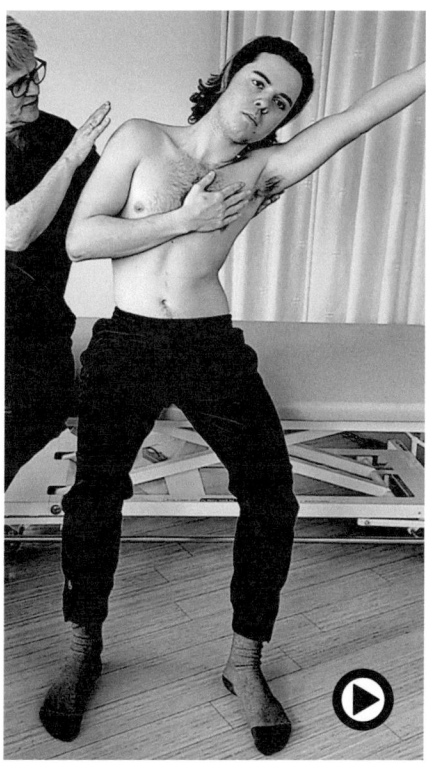

Bewertung	
mM3	Der Brustkorb kann in der vorgegebenen Position für 3 s gehalten werden
mM3+	Der Brustkorb kann in der vorgegebenen Position bei leichtem Widerstand für 1 s gehalten werden
mM4	Der Brustkorb kann in der vorgegebenen Position bei mittlerem Widerstand für 1 s gehalten werden
mM4+	Der Brustkorb kann in der vorgegebenen Position bei starkem Widerstand für 1 s gehalten werden
mM5	Der Brustkorb kann in der vorgegebenen Position bei maximalem Widerstand für 1 s gehalten werden

Kriterien zur Spastikkontrolle für die Bewertung mM2+ bis mM5
- Der Kontakt beider Gesäßhälften mit der Unterlage bleibt erhalten.
- Der Abstand der Kniegelenke bleibt unverändert.
- Die Fußsohlen behalten den Bodenkontakt, kein Abheben der Fersen.
- Die Zehen bleiben entspannt. Keine Abweichungen, welche bei Aufforderung nicht korrigiert werden können.

Teil III
Prüfung der selektiven Muskelkraft der unteren Extremität

Flexion Hüftgelenk

9

▶ **Hauptmuskulatur** M. psoas major und M. iliacus

9.1 Prüfung ohne Einwirkung der Schwerkraft (mM0 bis mM2)

Ausgangsstellung: Seitlage (Abb. 9.1)
- Das nicht zu prüfende Bein liegt unten, in Hüft- und Kniegelenk leicht flektiert.
- Das zu prüfende Bein liegt in leichter Hüft- und Kniegelenkflexion auf einem langen Block (oder zwei angrenzende Blöcke), dessen Oberfläche möglichst we-

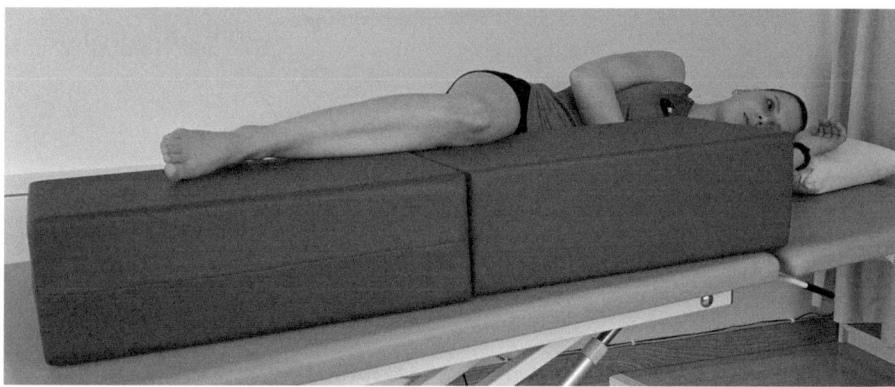

Abb. 9.1 Flexion Hüftgelenk: Ausgangsstellung zur Prüfung ohne Einwirkung der Schwerkraft

Ergänzende Information Die elektronische Version dieses Kapitels enthält Zusatzmaterial, auf das über folgenden Link zugegriffen werden kann https://doi.org/10.1007/978-3-662-68029-2_9. Die Videos lassen sich durch Anklicken des DOI Links in der Legende einer entsprechenden Abbildung abspielen, oder indem Sie diesen Link mit der SN More Media App scannen.

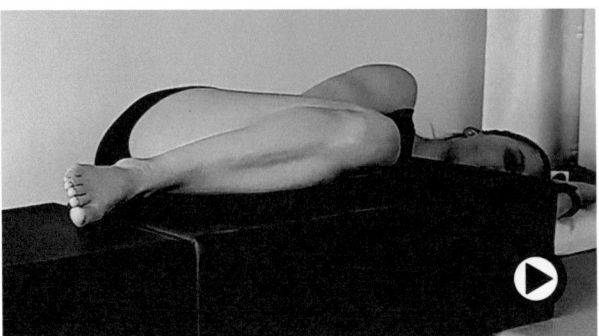

Abb. 9.2 Flexion Hüftgelenk: Endstellung bei der Prüfungsdurchführung ohne Einwirkung der Schwerkraft (▶ https://doi.org/10.1007/000-bxj)

nig Reibungswiderstand bietet. Als Unterstützung kann ein Gleittuch über bzw. auf den Block gelegt werden.
- Für die Prüfung bis zur Endstellung muss das Bein noch auf dem Block liegen können.
- Die Arme liegen entspannt.
- Der Kopf hat lateralen Kontakt mit der Unterlage, bei Bedarf mit einem Kissen unterlagert.

Durchführung und Bewertung (Abb. 9.2 und Video in Abb. 9.2)
Zur Beurteilung des passiven ROM der Hüftgelenkflexion und zur Bewegungswahrnehmung führt die Therapeutin die Bewegung zuerst passiv durch.

Der Patient wird danach aufgefordert, mit dem zu prüfenden Bein aktiv eine Flexion im Hüftgelenk durchzuführen.

Bewertung	
mM0	Keine Muskelkontraktion palpabel oder sichtbar
mM1	Muskelkontraktion palpabel oder sichtbar, aber kein Bewegungsausschlag
mM1+	Selektiver Bewegungsausschlag, < 50 % des geprüften passiven ROM
mM2−	Selektiver Bewegungsausschlag, > 50 % des geprüften passiven ROM
mM2	Selektiver, endgradiger Bewegungsausschlag

Kriterien zur Spastikkontrolle für die Bewertung mM0 bis mM2
- **Beim Testbein**
  - Das Becken wird von der Bewegung weder rotatorisch noch flexorisch in der LWS erfasst und verändert seine Ausgangsstellung nicht.
  - Es kommt zu keiner extensorischen Bewegung.
  - Fuß und Zehen bleiben entspannt. Anzeichen von Anspannung und Fixationen können bei Aufforderung korrigiert werden.
- **Weitere Kriterien**
  - Das unten liegende Bein verändert seine Stellung nicht.

9.2 Prüfung mit Einwirkung der Schwerkraft (mM2+ bis mM5)

Ausgangsstellung: Sitz auf einer Behandlungsliege (Abb. 9.3)
- 70°-Flexion in den Hüftgelenken.
- Die Beckenlängsachse steht vertikal, bzw. in der bestmöglichen Aufrichtung.
- Die Arme sind seitlich in Stützfunktion oder stützen mit den Unterarmen auf einem seitlichen Lagerungsblock.
- Die Fersen stehen hüftgelenkbreit unter den Knien. Die Füße haben mit der ganzen Fußsohle Bodenkontakt.

▶ Zur verbesserten Stabilisation kann auch ein Stuhl mit einer dorsalen Lehne benutzt werden. Dabei muss die Sitzfläche aber mit einem Kissen erhöht werden, damit der Winkel im Hüftgelenk 70° beträgt.

Durchführung und Bewertung in der definierten Mittelstellung (mM2+, mM3−) (Abb. 9.4 und Video in Abb. 9.4)
Das *Bein* wird passiv, flexorisch im Hüftgelenk, mit hängendem Unterschenkel und entspanntem Fuß *bis zur Horizontalstellung des Oberschenkels geführt*. Danach soll der Patient diese Stellung aktiv halten.

Abb. 9.3 Flexion Hüftgelenk: Ausgangsstellung zur Prüfung mit Einwirkung der Schwerkraft

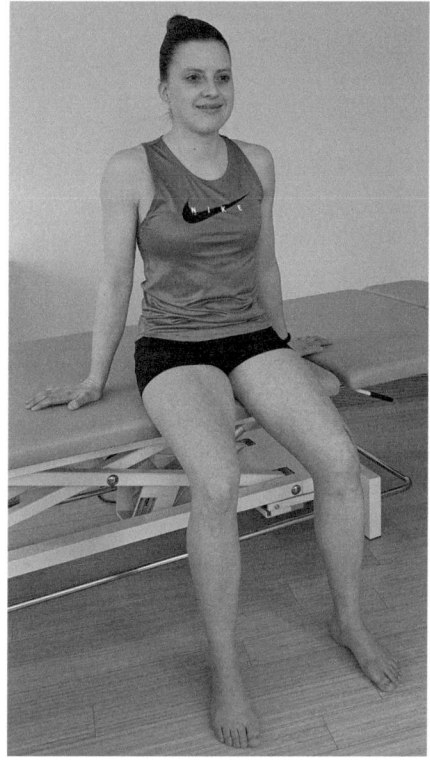

Abb. 9.4 Flexion Hüftgelenk: Prüfung in der definierten Mittelstellung
(▶ https://doi.org/10.1007/000-bxh)

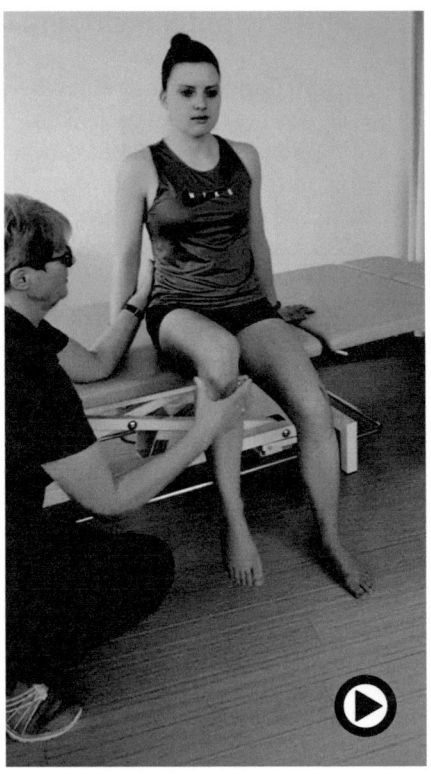

Die Therapeutin unterstützt mit einer Hand von dorsal die Beckenstellung.

Bewertung	
mM2+	Das Bein sinkt beim Halteversuch langsam nach unten
mM3−	Das Bein kann in der vorgegebenen Position für 3 s gehalten werden

Durchführung und Bewertung in der Endstellung (mM3 bis mM5) (Abb. 9.5 und Video in Abb. 9.5)

Das Bein wird passiv mit hängendem Unterschenkel und entspanntem Fuß in die Endstellung der Hüftgelenkflexion geführt. Danach soll der Patient diese Stellung aktiv halten.

Die Therapeutin unterstützt mit einer Hand von dorsal die Beckenstellung. Bei den Prüfungen mit Widerstand wird der Widerstand distal am Oberschenkel gegeben.

▶ In der Endstellung muss eine gelenkspezifische minimale physiologische Abweichung toleriert werden.

Abb. 9.5 Flexion Hüftgelenk: Prüfung in der Endstellung
(▶ https://doi.org/10.1007/000-bxk)

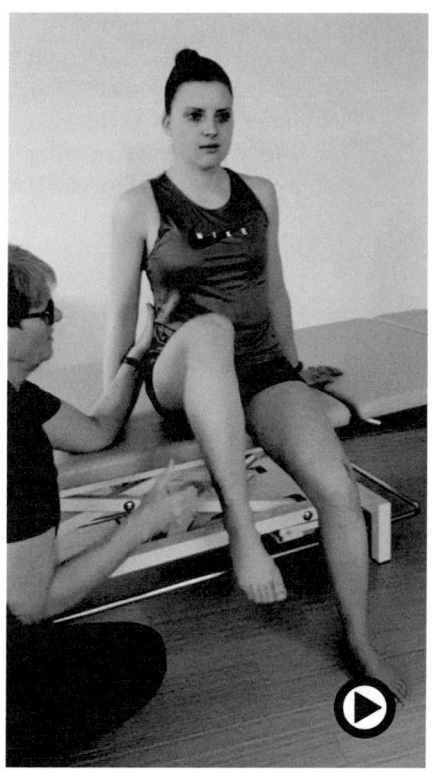

Bewertung	
mM3	Das Bein kann in der Endstellung der Flexion im Hüftgelenk für 3 s gehalten werden
mM3+	Das Bein kann in der Endstellung der Flexion im Hüftgelenk bei leichtem Widerstand für 1 s gehalten werden
mM4	Das Bein kann in der Endstellung der Flexion im Hüftgelenk bei mittlerem Widerstand für 1 s gehalten werden
mM4+	Das Bein kann in der Endstellung der Flexion im Hüftgelenk bei starkem Widerstand für 1 s gehalten werden
mM5	Das Bein kann in der Endstellung der Flexion im Hüftgelenk bei maximalem Widerstand für 1 s gehalten werden

Kriterien zur Spastikkontrolle für die Bewertung mM2+ bis mM5
- **Beim Testbein**
  - Fuß und Zehen bleiben entspannt. Anzeichen von Anspannung und Fixationen können bei Aufforderung korrigiert werden.
  - Keine Extension im Kniegelenk $> 5°$.

- **Weitere Kriterien**
  - Die Ausrichtung der Beckenlängsachse bleibt unverändert.
  - Der Fuß-Boden-Kontakt des nicht zu prüfenden Beins bleibt unverändert, der Fuß gleitet nicht nach vorne.
  - Das Knie des nicht zu prüfenden Beins bleibt geradeaus gerichtet. (Keine abduktorische/adduktorische Bewegung im Hüftgelenk.)

Extension Hüftgelenk

▶ **Hauptmuskulatur** M. gluteus maximus und ischiokrurale Muskulatur

10.1 Prüfung ohne Einwirkung der Schwerkraft (mM0 bis mM2)

Ausgangsstellung: Seitlage (Abb. 10.1)
Als Unterstützung kann ein Gleittuch über die Behandlungsliege gelegt werden, damit der Reibungswiderstand möglichst gering ist.

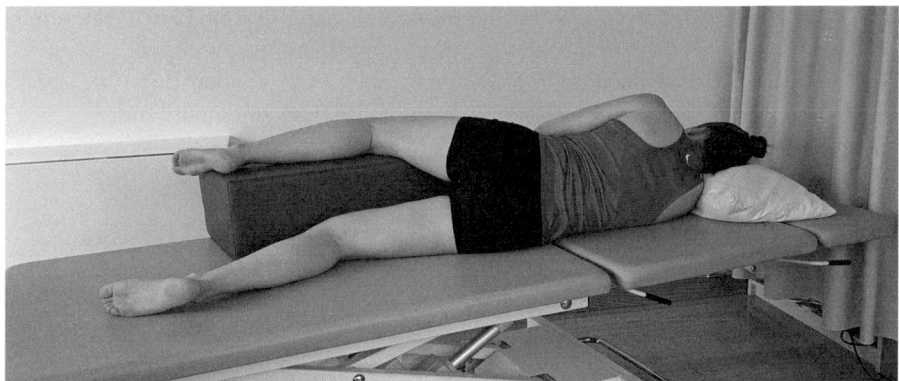

Abb. 10.1 Extension Hüftgelenk: Ausgangsstellung zur Prüfung ohne Einwirkung der Schwerkraft

---

Ergänzende Information Die elektronische Version dieses Kapitels enthält Zusatzmaterial, auf das über folgenden Link zugegriffen werden kann https://doi.org/10.1007/978-3-662-68029-2_10. Die Videos lassen sich durch Anklicken des DOI Links in der Legende einer entsprechenden Abbildung abspielen, oder indem Sie diesen Link mit der SN More Media App scannen.

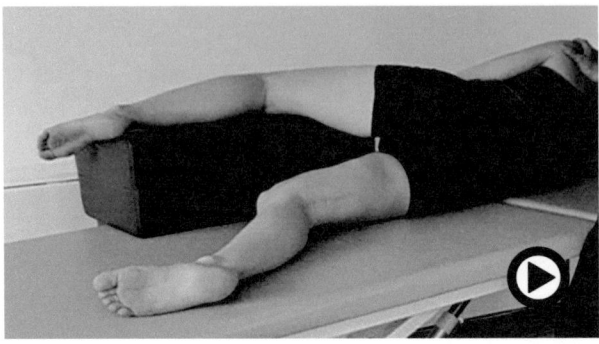

Abb. 10.2 Extension Hüftgelenk: Endstellung bei der Prüfungsdurchführung ohne Einwirkung der Schwerkraft (▶ https://doi.org/10.1007/000-bxn)

- Das zu prüfende Bein liegt unten, in leichter Flexion des Hüftgelenkes und mit deblockiertem Kniegelenk.
- Das nicht zu prüfende Bein liegt oben, auf einem Block oder Kissen gelagert, in Hüft- und Kniegelenk flektiert.
- Die Arme liegen bequem vor dem Körper.
- Der Kopf hat lateralen Kontakt mit der Unterlage, bei Bedarf mit einem Kissen unterlagert.

Durchführung und Bewertung (Abb. 10.2 und Video in Abb. 10.2)
Zur Beurteilung des passiven ROM der Hüftgelenkextension und zur Bewegungswahrnehmung führt die Therapeutin die Bewegung zuerst passiv durch.

Der Patient wird danach aufgefordert, mit dem zu prüfenden Bein, bei deblockiertem Kniegelenk, aktiv eine Extension im Hüftgelenk durchzuführen.

Bewertung	
mM0	Keine Muskelkontraktion palpabel oder sichtbar
mM1	Muskelkontraktion palpabel oder sichtbar, aber kein Bewegungsausschlag
mM1+	Selektiver Bewegungsausschlag, < 50 % des geprüften passiven ROM
mM2−	Selektiver Bewegungsausschlag, > 50 % des geprüften passiven ROM
mM2	Selektiver, endgradiger Bewegungsausschlag

Kriterien zur Spastikkontrolle für die Bewertung mM0 bis mM2
- **Beim Testbein**
  - Das Becken wird von der Bewegung nicht erfasst und bleibt in seiner Ausgangsstellung. Es kommt zu keiner extensorischen Bewegung in der LWS.
  - Das Kniegelenk bleibt deblockiert.
  - Im Fuß darf es zu keiner supinatorischen Bewegung kommen.
  - Anzeichen von Anspannung und Fixationen in Fuß und Zehen können bei Aufforderung korrigiert werden.

10.2 Prüfung mit Einwirkung der Schwerkraft (mM2+ bis mM5)

- **Weitere Kriterien**
  - Das nicht geprüfte Bein verändert seine Stellung nicht und bleibt in Hüft- und Kniegelenk flektiert.

10.2 Prüfung mit Einwirkung der Schwerkraft (mM2+ bis mM5)

Ausgangsstellung: Stand vor einer Behandlungsliege (Abb. 10.3)
- Die Höhe der Behandlungsliege ist auf Hüftgelenkhöhe eingestellt.
- Oberkörper und Arme liegen auf der Behandlungsliege, bei Bedarf mit Kissen unterlagert.
- Die Arme sind im Ellbogen flektiert, die Unterarme sind verschränkt.
- Der Kopf liegt in bequemer Seitlage oder mit der Stirn auf den Unterarmen.
- Die Kniegelenke sind deblockiert.

Durchführung und Bewertung in der definierten Mittelstellung (mM2+, mM3−) (Abb. 10.4 und Video in Abb. 10.4)
Das *Bein* wird passiv mit leicht deblockiertem Kniegelenk, extensorisch im Hüftgelenk nach hinten geführt, *bis der Oberschenkel in einem 45°-Winkel zur Vertikalen steht*. Danach soll der Patient diese Stellung aktiv halten.

Mögliche Anpassung: Um die Kraft des M. gluteus isoliert zu prüfen, wird das Kniegelenk des zu prüfenden Beines 90° flektiert.

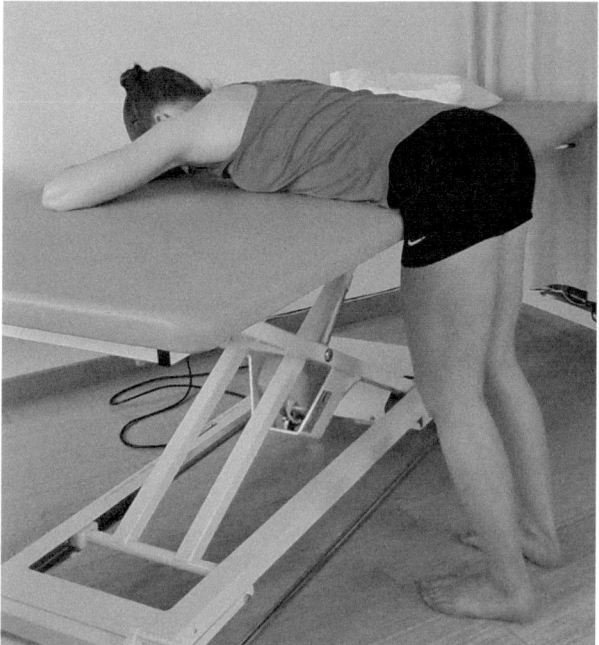

Abb. 10.3 Extension Hüftgelenk: Ausgangsstellung zur Prüfung mit Einwirkung der Schwerkraft

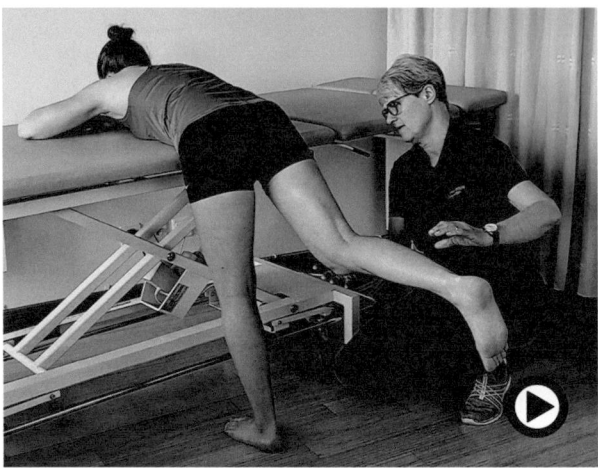

Abb. 10.4 Extension Hüftgelenk: Prüfung in der definierten Mittelstellung
(▶ https://doi.org/10.1007/000-bxm)

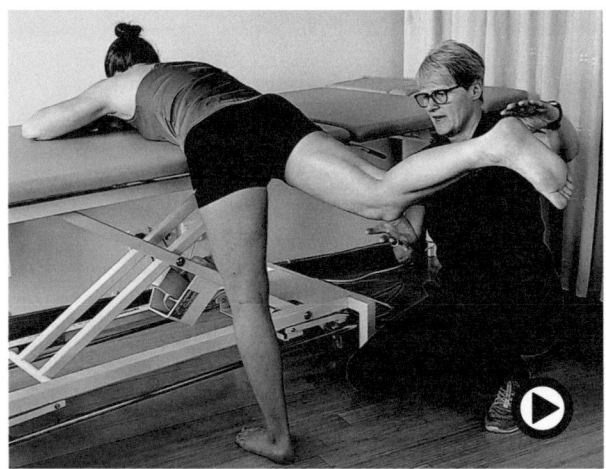

Abb. 10.5 Extension Hüftgelenk: Prüfung in der Endstellung
(▶ https://doi.org/10.1007/000-bxp)

Bewertung	
mM2+	Das Bein sinkt beim Halteversuch langsam nach unten
mM3−	Das Bein kann in der vorgegebenen Position für 3 s gehalten werden

Durchführung und Bewertung in der Endstellung (mM3 bis mM5) (Abb. 10.5 und Video in Abb. 10.5)
Das Bein wird passiv mit leicht deblockiertem Kniegelenk in die Endstellung der Hüftgelenkextension geführt. Danach soll der Patient diese Stellung aktiv halten.

10.2 Prüfung mit Einwirkung der Schwerkraft (mM2+ bis mM5)

Bei den Prüfungen mit Widerstand wird der Widerstand distal am Oberschenkel gegeben.

▸ In der Endstellung muss eine gelenkspezifische minimale physiologische Abweichung toleriert werden.

Bewertung	
mM3	Das Bein kann in der Endstellung der Extension im Hüftgelenk für 3 s gehalten werden
mM3+	Das Bein kann in der Endstellung der Extension im Hüftgelenk bei leichtem Widerstand für 1 s gehalten werden
mM4	Das Bein kann in der Endstellung der Extension im Hüftgelenk bei mittlerem Widerstand für 1 s gehalten werden
mM4+	Das Bein kann in der Endstellung der Extension im Hüftgelenk bei starkem Widerstand für 1 s gehalten werden
mM5	Das Bein kann in der Endstellung der Extension im Hüftgelenk bei maximalem Widerstand für 1 s gehalten werden

Kriterien zur Spastikkontrolle für die Bewertung mM2+ bis mM5
- **Beim Testbein**
  - Das Kniegelenk bleibt deblockiert.
  - Die Flexions-Extensions-Achse im Kniegelenk bleibt horizontal.
  - Fuß und Zehen bleiben entspannt. Anzeichen von Anspannung und Fixationen können bei Aufforderung korrigiert werden.
- **Weitere Kriterien**
  - Die Stellung des Beckens bleibt unverändert.
  - Das Kniegelenk des nicht zu prüfenden Beines bleibt deblockiert. (Keine extensorische Bewegung!)
  - Die Ferse des nicht zu prüfenden Beins behält den Bodenkontakt.

Abduktion Hüftgelenk 11

▶ **Hauptmuskulatur** Mm. gluteus medius und minimus

11.1 Prüfung ohne Einwirkung der Schwerkraft (mM0 bis mM2)

Ausgangsstellung: Rückenlage (Abb. 11.1)
- Die Kniegelenke sind beidseits mit einem kleinen Kissen unterlagert.
- Als Unterstützung kann ein Gleittuch unter dem zu prüfenden Bein benutzt werden.
- Die Spinaverbindung liegt horizontal.
- Die Arme liegen entspannt neben dem Körper.
- Der Kopf hat dorsalen Kontakt mit der Unterlage, bei Bedarf mit einem Kissen unterlagert.

Durchführung und Bewertung (Abb. 11.2 und Video in Abb. 11.2)
Zur Beurteilung des passiven ROM der Hüftgelenkabduktion und zur Bewegungswahrnehmung führt die Therapeutin die Bewegung zuerst passiv durch.

Der Patient wird danach aufgefordert, mit dem zu prüfenden Bein aktiv eine Abduktion im Hüftgelenk durchzuführen.

Ergänzende Information Die elektronische Version dieses Kapitels enthält Zusatzmaterial, auf das über folgenden Link zugegriffen werden kann https://doi.org/10.1007/978-3-662-68029-2_11. Die Videos lassen sich durch Anklicken des DOI Links in der Legende einer entsprechenden Abbildung abspielen, oder indem Sie diesen Link mit der SN More Media App scannen.

Abb. 11.1 Abduktion Hüftgelenk: Ausgangsstellung zur Prüfung ohne Einwirkung der Schwerkraft

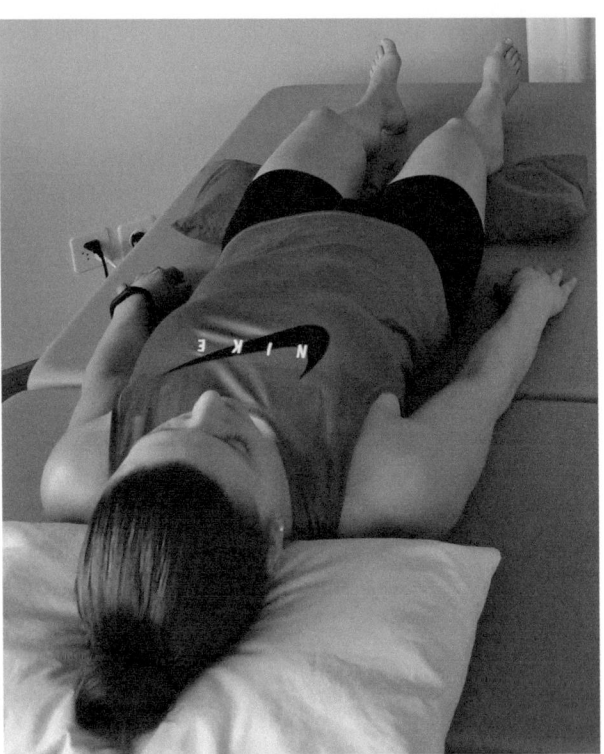

Bewertung	
mM0	Keine Muskelkontraktion palpabel oder sichtbar
mM1	Muskelkontraktion palpabel oder sichtbar, aber kein Bewegungsausschlag
mM1+	Selektiver Bewegungsausschlag, < 50 % des geprüften passiven ROM
mM2−	Selektiver Bewegungsausschlag, > 50 % des geprüften passiven ROM
mM2	Selektiver, endgradiger Bewegungsausschlag

Kriterien zur Spastikkontrolle für die Bewertung mM0 bis mM2
- **Beim Testbein**
  - Keine flexorische Bewegung im Hüftgelenk.
  - Die Stellung der Flexions-Extensions-Achse im Kniegelenk verändert sich nicht. (Keine Rotation im Hüftgelenk!)
  - Fuß und Zehen bleiben entspannt. Anzeichen von Anspannung und Fixationen können bei Aufforderung korrigiert werden.
- **Weitere Kriterien**
  - Die Spinaverbindung des Beckens bleibt horizontal.
  - Das nicht geprüfte Bein verändert seine Stellung nicht.
  - Der Druck unter der Ferse des nicht geprüften Beins darf nicht zunehmen.

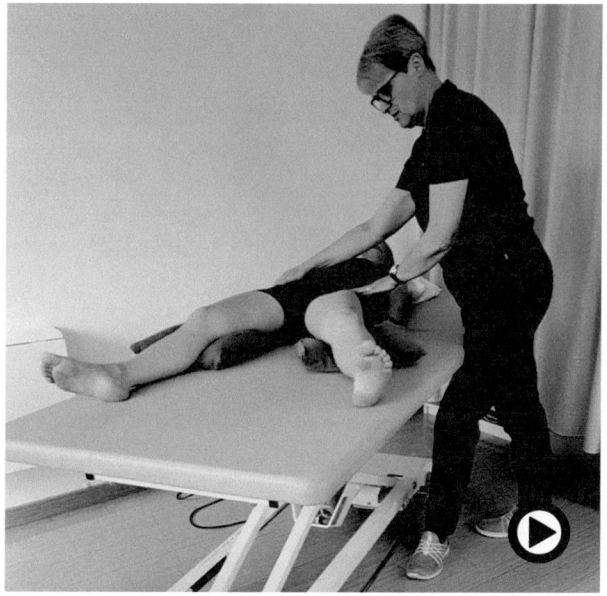

Abb. 11.2 Abduktion Hüftgelenk: Endstellung bei der Prüfungsdurchführung ohne Einwirkung der Schwerkraft (▶ https://doi.org/10.1007/000-bxr)

11.2 Prüfung mit Einwirkung der Schwerkraft (mM2+ bis mM5)

Ausgangsstellung: Seitlage (Abb. 11.3)
- Das nicht zu prüfende Bein liegt unten, in deutlicher Hüft- und Kniegelenkflexion.
- Das zu prüfende Bein liegt oben, mit leicht deblockierten Kniegelenk in der Verlängerung der Körperlängsachse. Bei Bedarf mit einem kleinen Kissen unterlagert.
- Die Spinaverbindung steht vertikal.
- Die Arme liegen bequem vor dem Körper.
- Der Kopf hat lateralen Kontakt mit der Unterlage, bei Bedarf mit einem Kissen unterlagert.

Durchführung und Bewertung in der definierten Mittelstellung (mM2+, mM3−) (Abb. 11.4 und Video in Abb. 11.4)
Das *Bein* wird passiv mit leicht deblockiertem Kniegelenk und entspanntem Fuß, abduktorisch im Hüftgelenk *in eine horizontale Stellung geführt*. Danach soll der Patient diese Stellung aktiv halten.

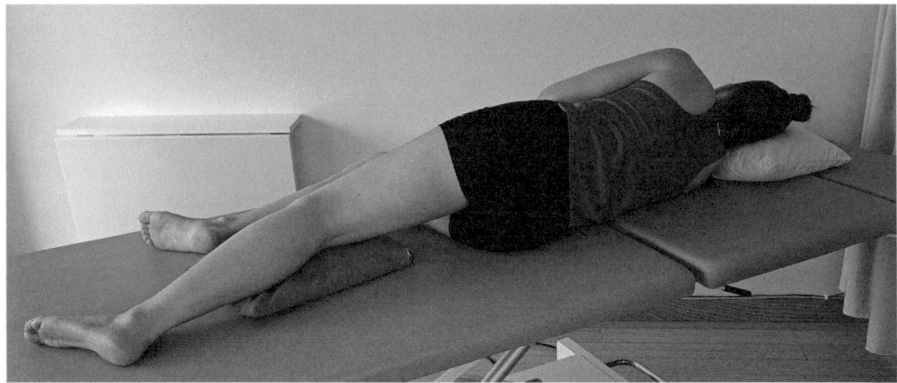

Abb. 11.3 Abduktion Hüftgelenk: Ausgangsstellung bei der Prüfung mit Einwirkung der Schwerkraft

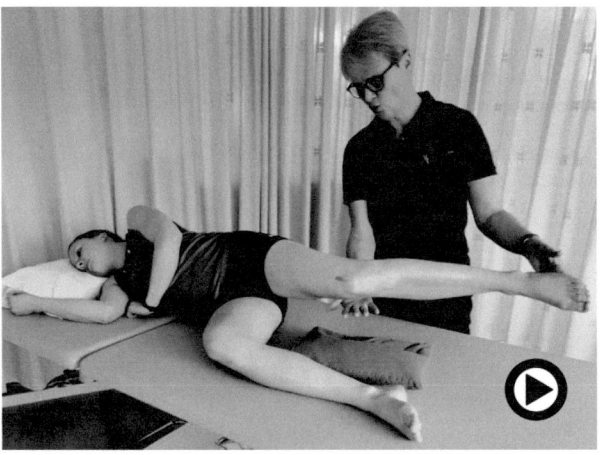

Abb. 11.4 Abduktion Hüftgelenk: Prüfung in der definierten Mittelstellung
(▶ https://doi.org/10.1007/000-bxq)

Bewertung	
mM2+	Das Bein sinkt beim Halteversuch langsam nach unten
mM3−	Das Bein kann in der vorgegebenen Position für 3 s gehalten werden

Durchführung und Bewertung in der Endstellung (mM3 bis mM5) (Abb. 11.5 und Video in Abb. 11.5)

Das Bein wird passiv mit leicht deblockiertem Kniegelenk in die Endstellung der Abduktion im Hüftgelenk geführt. Danach soll der Patient diese Stellung aktiv halten.

Bei den Prüfungen mit Widerstand wird der Widerstand distal lateral am Oberschenkel gegeben.

11.2 Prüfung mit Einwirkung der Schwerkraft (mM2+ bis mM5)

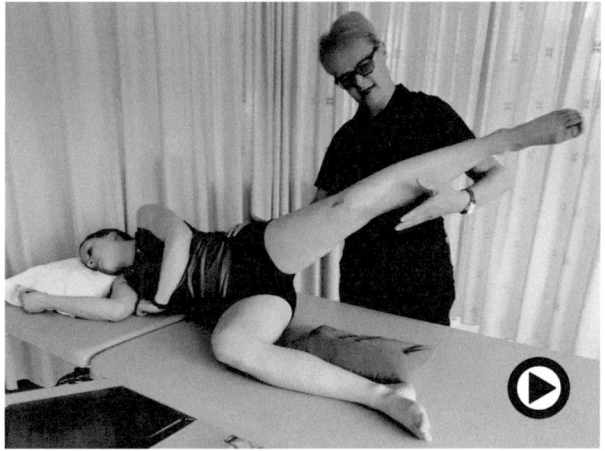

Abb. 11.5 Abduktion Hüftgelenk: Prüfung in der Endstellung
(▶ https://doi.org/10.1007/000-bxs)

▶ In der Endstellung muss eine gelenkspezifische minimale physiologische Abweichung toleriert werden.

Bewertung	
mM3	Das Bein kann in der Endstellung der Abduktion im Hüftgelenk für 3 s gehalten werden
mM3+	Das Bein kann in der Endstellung der Abduktion im Hüftgelenk bei leichtem Widerstand für 1 s gehalten werden
mM4	Das Bein kann in der Endstellung der Abduktion im Hüftgelenk bei mittlerem Widerstand für 1 s gehalten werden
mM4+	Das Bein kann in der Endstellung der Abduktion im Hüftgelenk bei starkem Widerstand für 1 s gehalten werden
mM5	Das Bein kann in der Endstellung der Abduktion im Hüftgelenk bei maximalem Widerstand für 1 s gehalten werden

Kriterien zur Spastikkontrolle für die Bewertung mM2+ bis mM5
- **Beim Testbein**
  - Keine Flexion und/oder Rotation im Hüftgelenk.
  - Das Kniegelenk bleibt deblockiert.
  - Fuß und Zehen bleiben entspannt. Anzeichen von Anspannung und Fixationen können bei Aufforderung korrigiert werden.
- **Weitere Kriterien**
  - Die Spinaverbindung des Beckens bleibt vertikal. Der Abstand zum Rippenbogen verändert sich nicht.
  - Knie- und Hüftgelenk des nicht geprüften Beins bleibt unverändert.

Adduktion Hüftgelenk

12

▶ **Hauptmuskulatur** Mm. adductor magnus, brevis und longus; M. pectineus und M. gracilis

12.1 Prüfung ohne Einwirkung der Schwerkraft (mM0 bis mM2)

Ausgangsstellung: Rückenlage (Abb. 12.1)
- Die Kniegelenke sind beidseits mit einem kleinen Kissen unterlagert.
- Das nicht zu prüfende Bein liegt in leichter Abduktion, das zu prüfende Bein in deutlicher Abduktion im Hüftgelenk. Als Unterstützung kann ein Gleittuch unter dem zu prüfenden Bein benutzt werden.
- Die Spinaverbindung liegt horizontal.
- Die Arme liegen in bequemer Stellung neben dem Körper.
- Der Kopf hat dorsalen Kontakt mit der Unterlage, bei Bedarf mit einem Kissen unterlagert.

Durchführung und Bewertung (Abb. 12.2 und Video in Abb. 12.2)
Zur Beurteilung des passiven ROM der Hüftgelenkadduktion und zur Bewegungswahrnehmung führt die Therapeutin die Bewegung zuerst passiv durch.
Der Patient wird danach aufgefordert, aktiv eine Adduktionsbewegung im Hüftgelenk des zu prüfenden Beins durchzuführen.

Ergänzende Information Die elektronische Version dieses Kapitels enthält Zusatzmaterial, auf das über folgenden Link zugegriffen werden kann https://doi.org/10.1007/978-3-662-68029-2_12. Die Videos lassen sich durch Anklicken des DOI Links in der Legende einer entsprechenden Abbildung abspielen, oder indem Sie diesen Link mit der SN More Media App scannen.

© Der/die Autor(en), exklusiv lizenziert an Springer-Verlag GmbH, DE, ein Teil von Springer Nature 2024
R. Steinlin Egli, *Modifizierte Muskelfunktionsprüfung bei Multipler Sklerose*,
https://doi.org/10.1007/978-3-662-68029-2_12

12 Adduktion Hüftgelenk

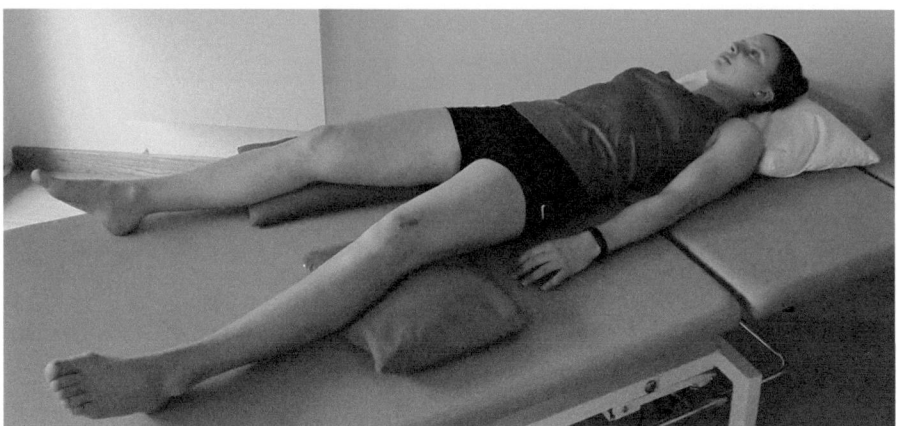

Abb. 12.1 Adduktion Hüftgelenk: Ausgangsstellung zur Prüfung ohne Einwirkung der Schwerkraft

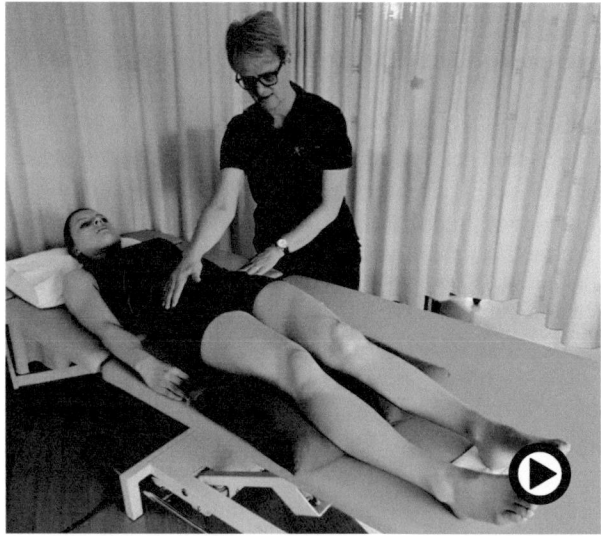

Abb. 12.2 Adduktion Hüftgelenk: Endstellung bei der Prüfungsdurchführung ohne Einwirkung der Schwerkraft (▶ https://doi.org/10.1007/000-bxv)

Bewertung	
mM0	Keine Muskelkontraktion palpabel oder sichtbar
mM1	Muskelkontraktion palpabel oder sichtbar, aber kein Bewegungsausschlag
mM1+	Selektiver Bewegungsausschlag, < 50 % des geprüften passiven ROM
mM2−	Selektiver Bewegungsausschlag, > 50 % des geprüften passiven ROM
mM2	Selektiver, endgradiger Bewegungsausschlag

Kriterien zur Spastikkontrolle für die Bewertung mM0 bis mM2
- **Beim Testbein**
  - Die Stellung der Flexions-Extensions-Achse verändert sich nicht. (Keine Rotation im Hüftgelenk!)
  - Es darf zu keiner supinatorischen Bewegung im Fuß kommen.
  - Anzeichen von Anspannung und Fixationen in Fuß und Zehen können bei Aufforderung korrigiert werden.
- **Weitere Kriterien**
  - Die Spinaverbindung des Beckens bleibt horizontal.
  - Das nicht geprüfte Bein verändert seine Stellung nicht.
  - Der Druck unter der Ferse des nicht geprüften Beins darf nicht zunehmen.

12.2 Prüfung mit Einwirkung der Schwerkraft (mM2+ bis mM5)

Ausgangsstellung: Seitlage (Abb. 12.3)
- Das nicht zu prüfende Bein liegt oben, auf einem Block oder Kissen gelagert. Hüft- und Kniegelenk sind flektiert.
- Das zu prüfende Bein liegt unten, mit leicht flektiertem Kniegelenk und Hüftgelenk.
- Die Spinaverbindung des Beckens steht vertikal.
- Die Arme liegen bequem vor dem Körper.
- Der Kopf hat lateralen Kontakt mit der Unterlage, bei Bedarf mit einem Kissen unterlagert.

Abb. 12.3 Adduktion Hüftgelenk: Ausgangsstellung bei der Prüfung mit Einwirkung der Schwerkraft

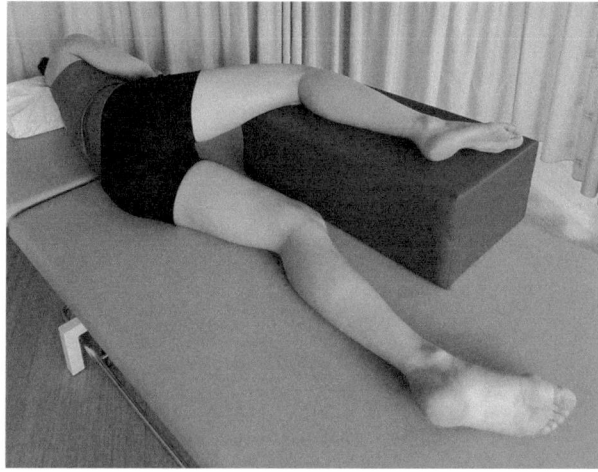

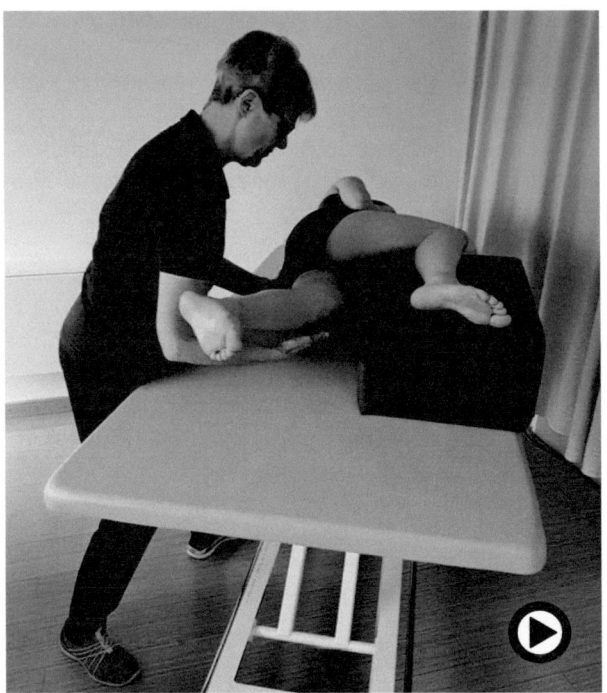

Abb. 12.4 Adduktion Hüftgelenk: Prüfung in der definierten Mittelstellung
(▶ https://doi.org/10.1007/000-bxt)

Durchführung und Bewertung in der definierten Mittelstellung (mM2+, mM3−) (Abb. 12.4 und Video in Abb. 12.4)

Das *Bein* wird passiv, im Hüftgelenk adduktorisch, mit leicht deblockiertem Kniegelenk angehoben, sodass *nur noch der Trochanter Kontakt mit der Unterlage hat*. Danach soll der Patient diese Stellung aktiv halten.

Bewertung	
mM2+	Das Bein sinkt beim Halteversuch langsam nach unten
mM3−	Das Bein kann in der vorgegebenen Position für 3 s gehalten werden

Durchführung und Bewertung in der Endstellung (mM3 bis mM5) (Abb. 12.5 und Video in Abb. 12.5)

Das Bein wird passiv mit leicht deblockiertem Kniegelenk in die Endstellung der Adduktion im Hüftgelenk geführt. Danach soll der Patient diese Stellung aktiv halten.

Bei den Prüfungen mit Widerstand wird der Widerstand distal am Oberschenkel gegeben.

12.2 Prüfung mit Einwirkung der Schwerkraft (mM2+ bis mM5)

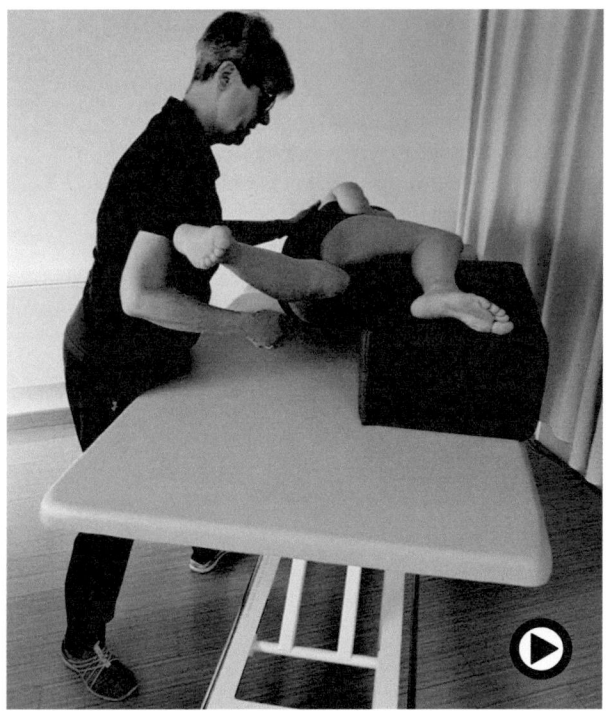

Abb. 12.5 Adduktion Hüftgelenk: Prüfung in der Endstellung
(▶ https://doi.org/10.1007/000-bxw)

▶ In der Endstellung muss eine gelenkspezifische minimale physiologische Abweichung toleriert werden.

Bewertung	
mM3	Das Bein kann in der Endstellung der Adduktion im Hüftgelenk für 3 s gehalten werden
mM3+	Das Bein kann in der Endstellung der Adduktion im Hüftgelenk bei leichtem Widerstand für 1 s gehalten werden
mM4	Das Bein kann in der Endstellung der Adduktion im Hüftgelenk bei mittlerem Widerstand für 1 s gehalten werden
mM4+	Das Bein kann in der Endstellung der Adduktion im Hüftgelenk bei starkem Widerstand für 1 s gehalten werden
mM5	Das Bein kann in der Endstellung der Adduktion im Hüftgelenk bei maximalem Widerstand für 1 s gehalten werden

Kriterien zur Spastikkontrolle für die Bewertung mM2+ bis mM5
- **Beim Testbein**
    - Keine Rotation im Hüftgelenk.
    - Das Kniegelenk bleibt deblockiert.
    - Es darf zu keiner supinatorischen Bewegung im Fuß kommen.
    - Anzeichen von Anspannung und Fixationen in Fuß und Zehen können bei Aufforderung korrigiert werden.
- **Weitere Kriterien**
    - Die Spinaverbindung des Beckens bleibt vertikal.
    - Knie- und Hüftgelenk des nicht geprüften Beins bleibt unverändert. (Keine extensorische Bewegung!)

Innenrotation Hüftgelenk   13

▶ **Hauptmuskulatur** Mm. gluteus minimus und medius, M. tensor fasciae latae

13.1 Prüfung ohne Einwirkung der Schwerkraft (mM0 bis mM2)

Ausgangsstellung: Rückenlage (Abb. 13.1)
- Die Kniegelenke sind beidseits mit einem kleinen Kissen unterlagert.
- Die Hüftgelenke sind in leichter Abduktionsstellung.
- Die Spinaverbindung des Beckens liegt horizontal.

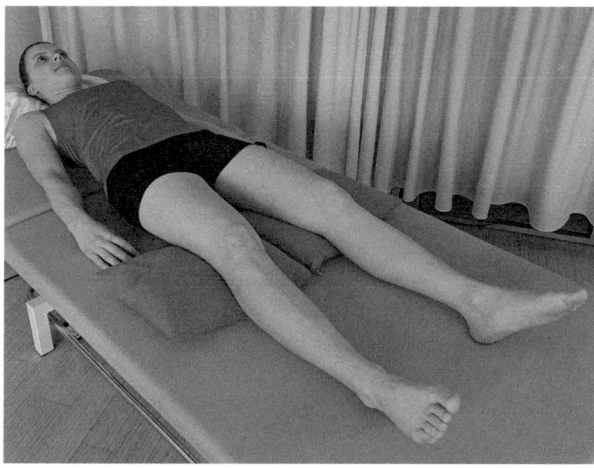

Abb. 13.1 Innenrotation Hüftgelenk: Ausgangsstellung zur Prüfung ohne Einwirkung der Schwerkraft

---

Ergänzende Information Die elektronische Version dieses Kapitels enthält Zusatzmaterial, auf das über folgenden Link zugegriffen werden kann https://doi.org/10.1007/978-3-662-68029-2_13. Die Videos lassen sich durch Anklicken des DOI Links in der Legende einer entsprechenden Abbildung abspielen, oder indem Sie diesen Link mit der SN More Media App scannen.

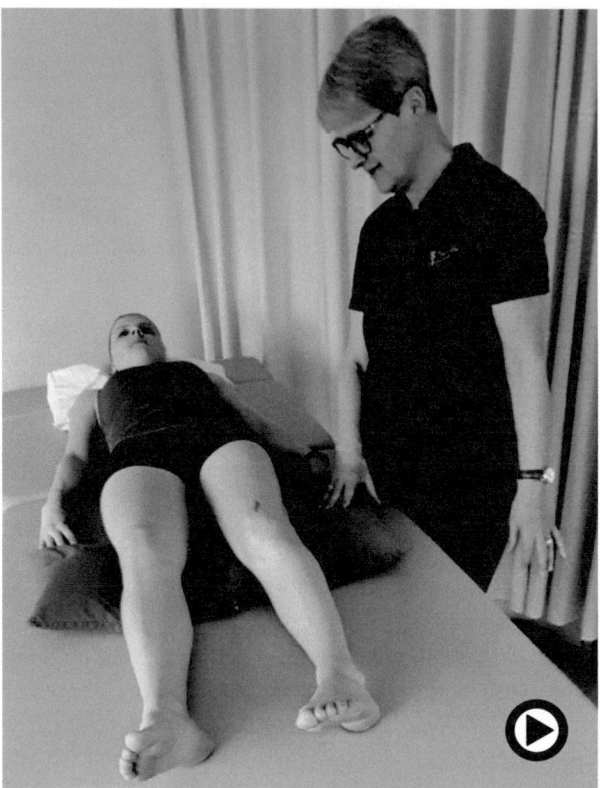

Abb. 13.2 Innenrotation Hüftgelenk: Endstellung bei der Prüfungsdurchführung ohne Einwirkung der Schwerkraft (▶ https://doi.org/10.1007/000-bxy)

- Die Arme liegen in bequemer Stellung neben dem Körper
- Der Kopf hat dorsalen Kontakt mit der Unterlage, bei Bedarf mit einem Kissen unterlagert.

Durchführung und Bewertung (Abb. 13.2 und Video in Abb. 13.2)
Zur Beurteilung des passiven ROM der Hüftgelenkinnenrotation und zur Bewegungswahrnehmung führt die Therapeutin die Bewegung zuerst passiv durch.

Der Patient wird danach aufgefordert, mit dem zu prüfenden Bein aktiv eine Innenrotation im Hüftgelenk durchzuführen.

Bewertung	
mM0	Keine Muskelkontraktion palpabel oder sichtbar
mM1	Muskelkontraktion palpabel oder sichtbar, aber kein Bewegungsausschlag
mM1+	Selektiver Bewegungsausschlag, < 50 % des geprüften passiven ROM
mM2−	Selektiver Bewegungsausschlag, > 50 % des geprüften passiven ROM
mM2	Selektiver, endgradiger Bewegungsausschlag

Kriterien zur Spastikkontrolle für die Bewertung mM0 bis mM2
- **Beim Testbein**
  - Im Hüftgelenk darf es zu keiner adduktorischen Bewegung kommen.
  - Im Fuß darf es zu keiner supinatorischen Bewegung kommen.
  - Anzeichen von Anspannung und Fixationen in Fuß und Zehen können bei Aufforderung korrigiert werden.
- **Weitere Kriterien**
  - Die Spinaverbindung des Beckens bleibt horizontal.
  - Das nicht geprüfte Bein verändert seine Stellung nicht.
  - Der Druck unter der Ferse des nicht geprüften Beins bleibt unverändert.

13.2 Prüfung mit Einwirkung der Schwerkraft (mM2+ bis mM5)

Ausgangsstellung: Sitz auf einer Behandlungsliege (Abb. 13.3)
- Die Beckenlängsachse steht vertikal bzw. in der bestmöglichen Aufrichtung.
- Die Arme sind seitlich in Stützfunktion oder stützen mit den Unterarmen beidseits seitlich auf einem Lagerungsblock.

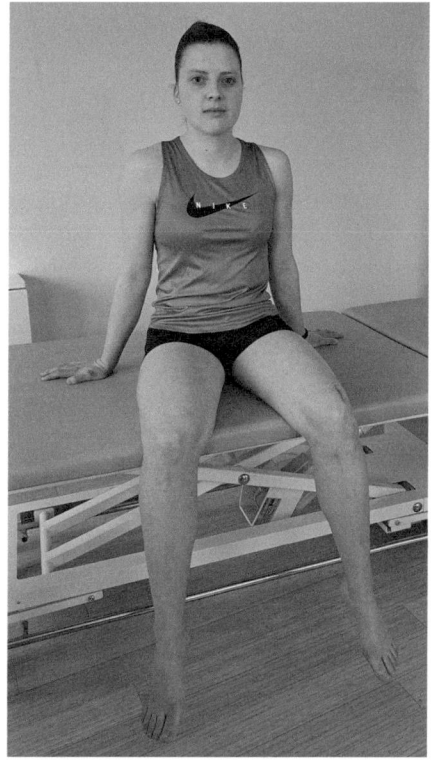

Abb. 13.3 Innenrotation Hüftgelenk: Ausgangsstellung bei der Prüfung mit Einwirkung der Schwerkraft

Abb. 13.4 Innenrotation Hüftgelenk: Prüfung in der definierten Mittelstellung
(▶ https://doi.org/10.1007/000-bxx)

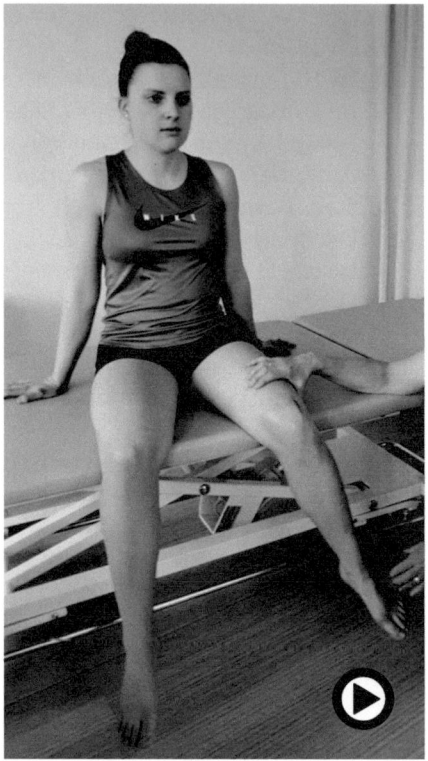

- Die Oberschenkel liegen auf der Behandlungsliege, das nicht zu prüfende Bein transversal abduktorisch im Hüftgelenk.
- Die Unterschenkel sind frei hängend. Die Füße haben keinen Bodenkontakt.

Durchführung und Bewertung in der definierten Mittelstellung (mM2+, mM3−) (Abb. 13.4 und Video in Abb. 13.4)
Der *Unterschenkel* wird passiv, innenrotatorisch im Hüftgelenk nach lateral geführt, *bis die Mittelstellung des passiven ROM erreicht ist*. Danach soll der Patient diese Stellung aktiv halten.

Bewertung	
mM2+	Der Unterschenkel sinkt beim Halteversuch langsam nach unten
mM3−	Der Unterschenkel kann in der vorgegebenen Position für 3 s gehalten werden

Durchführung und Bewertung in der Endstellung (mM3 bis mM5) (Abb. 13.5 und Video in Abb. 13.5)
Der Unterschenkel wird passiv bis zur Endstellung der Innenrotation im Hüftgelenk nach lateral geführt. Danach soll der Patient diese Stellung aktiv halten.

13.2 Prüfung mit Einwirkung der Schwerkraft (mM2+ bis mM5)

Abb. 13.5 Innenrotation Hüftgelenk: Prüfung in der Endstellung
(▶ https://doi.org/10.1007/000-bxz)

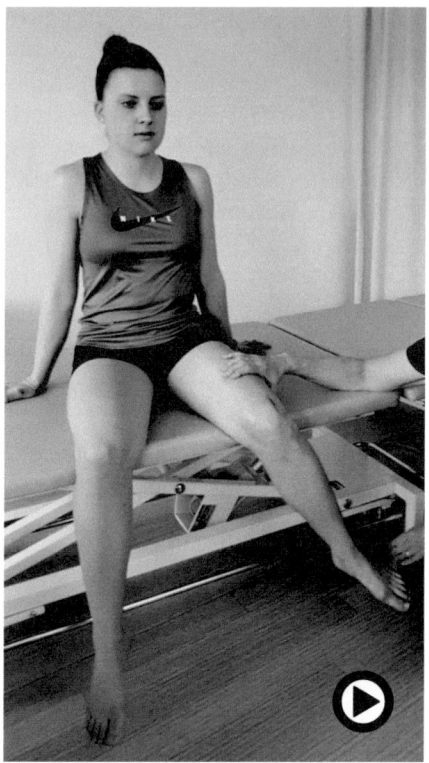

Bei den Prüfungen auf Widerstand wird der Widerstand distal am Unterschenkel gegeben.

▶ In der Endstellung muss eine gelenkspezifische minimale physiologische Abweichung toleriert werden.

Bewertung	
mM3	Das Bein kann in der Endstellung in Innenrotation im Hüftgelenk für 3 s gehalten werden
mM3+	Das Bein kann in der Endstellung in Innenrotation im Hüftgelenk bei leichtem Widerstand für 1 s gehalten werden
mM4	Das Bein kann in der Endstellung in Innenrotation im Hüftgelenk bei mittlerem Widerstand für 1 s gehalten werden
mM4+	Das Bein kann in der Endstellung in Innenrotation im Hüftgelenk bei starkem Widerstand für 1 s gehalten werden
mM5	Das Bein kann in der Endstellung in Innenrotation im Hüftgelenk bei maximalem Widerstand für 1 s gehalten werden

Kriterien zur Spastikkontrolle für die Bewertung mM2+ bis mM5
- **Beim Testbein**
  - Keine Extension im Kniegelenk.
  - Im Fuß darf es zu keiner supinatorischen Bewegung kommen.
  - Anzeichen von Anspannung und Fixationen in Fuß und Zehen können bei Aufforderung korrigiert werden.
- **Weitere Kriterien**
  - Die Ausrichtung der Beckenlängsachse bleibt unverändert.
  - Das Gesäß bleibt gleichmäßig belastet.
  - Der Unterschenkel des nicht zu prüfenden Beins bleibt unverändert vertikal hängen.

Außenrotation Hüftgelenk

14

▶ **Hauptmuskulatur** Mm. obturatorius internus und externus, Mm. gemellus superior und inferior, M. piriformis, M. quadratus femoris, M. gluteus maximus

14.1 Prüfung ohne Einwirkung der Schwerkraft (mM0 bis mM2)

Ausgangsstellung: Rückenlage (Abb. 14.1)
- Die Kniegelenke sind beidseits mit einem kleinen Kissen unterlagert.
- Die Hüftgelenken sind in leichter Abduktionsstellung.

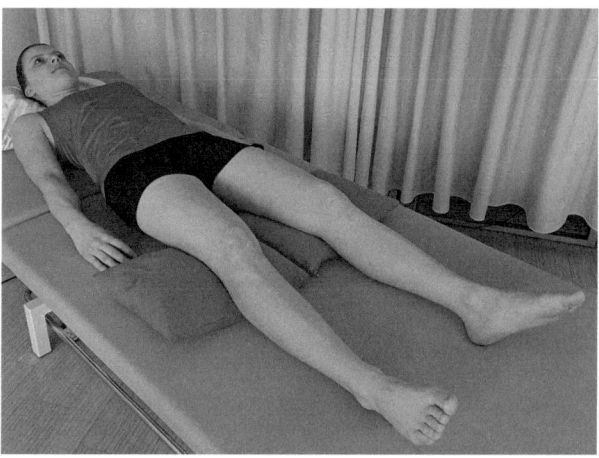

Abb. 14.1 Außenrotation Hüftgelenk: Ausgangsstellung zur Prüfung ohne Einwirkung der Schwerkraft

---

Ergänzende Information Die elektronische Version dieses Kapitels enthält Zusatzmaterial, auf das über folgenden Link zugegriffen werden kann https://doi.org/10.1007/978-3-662-68029-2_14. Die Videos lassen sich durch Anklicken des DOI Links in der Legende einer entsprechenden Abbildung abspielen, oder indem Sie diesen Link mit der SN More Media App scannen.

© Der/die Autor(en), exklusiv lizenziert an Springer-Verlag GmbH, DE, ein Teil von Springer Nature 2024
R. Steinlin Egli, *Modifizierte Muskelfunktionsprüfung bei Multipler Sklerose*, https://doi.org/10.1007/978-3-662-68029-2_14

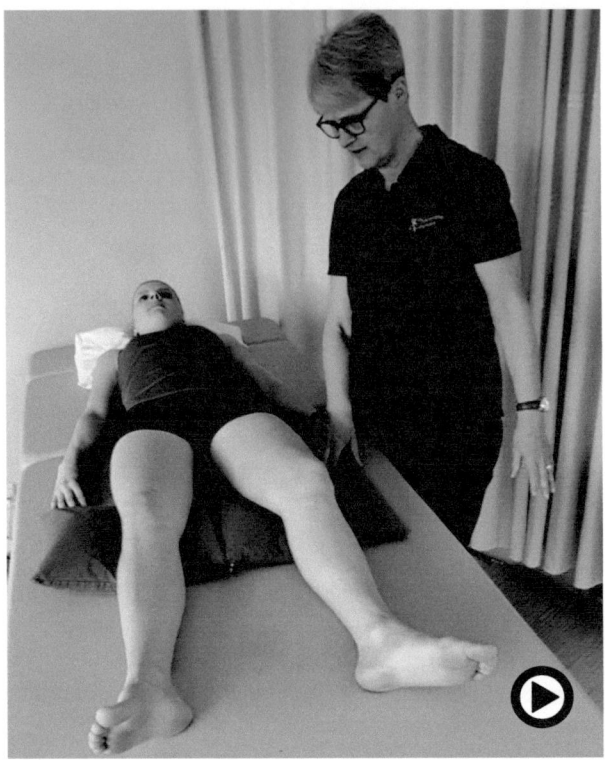

Abb. 14.2 Außenrotation Hüftgelenk: Endstellung bei der Prüfungsdurchführung ohne Einwirkung der Schwerkraft (▶ https://doi.org/10.1007/000-by1)

- Die Spinaverbindung des Beckens liegt horizontal.
- Die Arme liegen in einer bequemen Stellung neben dem Körper.
- Der Kopf hat dorsalen Kontakt mit der Unterlage, bei Bedarf mit einem Kissen unterlagert.

Durchführung und Bewertung (Abb. 14.2 und Video in Abb. 14.2)
Zur Beurteilung des passiven ROM der Hüftgelenkaußenrotation und zur Bewegungswahrnehmung führt die Therapeutin die Bewegung zuerst passiv durch.

Der Patient wird danach aufgefordert, mit dem zu prüfenden Bein aktiv eine Außenrotation im Hüftgelenk durchzuführen.

Bewertung	
mM0	Keine Muskelkontraktion palpabel oder sichtbar
mM1	Muskelkontraktion palpabel oder sichtbar, aber kein Bewegungsausschlag
mM1+	Selektiver Bewegungsausschlag, < 50 % des geprüften passiven ROM
mM2−	Selektiver Bewegungsausschlag, > 50 % des geprüften passiven ROM
mM2	Selektiver, endgradiger Bewegungsausschlag

Kriterien zur Spastikkontrolle für die Bewertung mM0 bis mM2
- **Beim Testbein**
  - Im Hüftgelenk darf es zu keiner adduktorischen Bewegung kommen.
  - Im Fuß darf es zu keiner supinatorischen Bewegung kommen.
  - Anzeichen von Anspannung und Fixationen in Fuß und Zehen können bei Aufforderung korrigiert werden.
- **Weitere Kriterien**
  - Die Spinaverbindung des Beckens bleibt horizontal.
  - Das nicht geprüfte Bein verändert seine Stellung nicht.
  - Der Druck unter der Ferse des nicht geprüften Beins bleibt unverändert.

14.2 Prüfung mit Einwirkung der Schwerkraft (mM2+ bis mM5)

Ausgangsstellung: Sitz auf Behandlungsliege (Abb. 14.3)
- Die Beckenlängsachse steht vertikal bzw. in der bestmöglichen Aufrichtung.
- Die Arme sind seitlich in Stützfunktion oder stützen mit den Unterarmen beidseits seitlich auf einem Lagerungsblock.

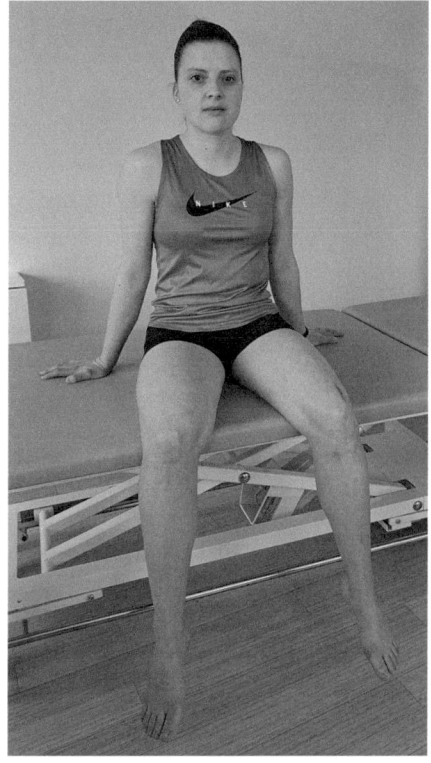

Abb. 14.3 Außenrotation Hüftgelenk: Ausgangsstellung bei der Prüfung mit Einwirkung der Schwerkraft

Abb. 14.4 Außenrotation Hüftgelenk: Prüfung in der definierten Mittelstellung
(► https://doi.org/10.1007/000-by0)

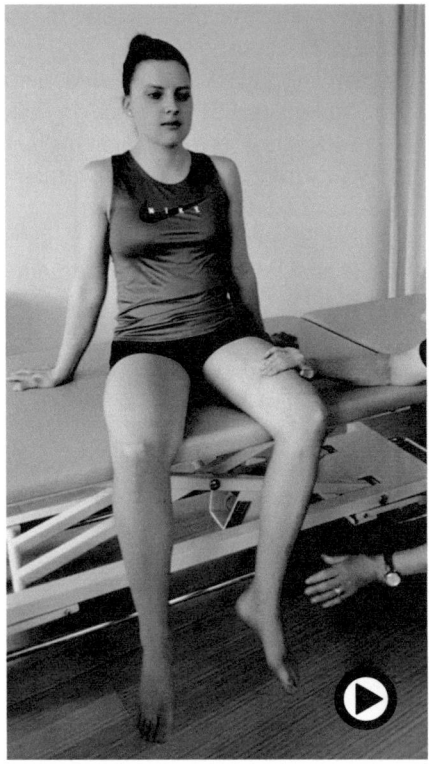

- Die Oberschenkel liegen auf der Behandlungsliege, das nicht zu prüfende Bein transversal abduktorisch im Hüftgelenk.
- Die Unterschenkel sind frei hängend. Die Füße haben keinen Bodenkontakt.

Durchführung und Bewertung in der definierten Mittelstellung (mM2+, mM3−) (Abb. 14.4 und Video in Abb. 14.4)
Der *Unterschenkel* wird passiv, außenrotatorisch im Hüftgelenk nach medial geführt, bis *die Mittelstellung des passiven ROM erreicht ist*. Danach soll der Patient diese Stellung aktiv halten.

Bewertung	
mM2+	Der Unterschenkel sinkt beim Halteversuch langsam nach unten
mM3−	Der Unterschenkel kann in der vorgegebenen Position für 3 s gehalten werden

Durchführung und Bewertung in der Endstellung (mM3 bis mM5) (Abb. 14.5 und Video in Abb. 14.5)
Der Unterschenkel wird passiv bis zur Endstellung der Außenrotation im Hüftgelenk nach medial geführt. Danach soll der Patient diese Stellung aktiv halten.

14.2 Prüfung mit Einwirkung der Schwerkraft (mM2+ bis mM5)

Abb. 14.5 Außenrotation Hüftgelenk: Prüfung in der Endstellung
(▶ https://doi.org/10.1007/000-by2)

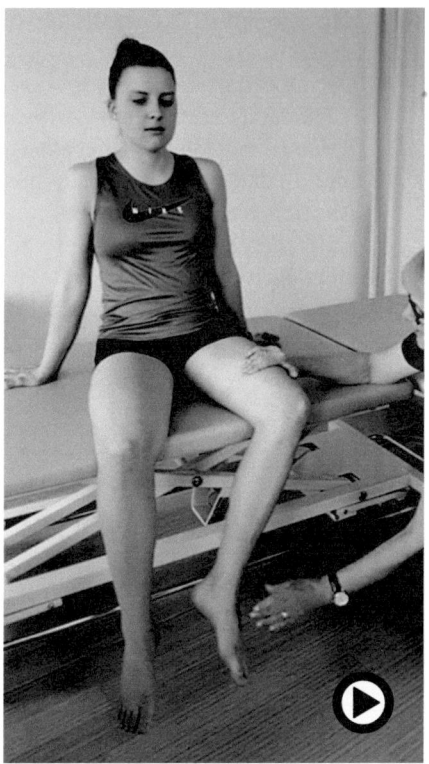

Bei den Prüfungen mit Widerstand wird der Widerstand distal am Unterschenkel gegeben.

▶ In der Endstellung muss eine gelenkspezifische minimale physiologische Abweichung toleriert werden.

Bewertung	
mM3	Das Bein kann in der Endstellung in Außenrotation im Hüftgelenk für 3 s gehalten werden
mM3+	Das Bein kann in der Endstellung in Außenrotation im Hüftgelenk bei leichtem Widerstand für 1 s gehalten werden
mM4	Das Bein kann in der Endstellung in Außenrotation im Hüftgelenk bei mittlerem Widerstand für 1 s gehalten werden
mM4+	Das Bein kann in der Endstellung in Außenrotation im Hüftgelenk bei starkem Widerstand für 1 s gehalten werden
mM5	Das Bein kann in der Endstellung in Außenrotation im Hüftgelenk bei maximalem Widerstand für 1 s gehalten werden

Kriterien zur Spastikkontrolle für die Bewertung mM2+ bis mM5
- **Beim Testbein**
  - Der Oberschenkel darf den Kontakt mit der Unterlage nicht verlieren. Die Hand der Therapeutin ist zur Kontrolle auf dem Oberschenkel.
  - Keine Extension im Kniegelenk.
  - Im Fuß darf es zu keiner supinatorischen Bewegung kommen.
  - Anzeichen von Anspannung und Fixationen in Fuß und Zehen können bei Aufforderung korrigiert werden.
- **Weitere Kriterien**
  - Die Ausrichtung der Beckenlängsachse bleibt unverändert.
  - Das Gesäß bleibt gleichmäßig belastet.
  - Der Unterschenkel des nicht zu prüfenden Beins bleibt unverändert vertikal hängen.

Extension Kniegelenk 15

▶ **Hauptmuskulatur** M. quadriceps femoris

15.1 Prüfung ohne Einwirkung der Schwerkraft (mM0 bis mM2)

Ausgangsstellung: Seitlage (Abb. 15.1)
- Das nicht zu prüfende Bein liegt oben, auf einem Block oder Kissen gelagert, in Hüft- und Kniegelenk flektiert.
- Das zu prüfende Bein liegt unten, in leichter Flexion des Hüftgelenks und mit 90° flektiertem Kniegelenk.

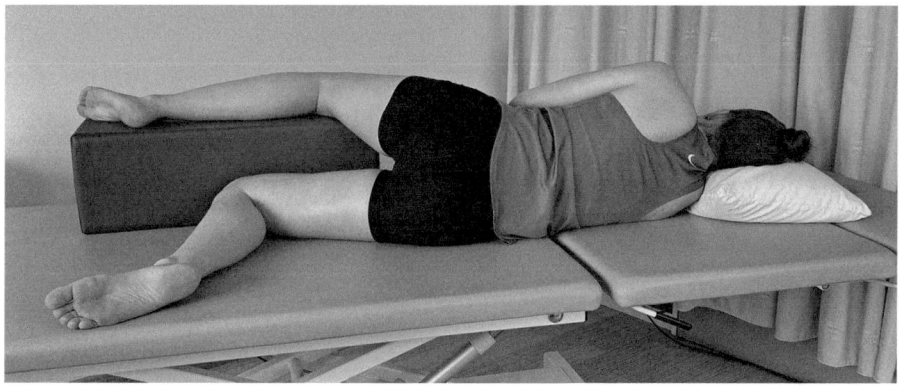

Abb. 15.1 Extension Kniegelenk: Ausgangsstellung zur Prüfung ohne Einwirkung der Schwerkraft

Ergänzende Information Die elektronische Version dieses Kapitels enthält Zusatzmaterial, auf das über folgenden Link zugegriffen werden kann https://doi.org/10.1007/978-3-662-68029-2_15. Die Videos lassen sich durch Anklicken des DOI Links in der Legende einer entsprechenden Abbildung abspielen, oder indem Sie diesen Link mit der SN More Media App scannen.

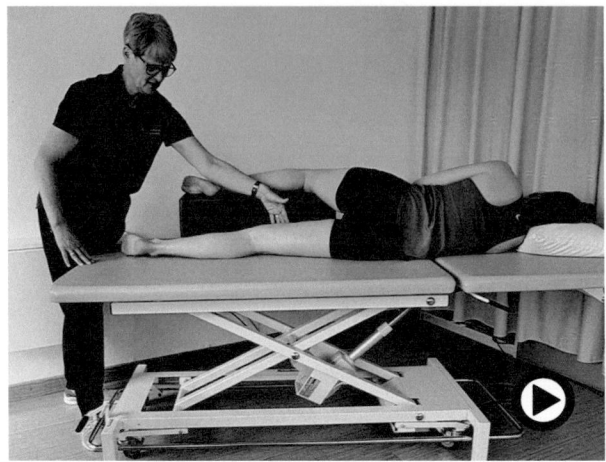

Abb. 15.2 Extension Kniegelenk: Endstellung bei der Prüfungsdurchführung ohne Einwirkung der Schwerkraft (▶ https://doi.org/10.1007/000-by4)

- Die Arme liegen bequem vor dem Körper.
- Der Kopf hat lateralen Kontakt mit der Unterlage, bei Bedarf mit einem Kissen unterlagert.

Durchführung und Bewertung (Abb. 15.2 und Video in Abb. 15.2)
Zur Beurteilung des passiven ROM der Kniegelenkextension und zur Bewegungswahrnehmung führt die Therapeutin die Bewegung zuerst passiv durch.

Der Patient wird danach aufgefordert, beim zu prüfenden Bein aktiv eine Extension im Kniegelenk durchzuführen.

Bewertung	
mM0	Keine Muskelkontraktion palpabel oder sichtbar
mM1	Muskelkontraktion palpabel oder sichtbar, aber kein Bewegungsausschlag
mM1+	Selektiver Bewegungsausschlag, < 50 % des geprüften passiven ROM
mM2−	Selektiver Bewegungsausschlag, > 50 % des geprüften passiven ROM
mM2	Selektiver, endgradiger Bewegungsausschlag

Kriterien zur Spastikkontrolle für die Bewertung mM0 bis mM2
- **Beim Testbein**
  - Die Stellung im Hüftgelenk bleibt unverändert.
  - Der Unterschenkel verliert seinen Kontakt mit der Unterlage nicht.
  - Fuß und Zehen bleiben entspannt. Anzeichen von Anspannung und Fixationen können bei Aufforderung korrigiert werden.
- **Weitere Kriterien**
  - Das nicht geprüfte Bein und der Rumpf verändern ihre Stellung nicht.

15.2 Prüfung mit Einwirkung der Schwerkraft (mM2+ bis mM5)

Ausgangsstellung: Rückenlage mit Unterschenkelüberhang (Abb. 15.3a)
- Das nicht geprüfte Bein wird in Hüft- und Kniegelenkflexion auf der Behandlungsliege aufgestellt und von der Therapeutin unterstützt.
- Der Oberschenkel des zu prüfenden Beins liegt der Unterlage auf, der Unterschenkel ist frei hängend. Der Fuß hat keinen Bodenkontakt.
- Die Arme liegen seitlich auf der Behandlungsliege
- Der Kopf hat dorsalen Kontakt mit der Unterlage, bei Bedarf mit einem Kissen unterlagert.

▶ Bei einer Extensionseinschränkung im zu prüfenden Hüftgelenk kann der Oberschenkel mit einem Kissen unterlagert werden.

Anpassung, wenn Rückenlage nicht möglich ist (Abb. 15.3b)
- Sitzt auf einer Behandlungsliege.
- Die Beckenlängsachse steht vertikal bzw. in der bestmöglichen Aufrichtung.
- Die Arme sind seitlich in Stützfunktion oder stützen mit den Unterarmen beidseits auf eine seitlichen Lagerungsblock.
- Die Oberschenkel liegen auf der Behandlungsliege.
- Die Unterschenkel hängen frei.
- Die Füße haben keinen Bodenkontakt.

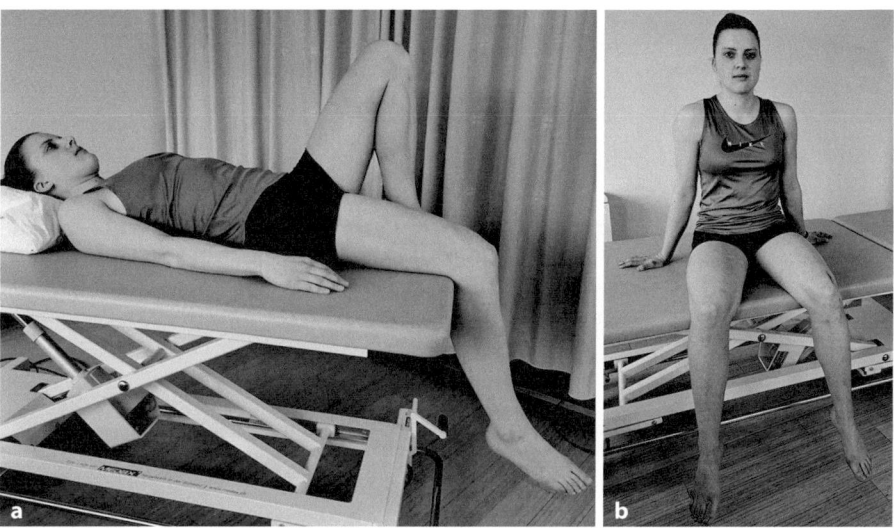

Abb. 15.3 Extension Kniegelenk. **a** Ausgangsstellung zur Prüfung mit Einwirkung der Schwerkraft; **b** Mögliche Anpassung der Ausgangsstellung

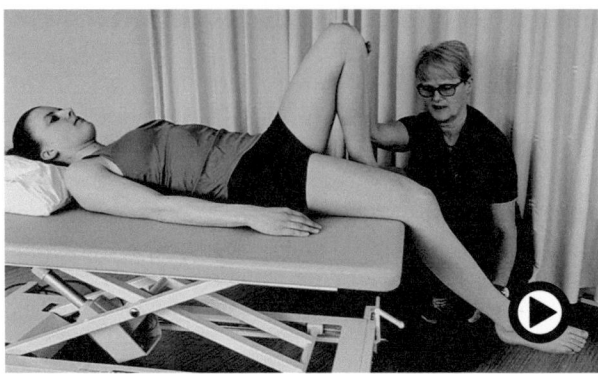

Abb. 15.4 Extension Kniegelenk: Prüfung in der definierten Mittelstellung
(▶ https://doi.org/10.1007/000-by3)

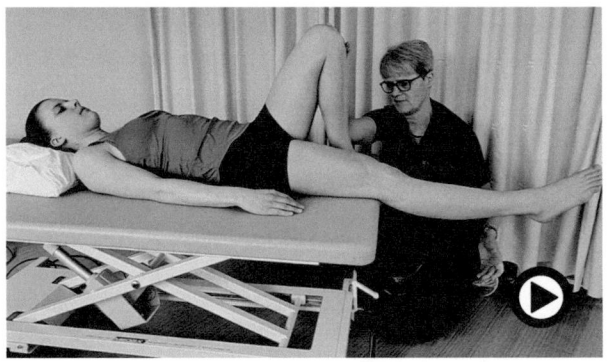

Abb. 15.5 Extension Kniegelenk: Prüfung in der Endstellung
(▶ https://doi.org/10.1007/000-by5)

Durchführung und Bewertung in der definierten Mittelstellung (mM2+, mM3−) (Abb. 15.4 und Video in Abb. 15.4)

Der *Unterschenkel* wird passiv, extensorisch im Kniegelenk nach vorne/oben geführt, bis er *in einem 45°-Winkel zur Vertikalen steht.* Danach soll der Patient diese Stellung aktiv halten.

Bewertung	
mM2+	Der Unterschenkel sinkt beim Halteversuch langsam nach unten
mM3−	Der Unterschenkel kann in der vorgegebenen Position für 3 s gehalten werden

Durchführung und Bewertung in der Endstellung (mM3 bis mM5) (Abb. 15.5 und Video in Abb. 15.5)

Der Unterschenkel wird passiv in die Endstellung der Extension im Kniegelenk geführt. Danach soll der Patient diese Stellung aktiv halten.

15.2 Prüfung mit Einwirkung der Schwerkraft (mM2+ bis mM5)

Bei den Prüfungen mit Widerstand wird der Widerstand distal am Unterschenkel gegeben.

▶ In der Endstellung muss eine gelenkspezifische minimale physiologische Abweichung toleriert werden.

Bewertung	
mM3	Das Bein kann in der Endstellung in Extension im Kniegelenk für 3 s gehalten werden
mM3+	Das Bein kann in der Endstellung in Extension im Kniegelenk bei leichtem Widerstand für 1 s gehalten werden
mM4	Das Bein kann in der Endstellung in Extension im Kniegelenk bei mittlerem Widerstand für 1 s gehalten werden
mM4+	Das Bein kann in der Endstellung in Extension im Kniegelenk bei starkem Widerstand für 1 s gehalten werden
mM5	Das Bein kann in der Endstellung in Extension im Kniegelenk bei maximalem Widerstand für 1 s gehalten werden

Kriterien zur Spastikkontrolle für die Bewertung mM2+ bis mM5
- **Beim Testbein**
  - Die Ausrichtung der Flexions-Extensions-Achse im Kniegelenk bleibt unverändert.
  - Fuß und Zehen bleiben entspannt. Anzeichen von Anspannung und Fixationen können bei Aufforderung korrigiert werden.
- **Weitere Kriterien**
  - Das nicht zu prüfende Bein verändert seine Stellung nicht.
  - Die Spinaverbindung bleibt horizontal.

Flexion Kniegelenk 16

▶ **Hauptmuskulatur** Ischiokrurale Muskeln (M. biceps femoris, M. semimembranosus, M. semitendinosus)

16.1 Prüfung ohne Einwirkung der Schwerkraft (mM0 bis mM2)

Ausgangsstellung: Seitlage (Abb. 16.1)
- Das nicht zu prüfend Bein liegt oben, auf einem Block oder Kissen gelagert, in Hüft- und Kniegelenk flektiert.
- Das zu prüfende Bein liegt unten, in leichter Flexion von Hüft- und Kniegelenk.
- Die Arme liegen bequem vor dem Körper.
- Der Kopf hat lateralen Kontakt mit der Unterlage, bei Bedarf mit einem Kissen unterlagert.

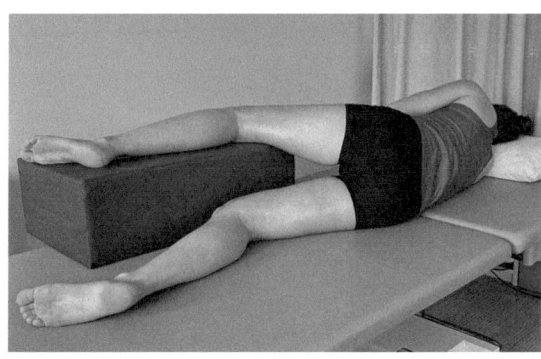

Abb. 16.1 Flexion Kniegelenk: Ausgangsstellung zur Prüfung ohne Einwirkung der Schwerkraft

Ergänzende Information Die elektronische Version dieses Kapitels enthält Zusatzmaterial, auf das über folgenden Link zugegriffen werden kann https://doi.org/10.1007/978-3-662-68029-2_16. Die Videos lassen sich durch Anklicken des DOI Links in der Legende einer entsprechenden Abbildung abspielen, oder indem Sie diesen Link mit der SN More Media App scannen.

© Der/die Autor(en), exklusiv lizenziert an Springer-Verlag GmbH, DE, ein Teil von Springer Nature 2024
R. Steinlin Egli, *Modifizierte Muskelfunktionsprüfung bei Multipler Sklerose*,
https://doi.org/10.1007/978-3-662-68029-2_16

Durchführung und Bewertung (Abb. 16.2 und Video in Abb. 16.2)
Zur Beurteilung des passiven ROM der Kniegelenkflexion und zur Bewegungswahrnehmung führt die Therapeutin die Bewegung zuerst passiv durch.

Der Patient wird danach aufgefordert, beim zu prüfenden Bein aktiv eine Flexion im Kniegelenk durchzuführen.

Bewertung	
mM0	Keine Muskelkontraktion palpabel oder sichtbar
mM1	Muskelkontraktion palpabel oder sichtbar, aber kein Bewegungsausschlag
mM1+	Selektiver Bewegungsausschlag, < 50 % des geprüften passiven ROM
mM2–	Selektiver Bewegungsausschlag, > 50 % des geprüften passiven ROM
mM2	Selektiver, endgradiger Bewegungsausschlag

Kriterien zur Spastikkontrolle für die Bewertung mM0 bis mM2
- **Beim Testbein**
    - Die Stellung im Hüftgelenk bleibt unverändert.
    - Der Unterschenkel verliert den Kontakt mit der Unterlage nicht.
    - Fuß und Zehen bleiben entspannt. Anzeichen von Anspannung und Fixationen können bei Aufforderung korrigiert werden.
- **Weitere Kriterien**
    - Das nicht geprüfte Bein und der Rumpf verändern ihre Stellung nicht.

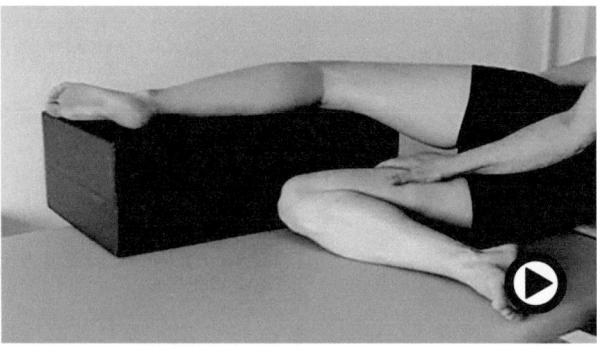

Abb. 16.2 Flexion Kniegelenk: Endstellung bei der Prüfungsdurchführung ohne Einwirkung der Schwerkraft (▶ https://doi.org/10.1007/000-by7)

16.2 Prüfung mit Einwirkung der Schwerkraft (mM2+ bis mM5)

Ausgangsstellung: Bauchlage (Abb. 16.3a)
- Der Kopf liegt in einer individuell bequemen Stellung seitlich oder hat mit der Stirn Kontakt mit der Behandlungsliege.
- Die Füße werden mit einem Kissen oder einer (Halb)rolle unterlagert.
- Bei einer Flexionskontraktur im Hüftgelenk wird der Bauch mit einem Kissen unterlagert.
- Die Arme liegen entspannt auf der Behandlungsliege

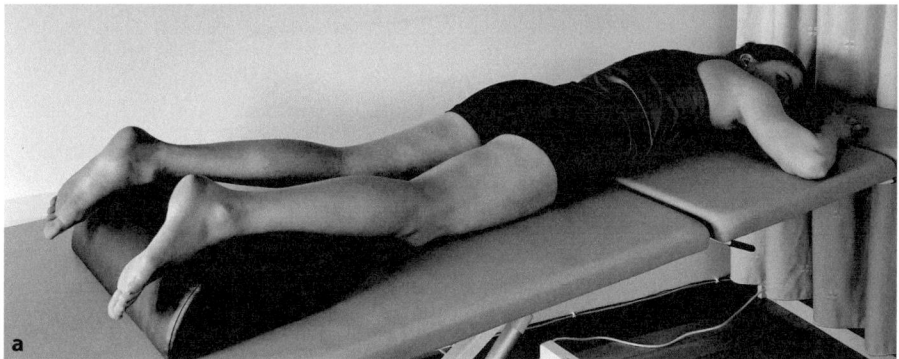

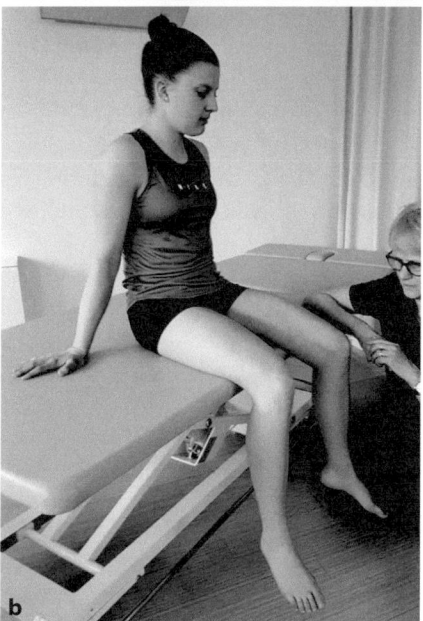

Abb. 16.3 Flexion Kniegelenk. **a** Ausgangsstellung zur Prüfung mit Einwirkung der Schwerkraft; **b** Mögliche Anpassung der Ausgangsstellung

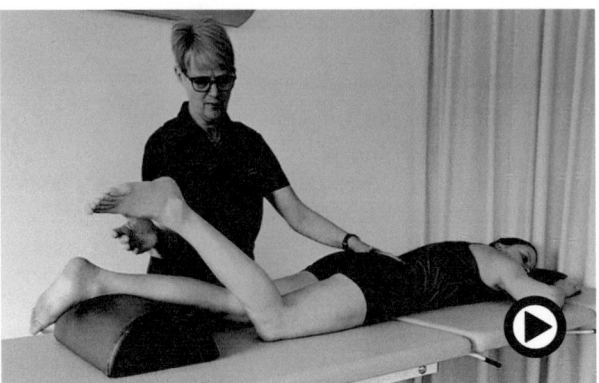

Abb. 16.4 Flexion Kniegelenk: Prüfung in der definierten Mittelstellung
(▶ https://doi.org/10.1007/000-by6)

Anpassung, wenn Bauchlage nicht möglich ist (Abb. 16.3b)
- Sitz auf einer Behandlungsliege.
- Die Beckenlängsachse steht vertikal bzw. in der bestmöglichen Aufrichtung.
- Die Arme sind seitlich in Stützfunktion oder stützen mit den Unterarmen beidseits auf seitlichen Lagerungsblöcken.
- Die Oberschenkel liegen auf der Behandlungsliege, jedoch nur so weit, wie die frei hängenden Unterschenkel noch frei bewegt werden können.
- Die Füße haben keinen Bodenkontakt.

Durchführung und Bewertung in der definierten Mittelstellung (mM2+, mM3−) (Abb. 16.4 und Video in Abb. 16.4)
Der *Unterschenkel* wird passiv, flexorisch im Kniegelenk nach oben geführt, bis er *in einem 45°-Winkel zur Vertikalen steht*. Danach soll der Patient diese Stellung aktiv halten.

Bei der Anpassung der Ausgangstellung im Sitz (Abb. 16.3b) wird der Unterschenkel passiv nach hinten/oben geführt, bis er in einem 45°-Winkel zur Vertikalen steht.

Bewertung	
mM2+	Der Unterschenkel sinkt beim Halteversuch langsam nach unten
mM3−	Der Unterschenkel kann in der vorgegebenen Position für 3 s gehalten werden

Durchführung und Bewertung in der Endstellung (mM3 bis mM5) (Abb. 16.5 und Video in Abb. 16.5)
Der Unterschenkel wird passiv, flexorisch im Kniegelenk bis kurz vor die Vertikalstellung geführt. Danach soll der Patient diese Stellung aktiv halten.

Bei den Prüfungen mit Widerstand wird der Widerstand distal am Unterschenkel, bei gleichzeitiger Fixation des Beckens gegeben.

16.2 Prüfung mit Einwirkung der Schwerkraft (mM2+ bis mM5)

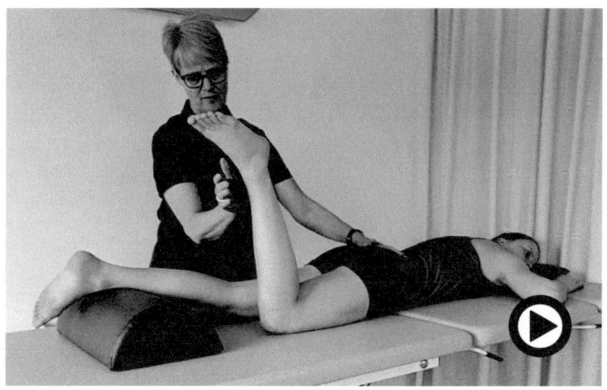

Abb. 16.5 Flexion Kniegelenk: Prüfung in der Endstellung (▶ https://doi.org/10.1007/000-by8)

▶ Bedingt durch die Schwerkrafteinwirkung darf der Unterschenkel bei der Prüfung in Bauchlage nicht bis in die Flexionsendstellung im Kniegelenk geführt werden.

Bei der Anpassung der Ausgangstellung im Sitz (Abb. 16.3b) wird der Unterschenkel passiv bis in die Endstellung der Kniegelenkflexion geführt.

▶ In der Endstellung muss eine gelenkspezifische minimale physiologische Abweichung toleriert werden.

Bewertung	
mM3	Der Unterschenkel kann in der vorgegebenen Position für 3 s gehalten werden
mM3+	Der Unterschenkel kann in der vorgegebenen Position bei leichtem Widerstand für 1 s gehalten werden
mM4	Der Unterschenkel kann in der vorgegebenen Position bei mittlerem Widerstand für 1 s gehalten werden
mM4+	Der Unterschenkel kann in der vorgegebenen Position bei starkem Widerstand für 1 s gehalten werden
mM5	Der Unterschenkel kann in der vorgegebenen Position bei maximalem Widerstand für 1 s gehalten werden

Kriterien zur Spastikkontrolle für die Bewertung mM2+ bis mM5
- **Beim Testbein**
  - In Bauchlage: im Hüftgelenk darf es zu keiner Flexionsaktivität kommen.
  - Der Unterschenkel steht in der Sagittalebene. (Keine Rotation im Hüftgelenk!)
  - Fuß und Zehen bleiben entspannt. Anzeichen von Anspannung und Fixationen können bei Aufforderung korrigiert werden.
- **Weitere Kriterien**
  - Das nicht geprüfte Bein und der Rumpf verändern ihre Stellung nicht.

Dorsalextension Fuß 17

▶ **Hauptmuskulatur** M. tibialis anterior

17.1 Prüfung ohne Einwirkung der Schwerkraft (mM0 bis mM2)

Ausgangsstellung: Seitlage (Abb. 17.1)
- Das zu prüfende Bein liegt oben, auf Block oder Kissen gelagert, in Hüft- und Kniegelenk flektiert.
- Das nicht zu prüfende Bein liegt unten, in leichter Flexion von Hüft- und Kniegelenk.
- Die Arme liegen bequem vor dem Körper.
- Der Kopf hat lateralen Kontakt mit der Unterlage, bei Bedarf mit einem Kissen unterlagert.

Durchführung und Bewertung (Abb. 17.2 und Video in Abb. 17.2)
Zur Beurteilung des passiven ROM der Dorsalextension im oberen Sprunggelenk und zur Bewegungswahrnehmung führt die Therapeutin die Bewegung zuerst passiv durch.

Der Patient wird danach aufgefordert, beim zu prüfenden Bein aktiv eine Dorsalextension im oberen Sprunggelenk durchzuführen.

Ergänzende Information Die elektronische Version dieses Kapitels enthält Zusatzmaterial, auf das über folgenden Link zugegriffen werden kann https://doi.org/10.1007/978-3-662-68029-2_17. Die Videos lassen sich durch Anklicken des DOI Links in der Legende einer entsprechenden Abbildung abspielen, oder indem Sie diesen Link mit der SN More Media App scannen.

Abb. 17.1 Dorsalextension Fuß: Ausgangsstellung zur Prüfung ohne Einwirkung der Schwerkraft

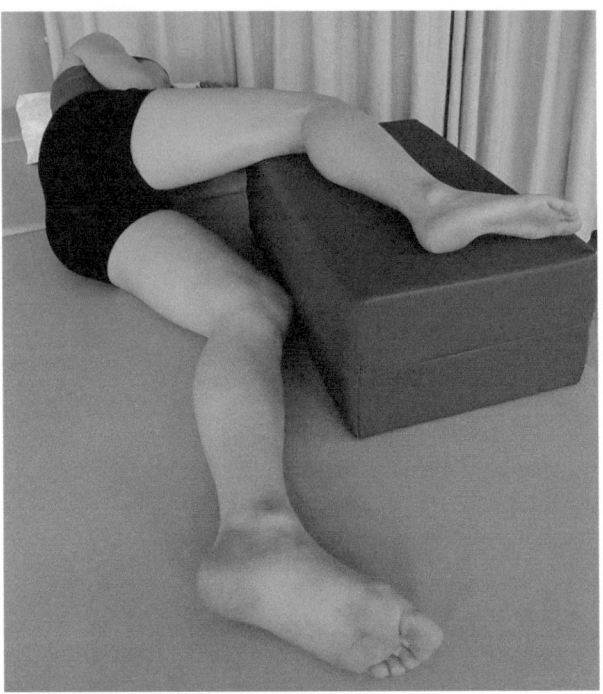

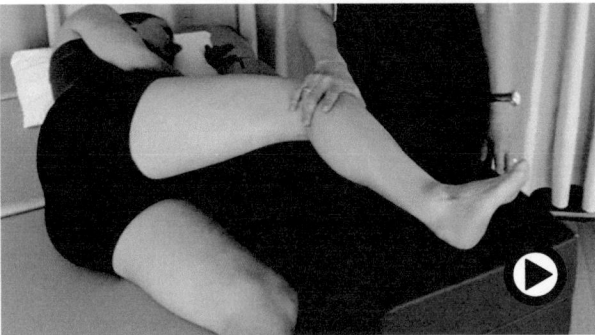

Abb. 17.2 Dorsalextension Fuß: Endstellung bei der Prüfungsdurchführung ohne Einwirkung der Schwerkraft (▶ https://doi.org/10.1007/000-bya)

Bewertung	
mM0	Keine Muskelkontraktion palpabel oder sichtbar
mM1	Muskelkontraktion palpabel oder sichtbar, aber kein Bewegungsausschlag
mM1+	Selektiver Bewegungsausschlag, < 50 % des geprüften passiven ROM
mM2−	Selektiver Bewegungsausschlag, > 50 % des geprüften passiven ROM
mM2	Selektiver, endgradiger Bewegungsausschlag

Kriterien zur Spastikkontrolle für die Bewertung mM0 bis mM2
- **Beim Testbein**
  - Im Fuß darf es zu keiner supinatorischen Bewegung kommen.
  - Die Zehen bleiben entspannt. Anzeichen von Anspannung und Fixationen können bei Aufforderung korrigiert werden.
  - Die Stellung im Kniegelenk bleibt unverändert.
- **Weitere Kriterien**
  - Das nicht geprüfte Bein verändert seine Stellung nicht.

17.2 Prüfung mit Einwirkung der Schwerkraft (mM2+ bis mM5)

Ausgangsstellung: Sitz (Abb. 17.3)
- Die Beckenlängsachse steht vertikal bzw. in der bestmöglichen Aufrichtung.
- Die Arme sind seitlich in Stützfunktion oder stützen mit den Unterarmen beidseits auf einem seitlichen Lagerungsblock.
- Die Füße stehen hüftgelenkbreit.
- Der Fuß des nicht zu prüfenden Beins hat mit der ganzen Fußsohle Bodenkontakt, die Ferse steht unter dem Kniegelenk.
- Der zu prüfende Fuß steht etwas weiter vorne, mit der Ferse auf Höhe des Großzehengrundgelenks des nicht zu prüfenden Beins.

Abb. 17.3 Dorsalextension Fuß: Ausgangsstellung zur Prüfung mit Einwirkung der Schwerkraft

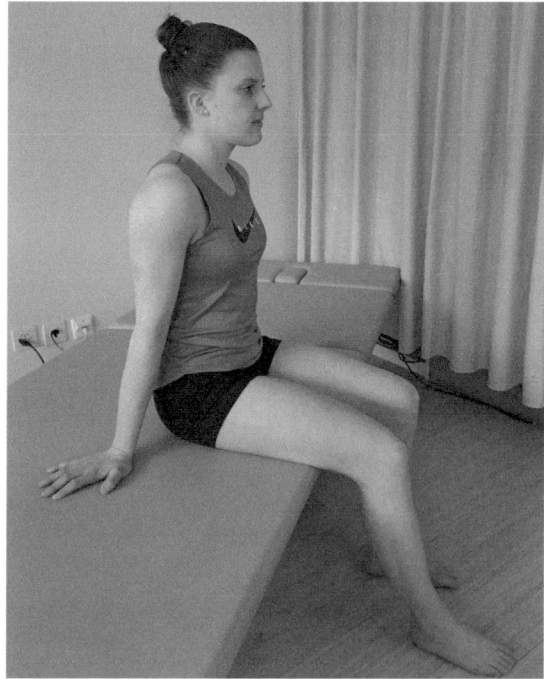

▶ Zur Unterstützung der Rumpfstabilität kann auch ein angelehnter Sitz gewählt werden.

▶ Für eine bessere Stabilisation der Hüftgelenke kann ein Ball oder Kissen zwischen die Kniegelenke bzw. Oberschenkel platziert werden, sodass die Knie nicht nach medial abweichen.

Durchführung und Bewertung in der definierten Mittelstellung (mM2+, mM3−) (Abb. 17.4 und Video in Abb. 17.4)

Der *Fuß* wird passiv, dorsalextensorisch im Sprunggelenk bewegt, bis *der Vorfuß gerade den Bodenkontakt verloren hat*. Danach soll der Patient diese Stellung aktiv halten.

Bewertung	
mM2+	Der Fuß sinkt beim Halteversuch langsam nach unten
mM3−	Der Fuß kann in der vorgegebenen Position für 3 s gehalten werden

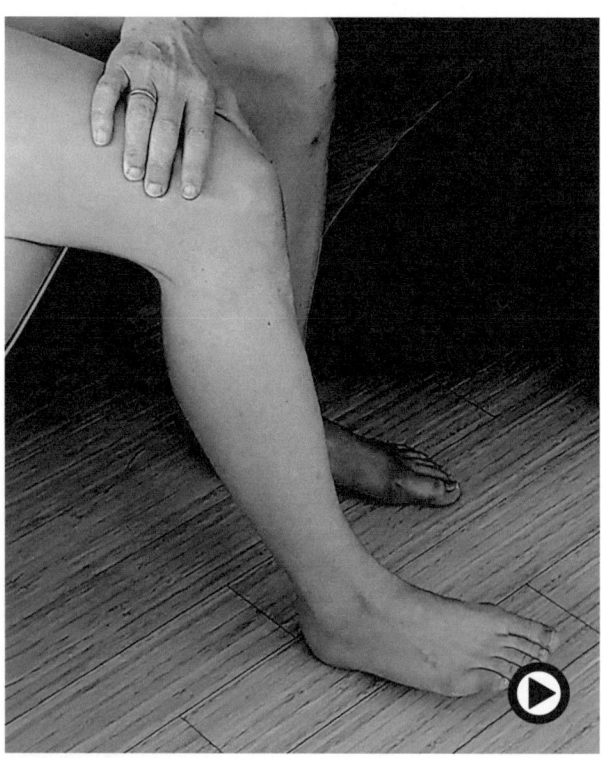

Abb. 17.4 Dorsalextension Fuß: Prüfung in der definierten Mittelstellung (▶ https://doi.org/10.1007/000-by9)

Durchführung und Bewertung in der Endstellung (mM3 bis mM5) (Abb. 17.5 und Video in Abb. 17.5)

Der Fuß wird passiv bis in die Endstellung der Dorsalextension im Sprunggelenk geführt. Danach soll der Patient diese Stellung aktiv halten.

Bei der Prüfung mit Widerstand wird der Widerstand distal am Mittelfuß gegeben.

▶ In der Endstellung muss eine gelenkspezifische minimale physiologische Abweichung toleriert werden.

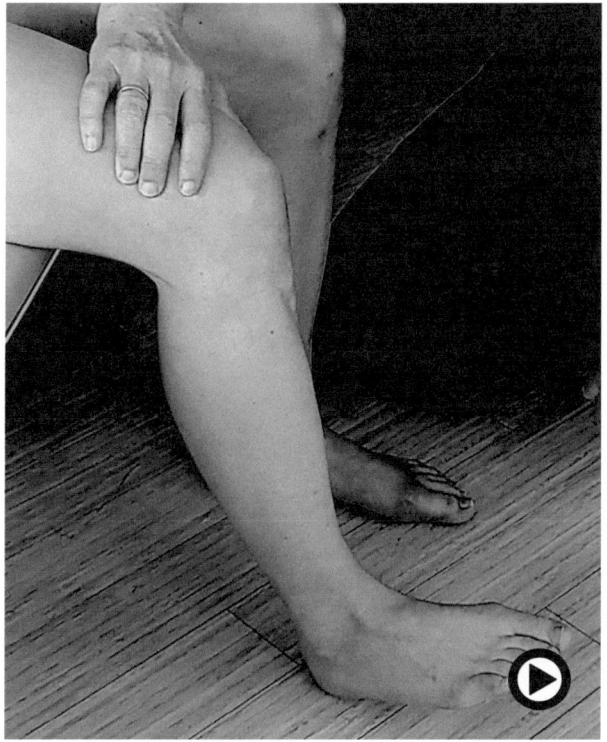

Abb. 17.5 Dorsalextension Fuß: Prüfung in der Endstellung (▶ https://doi.org/10.1007/000-byb)

Bewertung	
mM3	Der Fuß kann in der vorgegebenen Position für 3 s gehalten werden
mM3+	Der Fuß kann in der vorgegebenen Position bei leichtem Widerstand für 1 s gehalten werden
mM4	Der Fuß kann in der vorgegebenen Position bei mittlerem Widerstand für 1 s gehalten werden
mM4+	Der Fuß kann in der vorgegebenen Position bei starkem Widerstand für 1 s gehalten werden
mM5	Der Fuß kann in der vorgegebenen Position bei maximalem Widerstand für 1 s gehalten werden

Kriterien zur Spastikkontrolle für die Bewertung mM2+ bis mM5
- **Beim Testbein**
  - Der Fuß darf nicht in Supinationsstellung gehalten werden.
  - Kein Krallen der Zehen. Bei Aufforderung können sie leicht bewegt werden.
  - Die Ferse bleibt räumlicher Fixpunkt und rutscht nicht nach vorne.
- **Weitere Kriterien**
  - Das nicht geprüfte Bein verändert seine Stellung nicht.
  - Die Kniegelenke dürfen nicht nach medial abweichen, bzw. gegen den Ball oder das Kissen drücken.

Plantarflexion Fuß 18

▶ **Hauptmuskulatur** M. gastrocnemius und M. soleus

18.1 Prüfung ohne Einwirkung der Schwerkraft (mM0 bis mM2)

Ausgangsstellung: Seitlage (Abb. 18.1)
- Das nicht zu prüfende Bein liegt oben, auf einem Block oder Kissen gelagert, in Hüft- und Kniegelenk flektiert.
- Das zu prüfende Bein liegt unten, in leichter Flexion von Hüft- und Kniegelenk.
- Die Arme liegen bequem vor dem Körper.
- Der Kopf hat lateralen Kontakt mit der Unterlage, bei Bedarf mit einem Kissen unterlagert.

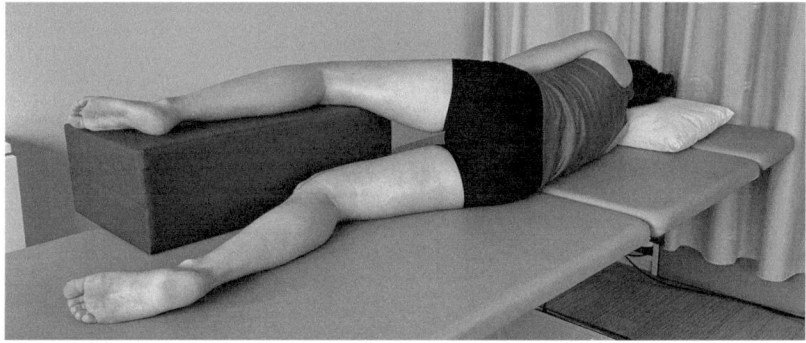

Abb. 18.1 Plantarflexion Fuß: Ausgangsstellung zur Prüfung ohne Einwirkung der Schwerkraft

Ergänzende Information Die elektronische Version dieses Kapitels enthält Zusatzmaterial, auf das über folgenden Link zugegriffen werden kann https://doi.org/10.1007/978-3-662-68029-2_18. Die Videos lassen sich durch Anklicken des DOI Links in der Legende einer entsprechenden Abbildung abspielen, oder indem Sie diesen Link mit der SN More Media App scannen.

Abb. 18.2 Plantarflexion Fuß: Endstellung bei der Prüfungsdurchführung ohne Einwirkung der Schwerkraft
(▶ https://doi.org/10.1007/000-bye)

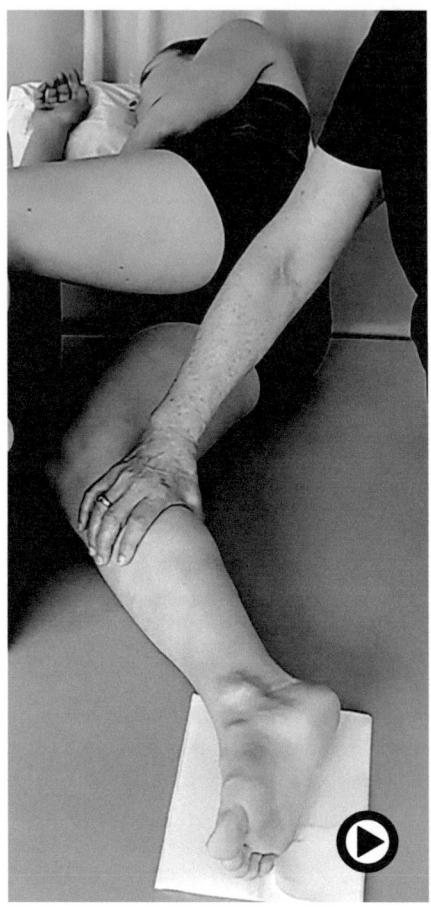

Durchführung und Bewertung (Abb. 18.2 und Video in Abb. 18.2)
Zur Beurteilung des passiven ROM der Plantarflexion im oberen Sprunggelenk und zur Bewegungswahrnehmung führt die Therapeutin die Bewegung zuerst passiv durch.

Der Patient wird danach aufgefordert, beim zu prüfenden Bein aktiv eine Plantarflexion im oberen Sprunggelenk durchzuführen.

Bewertung	
mM0	Keine Muskelkontraktion palpabel oder sichtbar
mM1	Muskelkontraktion palpabel oder sichtbar, aber kein Bewegungsausschlag
mM1+	Selektiver Bewegungsausschlag, < 50 % des geprüften passiven ROM
mM2–	Selektiver Bewegungsausschlag, > 50 % des geprüften passiven ROM
mM2	Selektiver, endgradiger Bewegungsausschlag

Kriterien zur Spastikkontrolle für die Bewertung mM0 bis mM2
- **Beim Testbein**
  - Im Fuß darf es zu keiner supinatorischen Bewegung kommen.
  - Die Zehen bleiben entspannt. Anzeichen von Anspannung und Fixationen können bei Aufforderung korrigiert werden.
  - Die Stellung im Kniegelenk bleibt unverändert.
- **Weitere Kriterien**
  - Das nicht geprüfte Bein verändert seine Stellung nicht.

18.2 Prüfung mit Einwirkung der Schwerkraft (mM2+ bis mM5)

Ausgangsstellung: Bauchlage (Abb. 18.3a)
- Der Kopf liegt in einer individuell bequemen Stellung seitlich oder hat mit der Stirn Kontakt mit der Behandlungsliege.
- Bei einer Flexionskontraktur im Hüftgelenk wird der Bauch mit einem Kissen unterlagert.
- Die Unterschenkel werden mit einem Kissen unterlagert, die Füße hängen frei über die Bettkante.
- Die Arme liegen entspannt auf der Behandlungsliege.

Anpassung, wenn Bauchlage nicht eingenommen werden kann
- Stand vor einer Behandlungsliege (Abb. 18.3b).
- Der Patient stützt mit den Unterarmen auf der Behandlungsliege.
- Der Unterschenkel des zu prüfenden Beins liegt auf einem Stuhl. Der Fuß ist überhängend.
- Das Kniegelenk im nicht zu prüfenden Bein ist deblockiert.

Durchführung und Bewertung in der definierten Mittelstellung (mM2+, mM3−) (Abb. 18.4 und Video in Abb. 18.4)
Der *Fuß* wird passiv, plantarflexorisch im Sprunggelenk nach oben geführt, bis er *in einem 45°-Winkel zur Vertikalen steht*. Danach soll der Patient diese Stellung aktiv halten.

Bewertung	
mM2+	Der Fuß sinkt beim Halteversuch langsam nach unten
mM3−	Der Fuß kann in der vorgegebenen Position für 3 s gehalten werden

Durchführung und Bewertung in der Endstellung (mM3 bis mM5) (Abb. 18.5 und Video in Abb. 18.5)
Der Fuß wird passiv in die Endstellung der Plantarflexion geführt. Danach soll der Patient diese Stellung aktiv halten.
  Bei den Prüfungen mit Widerstand wird der Widerstand gegen den Vorfuß gegeben. Gleichzeitig umfasst die Therapeutin mit der anderen Hand die Ferse.

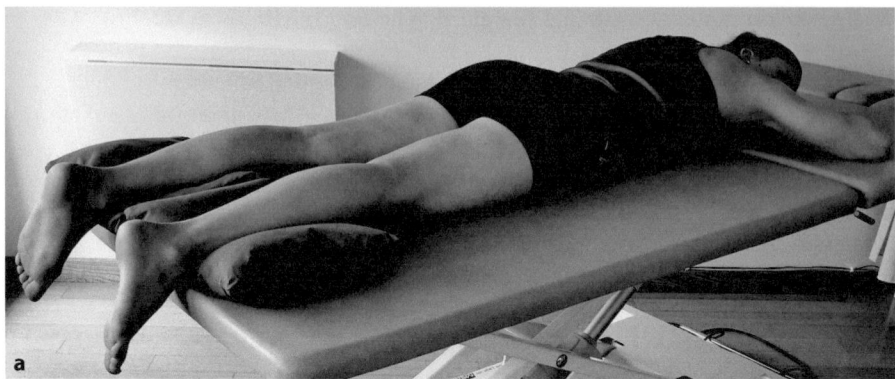

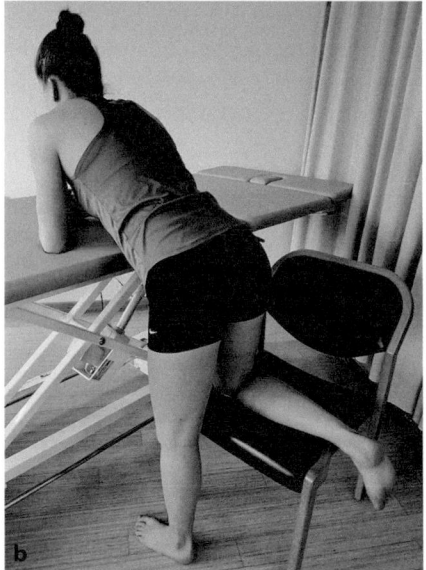

Abb. 18.3 Plantarflexion Fuß. **a** Ausgangsstellung zur Prüfung mit Einwirkung der Schwerkraft, **b** Mögliche Anpassung der Ausgangsstellung

▶ Die Anpassung der Prüfung mit Widerstand durch den ganzen Unterarm ermöglicht eine adäquate Kraftanwendung.

▶ In der Endstellung muss eine gelenkspezifische minimale physiologische Abweichung toleriert werden.

18.2 Prüfung mit Einwirkung der Schwerkraft (mM2+ bis mM5)

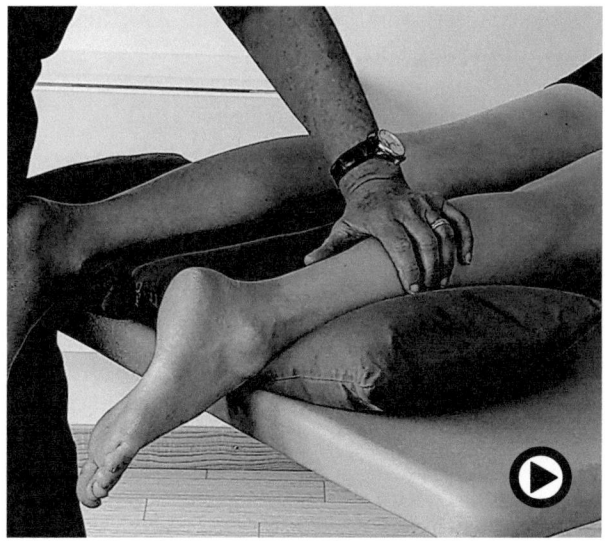

Abb. 18.4 Plantarflexion Fuß: Prüfung in der definierten Mittelstellung
(▶ https://doi.org/10.1007/000-byd)

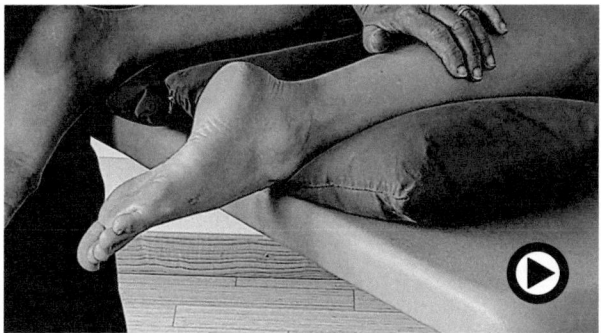

Abb. 18.5 Plantarflexion Fuß: Prüfung in der Endstellung (▶ https://doi.org/10.1007/000-byc)

Bewertung	
mM3	Die Position des Fußes kann für 3 s gehalten werden
mM3+	Die Position des Fußes kann bei leichtem Widerstand für 1 s gehalten werden
mM4	Die Position des Fußes kann bei mittlerem Widerstand für 1 s gehalten werden
mM4+	Die Position des Fußes kann bei starkem Widerstand für 1 s gehalten werden
mM5	Die Position des Fußes kann bei maximalem Widerstand für 1 s gehalten werden

Kriterien zur Spastikkontrolle für die Bewertung mM2+ bis mM5
- **Beim Testbein**
    - Die Stellung im Kniegelenk bleibt unverändert.
    - Im Fuß darf es zu keiner supinatorischen Bewegung kommen.

- Die Zehen bleiben entspannt. Anzeichen von Anspannung und Fixationen können bei Aufforderung korrigiert werden.
• **Weitere Kriterien**
- Das nicht geprüft Bein verändert seine Stellung nicht.

Anpassung der Testdurchführung bei guten Fußgängern

▶ Beim Gehen benötigen die Plantarflexoren hohe Ausdauerkraft. Bis zu 50 % der Dauer von „Loading Response" zu „Terminal Stance" ist Spitzenaktivität gefordert (Götz-Neumann 2016).

Dieser Anforderung wird ein Test in Bauchlage nicht gerecht. Deshalb empfiehlt sich bei guten Fußgängern ein angepasster Test im Stand. Bei deutlichen Paresen der Fußpronatoren und/oder Fußsupinatoren kann die Prüfung im Stand jedoch auf Grund fehlender Stabilität im Sprunggelenk nicht durchgeführt werden.

Ausgangsstellung im Stand (Abb. 18.6a)
• Stand an der Wand.
• Die Hände haben auf Schulterhöhe ventralen Kontakt mit der Wand, jedoch ohne das Körpergewicht abzugeben.
• Die Kniegelenke sind deblockiert.

▶ Bei einer Schwäche der Hüftgelenkflexoren des nicht zu prüfenden Beins kann die Therapeutin das Bein etwas unterstützen.

Durchführung im Stand (Abb. 18.6b und Video in Abb. 18.6b)
Der Patient wird aufgefordert, das Gewicht auf das zu prüfende Bein zu verlagern und das nicht zu prüfende Bein in der Hüfte leicht zu flektieren, sodass der Fuß keinen Bodenkontakt mehr mit dem Boden hat.

Danach soll der Patient die Ferse des zu prüfenden Beins vom Boden lösen, um in die Endstellung der Plantarflexion im oberen Sprunggelenk zu kommen.

Bewertung (in Anlehnung an die Kriterien von Götz-Neumann)	
mM3	Der Patient kann die Bewegung 3- bis 5-mal wiederholen
mM3+	Der Patient kann die Bewegung 6- bis 9-mal wiederholen
mM4	Der Patient kann die Bewegung 10- bis 15-mal wiederholen
mM4+	Der Patient kann die Bewegung 16- bis 19-mal wiederholen
mM5	Der Patient kann die Bewegung 20- bis 25-mal wiederholen

Kriterien zur Spastikkontrolle im Stand
• **Beim Testbein**
- Das Kniegelenk bleibt deblockiert.
- Der Fuß bleibt bezüglich Pro-/Supination in der Nullstellung.
- Kein Krallen der Zehen.

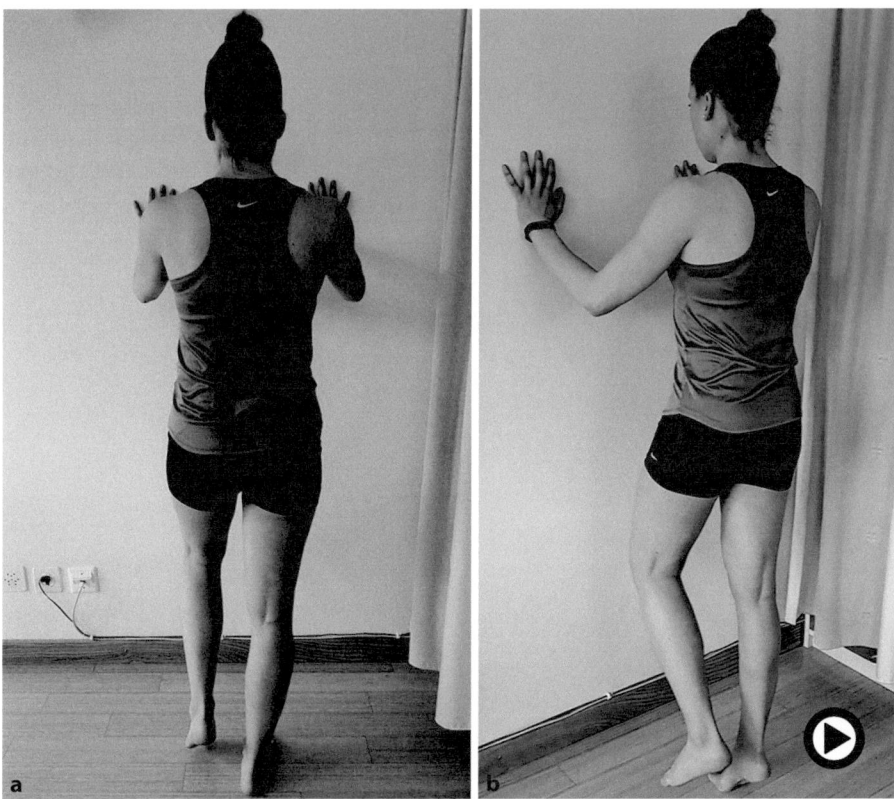

Abb. 18.6 Plantarflexion Fuß. **a** Ausgangsstellung im Stand, **b** Durchführung im Stand (▶ https://doi.org/10.1007/000-byf)

- **Weitere Kriterien**
  - Die Körperlängsachse bleibt vertikal eingeordnet.
  - Im nicht geprüften Bein/Fuß gibt es keine Anzeichen von übermäßiger Anspannung oder Fixationen, welche bei Aufforderung nicht korrigiert werden können.

Literatur

Götz-Neumann Kirsten (2016) Gehen verstehen 4. Auflage, Thieme Stuttgart

Supination Fuß 19

▶ **Hauptmuskulatur** M. tibialis posterior

19.1 Prüfung ohne Einwirkung der Schwerkraft (mM0 bis mM2)

Ausgangsstellung: Rückenlage (Abb. 19.1)
- Beide Beine sind im Hüft- und Kniegelenk flektiert. Die Unterschenkel liegen auf einem Block.
- Die Fersen haben keinen Kontakt mit der Unterlage, der Fuß hängt entspannt in einer leichten Plantarflexion im Sprunggelenk.

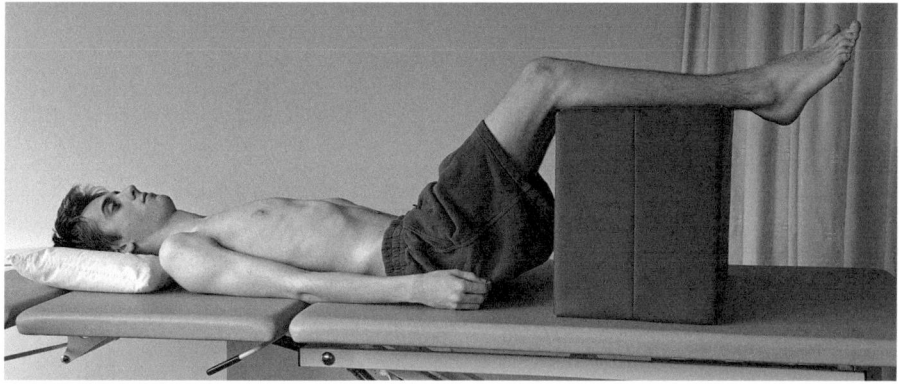

Abb. 19.1 Supination Fuß: Ausgangsstellung zur Prüfung ohne Einwirkung der Schwerkraft

Ergänzende Information Die elektronische Version dieses Kapitels enthält Zusatzmaterial, auf das über folgenden Link zugegriffen werden kann https://doi.org/10.1007/978-3-662-68029-2_19. Die Videos lassen sich durch Anklicken des DOI Links in der Legende einer entsprechenden Abbildung abspielen, oder indem Sie diesen Link mit der SN More Media App scannen.

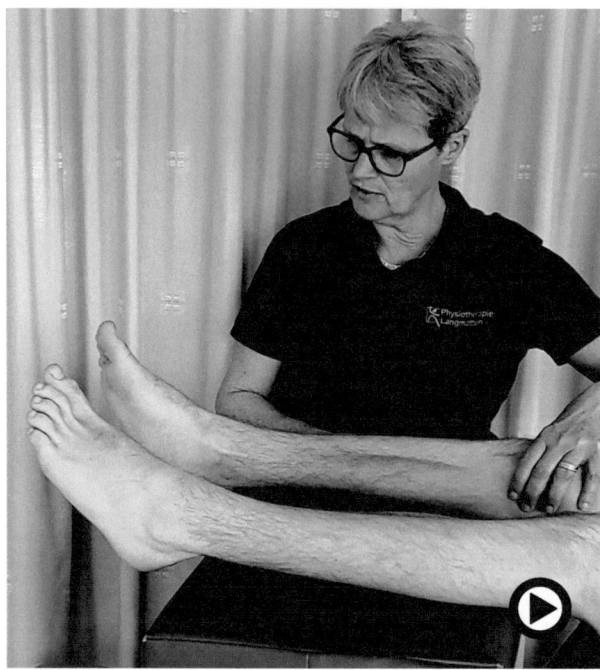

Abb. 19.2 Supination Fuß: Endstellung bei der Prüfungsdurchführung ohne Einwirkung der Schwerkraft (▶ https://doi.org/10.1007/000-byh)

- Im zu prüfenden Bein ist das Hüftgelenk in einer Rotationsnullstellung. Die Patella schaut zur Decke. Diese Stellung wird durch die Therapeutin stabilisiert.
- Die Arme liegen entspannt neben dem Körper.
- Der Kopf hat dorsalen Kontakt mit der Unterlage, bei Bedarf mit einem Kissen unterlagert.

Durchführung und Bewertung (Abb. 19.2 und Video in Abb. 19.2)
Zur Beurteilung des passiven ROM der Supination und zur Bewegungswahrnehmung führt die Therapeutin die Bewegung zuerst passiv durch.

Der Patient wird danach aufgefordert, beim zu prüfenden Fuß aktiv eine Supination durchzuführen. Die Therapeutin stabilisiert mit einer Hand die Rotationsnullstellung im Hüftgelenk.

Bewertung	
mM0	Keine Muskelkontraktion palpabel oder sichtbar
mM1	Muskelkontraktion palpabel oder sichtbar, aber kein Bewegungsausschlag
mM1+	Selektiver Bewegungsausschlag, < 50 % des geprüften passiven ROM
mM2−	Selektiver Bewegungsausschlag, > 50 % des geprüften passiven ROM
mM2	Selektiver, endgradiger Bewegungsausschlag

Kriterien zur Spastikkontrolle für die Bewertung mM0 bis mM2
- **Beim Testbein**
  - Die Zehen können bei Aufforderung leicht bewegt werden.
  - Es kommt zu keiner extensorischen Bewegung im Kniegelenk. Der Druck unter dem Kniegelenk darf nicht zunehmen.
  - Die Ausrichtung der Flexions-Extensions-Achse im Kniegelenk bleibt unverändert. (Keine Rotation im Hüftgelenk!)
  - Die Spinaverbindung des Beckens bleibt horizontal. (Das Becken darf nicht drehen!)

19.2 Prüfung mit Einwirkung der Schwerkraft (mM2+ bis mM5)

Ausgangsstellung: Seitlage (Abb. 19.3)
- Das zu prüfende Bein liegt unten, in Hüft- und Kniegelenk leicht flektiert. Der Fuß hängt über dem Bettrand.
- Das nicht zu prüfende Bein liegt mit flektiertem Hüft- und Kniegelenk oben auf einem Lagerungsblock.
- Die Arme liegen entspannt.
- Der Kopf hat lateralen Kontakt mit der Unterlage, bei Bedarf mit einem Kissen unterpolstert.

Durchführung und Bewertung in der definierten Mittelstellung (mM2+, mM3−) (Abb. 19.4 und Video in Abb. 19.4)
Der *Fuß* wird aus der Plantarflexion passiv in Supination bewegt, bis *der mediale Fußrand horizontal steht*. Danach soll der Patient diese Stellung aktiv halten.

Bewertung	
mM2+	Der Fuß sinkt beim Halteversuch langsam nach unten
mM3−	Der Fuß kann in der vorgegebenen Position für 3 s gehalten werden

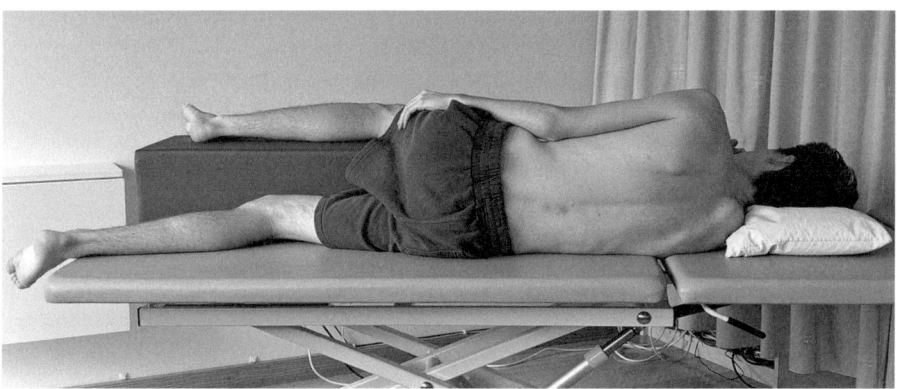

Abb. 19.3 Supination Fuß: Ausgangsstellung zur Prüfung mit Einwirkung der Schwerkraft

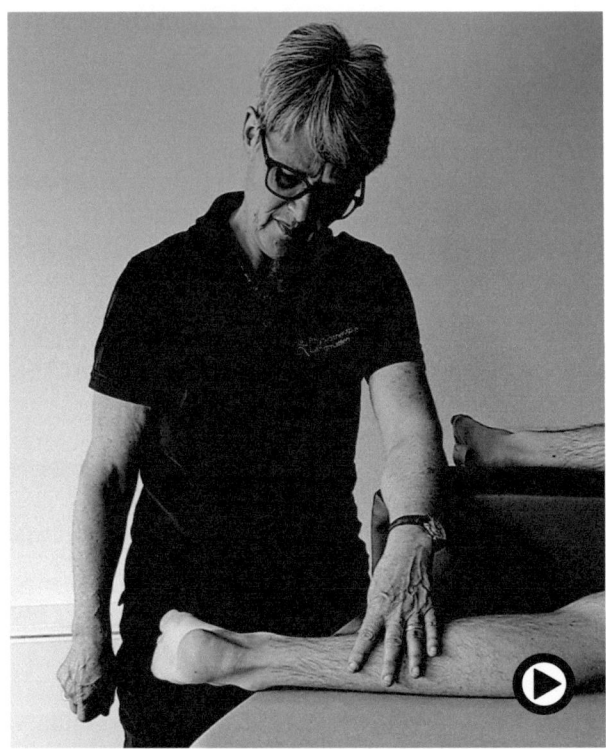

Abb. 19.4 Supination Fuß: Prüfung in der definierten Mittelstellung
(▶ https://doi.org/10.1007/000-byg)

Durchführung und Bewertung in der Endstellung (mM3 bis mM5) (Abb. 19.5 und Video in Abb. 19.5)
Der Fuß wird aus einer Plantarflexion passiv in die Endstellung der Supination geführt. Danach soll der Patient diese Stellung aktiv halten.

Bei den Prüfungen mit Widerstand fixiert eine Hand der Therapeutin den Unterschenkel und die Widerstand gebende Hand umgreift den Vorfuß. Der Widerstand wird in Richtung Pronation und leichter Dorsalextension gegeben.

▶ Das Prinzip der Abstufung des Widerstandes mit den Fingern bzw. der ganzen Hand kann auf Grund der drehenden Komponente beim Widerstand nicht angewendet werden.

▶ In der Endstellung muss eine gelenkspezifische minimale physiologische Abweichung toleriert werden.

19.2 Prüfung mit Einwirkung der Schwerkraft (mM2+ bis mM5)

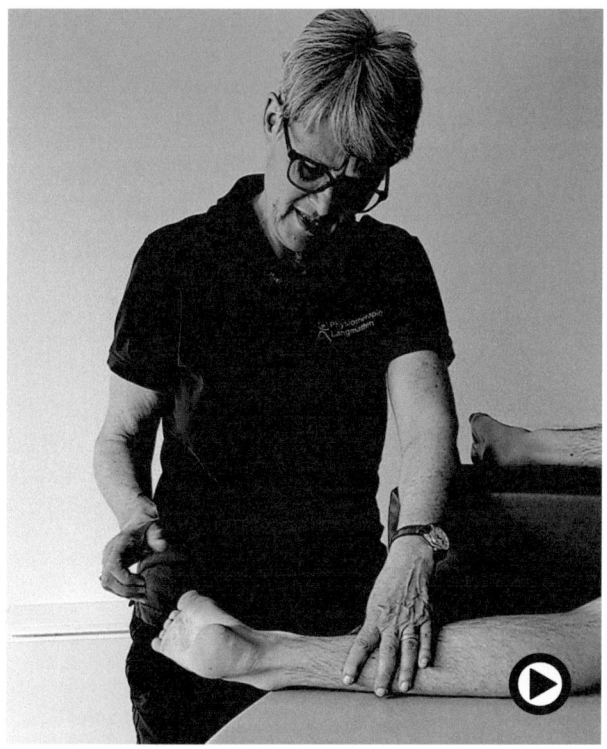

Abb. 19.5 Supination Fuß: Prüfung in der Endstellung (▶ https://doi.org/10.1007/000-byj)

Bewertung	
mM3	Die Position des Fußes kann für 3 s gehalten werden
mM3+	Die Position des Fußes kann bei leichtem Widerstand für 1 s gehalten werden
mM4	Die Position des Fußes kann bei mittlerem Widerstand für 1 s gehalten werden
mM4+	Die Position des Fußes kann bei starkem Widerstand für 1 s gehalten werden
mM5	Die Position des Fußes kann bei maximalem Widerstand für 1 s gehalten werden

Hat der Patient trotz vorgehender Bewegungsführung durch den Therapeuten Mühe mit der Bewegungswahrnehmung, so kann der Test auch angepasst im Sitz, mit hängendem Unterschenkel ausgeführt werden. Durch den visuellen Kontakt wird dem Patienten die Bewegungsausführung erleichtert. Allerdings ist die Schwerkrafteinwirkung dadurch etwas vermindert.

Kriterien zur Spastikkontrolle für die Bewertung mM2+ bis mM5
- **Beim Testbein**
    - Die Zehen können bei Aufforderung leicht bewegt werden.
    - Die Stellung im Kniegelenk bleibt unverändert.
    - Der Unterschenkel bleibt auf der Unterlage liegen.
- **Weitere Kriterien**
    - Das nicht geprüfte Bein verändert seine Stellung nicht.

Pronation Fuß

20

▶ **Hauptmuskulatur** Mm. peroneus longus und brevis

20.1 Prüfung ohne Einwirkung der Schwerkraft (mM0 bis mM2)

Ausgangsstellung: Rückenlage (Abb. 20.1)
- Beide Beine sind in Hüft- und Kniegelenk flektiert. Die Unterschenkel liegen auf einem Block.
- Die Fersen haben keinen Kontakt mit der Unterlage, der Fuß hängt entspannt in einer leichten Plantarflexion im Sprunggelenk.

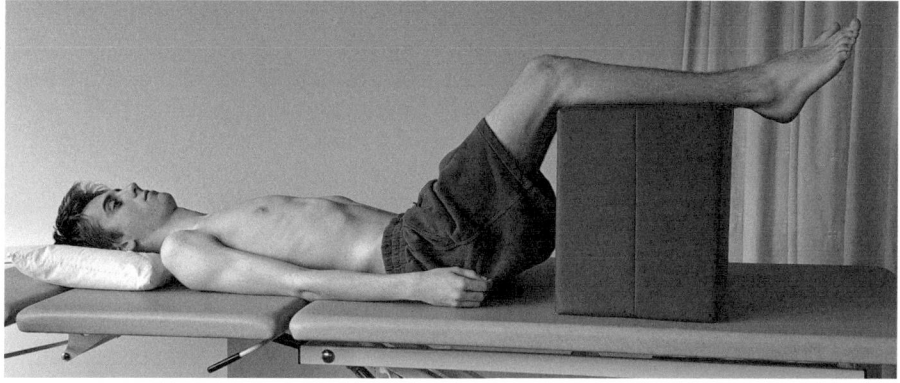

Abb. 20.1 Pronation Fuß: Ausgangsstellung zur Prüfung ohne Einwirkung der Schwerkraft

Ergänzende Information Die elektronische Version dieses Kapitels enthält Zusatzmaterial, auf das über folgenden Link zugegriffen werden kann https://doi.org/10.1007/978-3-662-68029-2_20. Die Videos lassen sich durch Anklicken des DOI Links in der Legende einer entsprechenden Abbildung abspielen, oder indem Sie diesen Link mit der SN More Media App scannen.

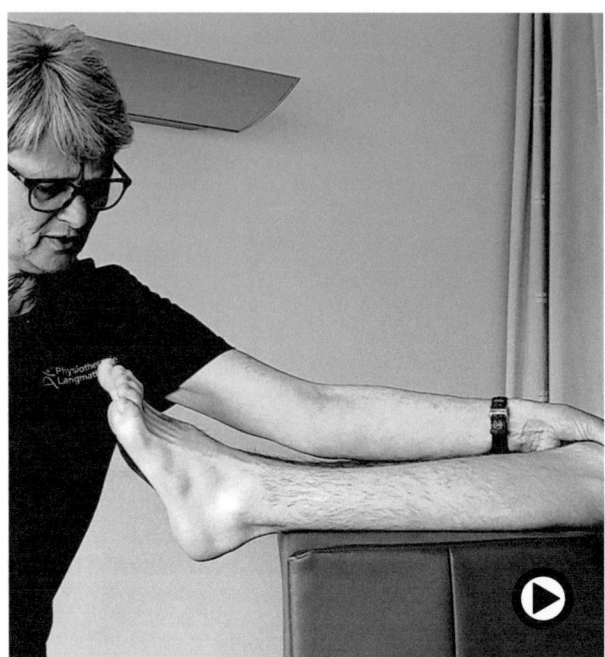

Abb. 20.2 Pronation Fuß: Endstellung bei der Prüfungsdurchführung ohne Einwirkung der Schwerkraft (▶ https://doi.org/10.1007/000-bym)

- Im zu prüfenden Bein ist das Hüftgelenk in einer Rotationsnullstellung. Die Patella schaut zur Decke. Diese Stellung wird durch die Therapeutin stabilisiert.
- Die Arme liegen entspannt neben dem Körper.
- Der Kopf hat dorsalen Kontakt mit der Unterlage, bei Bedarf mit einem Kissen unterlagert.

Durchführung und Bewertung (Abb. 20.2 und Video in Abb. 20.2)
Zur Beurteilung des passiven ROM der Pronation und zur Bewegungswahrnehmung führt die Therapeutin die Bewegung zuerst passiv durch.

Der Patient wird danach aufgefordert, beim zu prüfenden Fuß aktiv eine Pronation durchzuführen. Die Therapeutin stabilisiert mit einer Hand die Rotationsnullstellung im Hüftgelenk.

Bewertung	
mM0	Keine Muskelkontraktion palpabel oder sichtbar
mM1	Muskelkontraktion palpabel oder sichtbar, aber kein Bewegungsausschlag
mM1+	Selektiver Bewegungsausschlag, < 50 % des geprüften passiven ROM
mM2−	Selektiver Bewegungsausschlag, > 50 % des geprüften passiven ROM
mM2	Selektiver, endgradiger Bewegungsausschlag

Kriterien zur Spastikkontrolle für die Bewertung mM0 bis mM2
- **Beim Testbein**
  - Die Zehen können bei Aufforderung leicht bewegt werden.
  - Es kommt zu keiner extensorischen Bewegung im Kniegelenk. Der Druck unter dem Kniegelenk darf nicht zunehmen.
  - Die Ausrichtung der Flexions-Extensions-Achse im Kniegelenk bleibt unverändert. (Keine Rotation im Hüftgelenk!)
  - Die Spinaverbindung des Beckens bleibt horizontal. (Das Becken darf nicht drehen!)
- **Weitere Kriterien**
  - Das nicht geprüfte Bein verändert seine Stellung nicht.

20.2 Prüfung mit Einwirkung der Schwerkraft (mM2+ bis mM5)

Ausgangsstellung: Seitlage (Abb. 20.3)
- Das nicht zu prüfende Bein liegt unten, in Hüft- und Kniegelenk flektiert.
- Das zu prüfende Bein liegt in Hüft- und Kniegelenk flektiert auf einem Lagerungsblock. Der Fuß hängt über den Blockrand.
- Die Arme liegen entspannt.
- Der Kopf hat lateralen Kontakt mit der Unterlage, bei Bedarf mit einem Kissen unterlagert.

Durchführung und Bewertung in der definierten Mittelstellung (mM2+, mM3−) (Abb. 20.4 und Video in Abb. 20.4)
Der *Fuß* wird aus einer Plantarflexion passiv in Pronation bewegt, bis *der laterale Fußrand horizontal steht*. Danach soll der Patient diese Stellung aktiv halten.

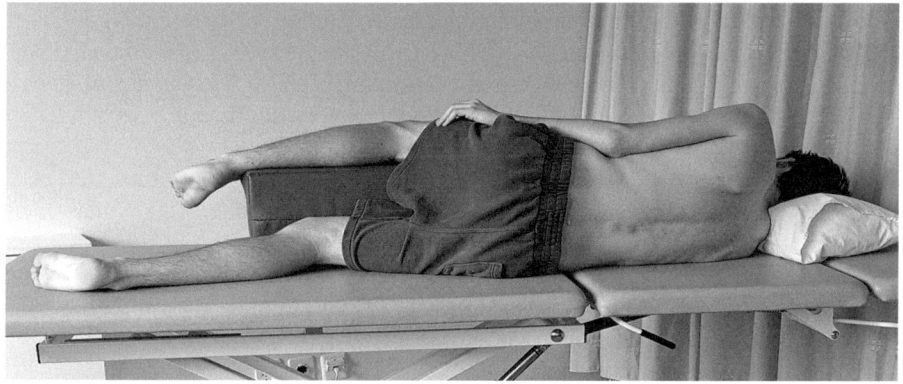

Abb. 20.3 Pronation Fuß: Ausgangsstellung zur Prüfung mit Einwirkung der Schwerkraft

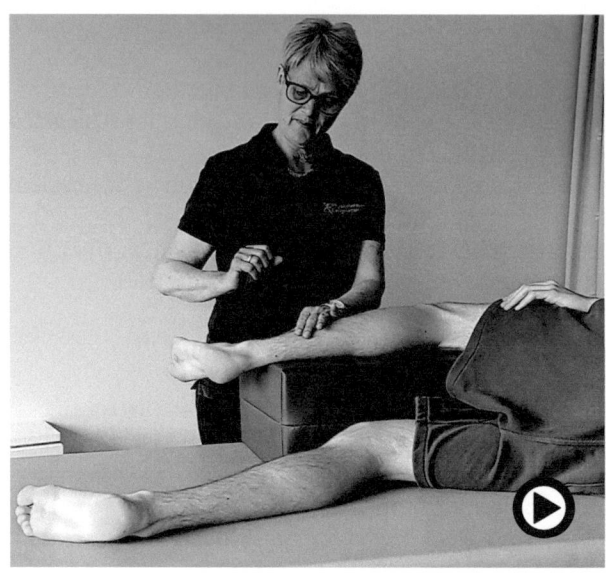

Abb. 20.4 Pronation Fuß: Prüfung in der definierten Mittelstellung
(▶ https://doi.org/10.1007/000-byk)

Bewertung	
mM2+	Der Fuß sinkt beim Halteversuch langsam nach unten
mM3−	Der Fuß kann in der vorgegebenen Position für 3 s gehalten werden

Durchführung und Bewertung in der Endstellung (mM3 bis mM5) (Abb. 20.5 und Video in Abb. 20.5)
Der Fuß wird aus einer Plantarflexion passiv in die Endstellung der Pronation geführt. Danach soll der Patient diese Stellung aktiv halten.

Bei den Prüfungen mit Widerstand fixiert eine Hand der Therapeutin den Unterschenkel und die Widerstand gebende Hand umgreift den Vorfuß von dorsal lateral. Widerstand wird in Richtung Supination und leichter Plantarflexion gegeben.

▶ Das Prinzip der Abstufung des Widerstandes mit den Fingern bzw. der ganzen Hand kann auf Grund der drehenden Komponente beim Widerstand nicht angewendet werden.

▶ In der Endstellung muss eine gelenkspezifische minimale physiologische Abweichung toleriert werden.

20.2 Prüfung mit Einwirkung der Schwerkraft (mM2+ bis mM5)

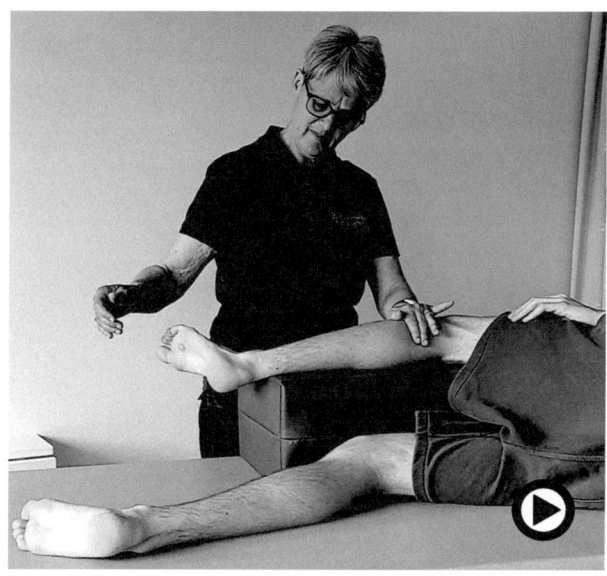

Abb. 20.5 Pronation Fuß: Prüfung in der Endstellung (▶ https://doi.org/10.1007/000-byn)

Bewertung	
mM3	Die Position des Fußes kann für 3 s gehalten werden
mM3+	Die Position des Fußes kann bei leichtem Widerstand für 1 s gehalten werden
mM4	Die Position des Fußes kann bei mittlerem Widerstand für 1 s gehalten werden
mM4+	Die Position des Fußes kann bei starkem Widerstand für 1 s gehalten werden
mM5	Die Position des Fußes kann bei maximalem Widerstand für 1 s gehalten werden

Kriterien zur Spastikkontrolle für die Bewertung mM2+ bis mM5
- **Beim Testbein**
  - Die Zehen können bei Aufforderung leicht bewegt werden.
  - Die Stellung im Kniegelenk bleibt unverändert.
  - Der Unterschenkel bleibt auf der Unterlage liegen.
- **Weitere Kriterien**
  - Das nicht geprüfte Bein verändert seine Stellung nicht.

Extension Großzehe 21

▶ **Hauptmuskulatur** M. extensor hallucis longus

21.1 Prüfung ohne Einwirkung der Schwerkraft (mM0 bis mM2)

Ausgangsstellung: Seitlage (Abb. 21.1)
- Das nicht zu prüfende Bein liegt oben, auf einem Block oder Kissen gelagert, in Hüft- und Kniegelenk flektiert.
- Die Arme liegen entspannt vor dem Körper.

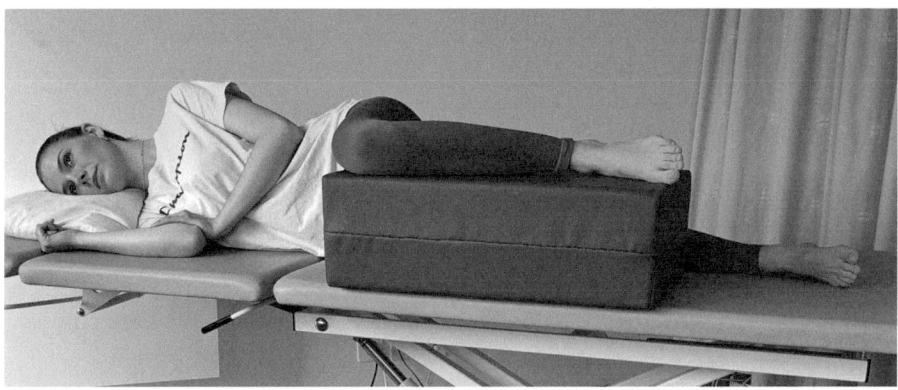

Abb. 21.1 Extension Großzehe: Ausgangsstellung zur Prüfung ohne Einwirkung der Schwerkraft

Ergänzende Information Die elektronische Version dieses Kapitels enthält Zusatzmaterial, auf das über folgenden Link zugegriffen werden kann https://doi.org/10.1007/978-3-662-68029-2_21. Die Videos lassen sich durch Anklicken des DOI Links in der Legende einer entsprechenden Abbildung abspielen, oder indem Sie diesen Link mit der SN More Media App scannen.

© Der/die Autor(en), exklusiv lizenziert an Springer-Verlag GmbH, DE, ein Teil von Springer Nature 2024
R. Steinlin Egli, *Modifizierte Muskelfunktionsprüfung bei Multipler Sklerose*,
https://doi.org/10.1007/978-3-662-68029-2_21

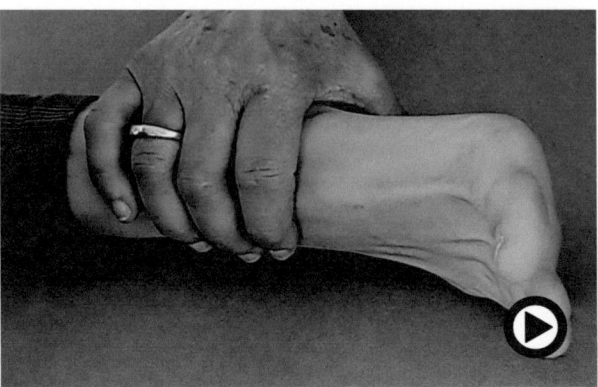

Abb. 21.2 Extension Großzehe: Endstellung bei der Prüfungsdurchführung ohne Einwirkung der Schwerkraft (▶ https://doi.org/10.1007/000-byq)

- Der Kopf hat lateralen Kontakt mit der Unterlage, bei Bedarf mit einem Kissen unterlagert.
- Das zu prüfende Bein liegt unten, in Hüft- und Kniegelenk leicht flektiert.

Durchführung und Bewertung (Abb. 21.2 und Video in Abb. 21.2)
Zur Beurteilung des passiven ROM der Großzehenextension und zur Bewegungswahrnehmung führt die Therapeutin die Bewegung zuerst passiv durch.

Der Patient wird danach aufgefordert, beim zu prüfenden Fuß aktiv eine Extension der Großzehe durchzuführen. Ein Mitbewegen der lateralen Zehen ist erlaubt.

Eine Hand der Therapeutin umfasst dabei den Fußrücken distal des Sprunggelenks.

▶ Die meisten Patienten können

- die Bewegung der Großzehe im MTP-Gelenk und in den IP-Gelenken nicht trennen, weshalb die Extension gesamthaft geprüft wird und
- die Großzehe nicht getrennt von den lateralen Zehen extendieren, weshalb ein Mitbewegen der lateralen Zehen beim Testen erlaubt ist.

Bewertung	
mM0	Keine Muskelkontraktion palpabel oder sichtbar
mM1	Muskelkontraktion palpabel oder sichtbar, aber kein Bewegungsausschlag
mM1+	Selektiver Bewegungsausschlag, < 50 % des geprüften passiven ROM
mM2−	Selektiver Bewegungsausschlag, > 50 % des geprüften passiven ROM
mM2	Selektiver, endgradiger Bewegungsausschlag

Kriterien zur Spastikkontrolle für die Bewertung mM0 bis mM2
- **Beim Testbein**
  - Die Stellung im Kniegelenk bleibt unverändert.
  - Im Fuß darf es zu keiner supinatorischen Bewegung kommen.
  - Im Sprunggelenk darf es zu keiner Dorsalextension kommen. Anzeichen von Anspannung und Fixationen können bei Aufforderung korrigiert werden.
  - Die Großzehe kann nach der Prüfung entspannt in die Ausgangsstellung zurückgeführt werden.
- **Weitere Kriterien**
  - Das nicht geprüfte Bein verändert seine Stellung nicht.

21.2 Prüfung mit Einwirkung der Schwerkraft (mM2+ bis mM5)

Ausgangsstellung: Sitz (Abb. 21.3)
- Die Beckenlängsachse steht vertikal bzw. in der bestmöglichen Aufrichtung.
- Die Arme sind in Stützfunktion oder stützen mit den Unterarmen beidseits auf einem seitlichen Lagerungsblock.
- Die Fersen stehen mindestens hüftgelenkbreit unter den Knien. Die Füße haben mit der ganzen Fußsohle Bodenkontakt.

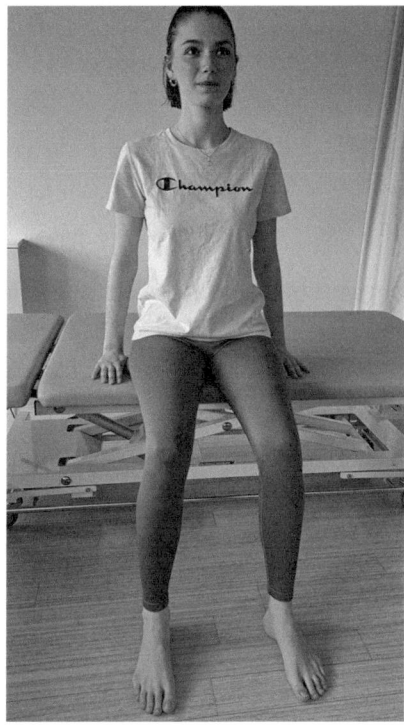

Abb. 21.3 Extension Großzehe: Ausgangsstellung zur Prüfung mit Einwirkung der Schwerkraft

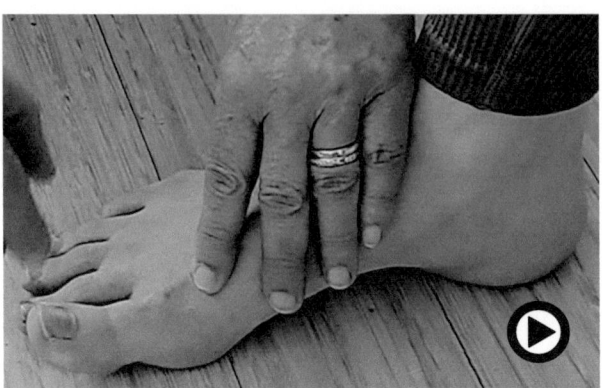

Abb. 21.4 Extension Großzehe: Prüfung in der definierten Mittelstellung
(▶ https://doi.org/10.1007/000-byp)

▶ Für eine bessere Stabilisation der Hüftgelenke kann ein Ball oder Kissen zwischen Kniegelenk bzw. Oberschenkel platziert werden, sodass die Knie nicht nach medial abweichen.

Durchführung und Bewertung in der definierten Mittelstellung (mM2+, mM3−) (Abb. 21.4 und Video in Abb. 21.4)
Die *Großzehe* wird passiv in eine leichte Extensionsstellung geführt, sodass *die Großzehe den Boden gerade nicht mehr berührt*. Danach soll der Patient dieses Stellung aktiv halten. Ein Mitbewegen der lateralen Zehen ist erlaubt.

Bewertung	
mM2+	Die Großzehe sinkt beim Halteversuch langsam nach unten
mM3−	Die Großzehe kann in der vorgegebenen Position für 3 s gehalten werden

Durchführung und Bewertung in der Endstellung (mM3 bis mM5) (Abb. 21.5 und Video in Abb. 21.5)
Die Großzehe wird passiv in die Endstellung der Extension geführt. Danach soll der Patient diese Stellung aktiv halten. Eine Mitbewegen der lateralen Zehen ist erlaubt.
   Bei den Prüfungen mit Widerstand wird der Widerstand an der dorsalen Seite der Großzehe gegeben.

▶ In der Endstellung muss eine gelenkspezifische minimale physiologische Abweichung toleriert werden.

21.2 Prüfung mit Einwirkung der Schwerkraft (mM2+ bis mM5)

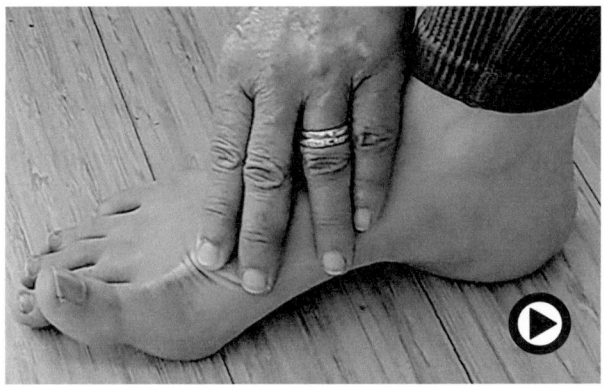

Abb. 21.5 Extension Großzehe: Prüfung in der Endstellung (▶ https://doi.org/10.1007/000-byr)

Bewertung	
mM3	Die Position der Großzehe kann für 3 s gehalten werden
mM3+	Die Position der Großzehe kann bei leichtem Widerstand für 1 s gehalten werden
mM4	Die Position der Großzehe kann bei mittlerem Widerstand für 1 s gehalten werden
mM4+	Die Position der Großzehe kann bei starkem Widerstand für 1 s gehalten werden
mM5	Die Position der Großzehe kann bei maximalem Widerstand für 1 s gehalten werden

Kriterien zur Spastikkontrolle für die Bewertung mM2+ bis mM5
- **Beim Testbein**
  - Die Ferse bleibt räumlicher Fixpunkt. Der Fuß gleitet nicht nach vorne.
  - Im Fuß darf es zu keiner supinatorischen Bewegung kommen.
  - Im OSG darf es zu keiner Dorsalextension kommen. Anzeichen von Anspannung und Fixationen können bei Aufforderung korrigiert werden.
  - Die Großzehe kann nach der Prüfung entspannt in die Ausgangsstellung zurückgeführt werden.
- **Weitere Kriterien**
  - Das nicht geprüfte Bein verändert seine Stellung nicht.
  - Die Kniegelenke dürfen nicht nach medial abweichen bzw. gegen den Ball bzw. das Kissen drücken.

22 Extension Zehen II–V

▶ **Hauptmuskulatur** M. extensor digitorum longus und brevis

22.1 Prüfung ohne Einwirkung der Schwerkraft (mM0 bis mM2)

Ausgangsstellung: Seitlage (Abb. 22.1)
- Das nicht zu prüfende Bein liegt oben, auf einem Block oder Kissen gelagert, in Hüft- und Kniegelenk flektiert.
- Die Arme liegen entspannt vor dem Körper.

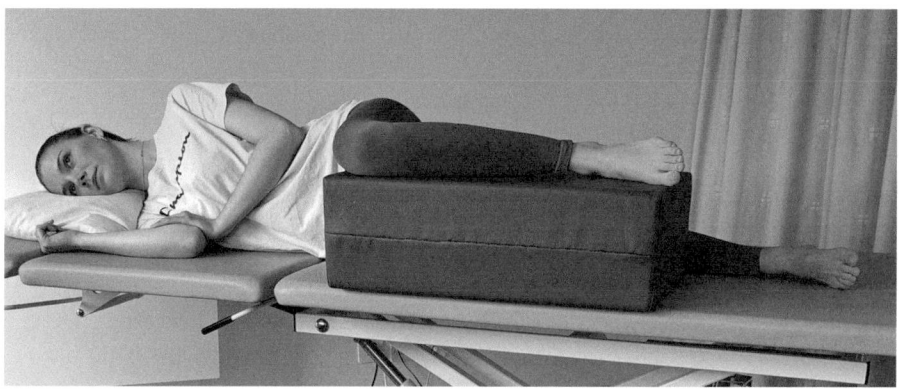

Abb. 22.1 Extension Zehen II–V: Ausgangsstellung zur Prüfung ohne Einwirkung der Schwerkraft

Ergänzende Information Die elektronische Version dieses Kapitels enthält Zusatzmaterial, auf das über folgenden Link zugegriffen werden kann https://doi.org/10.1007/978-3-662-68029-2_22. Die Videos lassen sich durch Anklicken des DOI Links in der Legende einer entsprechenden Abbildung abspielen, oder indem Sie diesen Link mit der SN More Media App scannen.

© Der/die Autor(en), exklusiv lizenziert an Springer-Verlag GmbH, DE, ein Teil von Springer Nature 2024
R. Steinlin Egli, *Modifizierte Muskelfunktionsprüfung bei Multipler Sklerose*,
https://doi.org/10.1007/978-3-662-68029-2_22

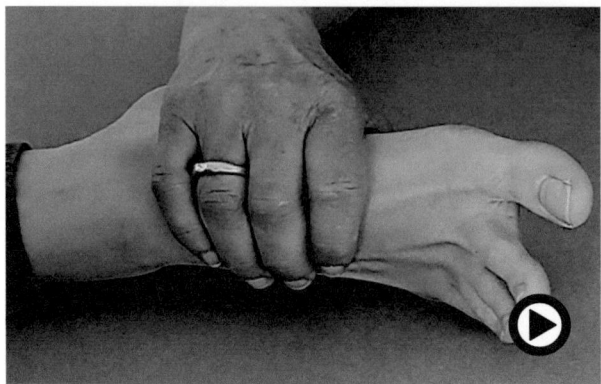

Abb. 22.2 Extension Zehen II–V: Endstellung bei der Prüfungsdurchführung ohne Einwirkung der Schwerkraft (▶ https://doi.org/10.1007/000-byt)

- Der Kopf hat lateralen Kontakt mit der Unterlage, bei Bedarf mit einem Kissen unterlagert.
- Das zu prüfende Bein liegt unten, in Hüft- und Kniegelenk leicht flektiert.

Durchführung und Bewertung (Abb. 22.1 und Video in Abb. 22.2)
Zur Beurteilung des passiven ROM der Zehenextension und zur Bewegungswahrnehmung führt die Therapeutin die Bewegung zuerst passiv durch.

Der Patient wird danach aufgefordert, beim zu prüfenden Fuß aktiv eine Extension der lateralen vier Zehen durchzuführen. Eine Hand der Therapeutin umfasst dabei den Fußrücken distal des Sprunggelenks. Ein Mitbewegen der Großzehe ist erlaubt.

▶ Die meisten Patienten können

- die Bewegung der lateralen Zehen in den MTP-Gelenken und in den IP-Gelenken nicht trennen, weshalb die Extension insgesamt geprüft wird und
- die lateralen Zehen nicht getrennt von der Großzehe extendieren, weshalb ein Mitbewegen der Großzehe beim Testen erlaubt ist.

Bewertung	
mM0	Keine Muskelkontraktion palpabel oder sichtbar
mM1	Muskelkontraktion palpabel oder sichtbar, aber kein Bewegungsausschlag
mM1+	Selektiver Bewegungsausschlag, < 50 % des geprüften passiven ROM
mM2–	Selektiver Bewegungsausschlag, > 50 % des geprüften passiven ROM
mM2	Selektiver, endgradiger Bewegungsausschlag

Kriterien zur Spastikkontrolle für die Bewertung mM0 bis mM2
- **Beim Testbein**
  - Die Stellung im Kniegelenk bleibt unverändert.
  - Im Fuß darf es zu keiner supinatorischen Bewegung kommen.
  - Im Sprunggelenk darf es zu keiner Dorsalextension kommen. Anzeichen von Anspannung und Fixationen können bei Aufforderung korrigiert werden.
  - Keine Fixation der Großzehe in Extension nach der Prüfung.
- **Weitere Kriterien**
  - Das nicht geprüfte Bein verändert seine Stellung nicht.

22.2 Prüfung mit Einwirkung der Schwerkraft (mM2+ bis mM5)

Ausgangsstellung: Sitz (Abb. 22.3)
- Die Beckenlängsachse steht vertikal bzw. in der bestmöglichen Aufrichtung.
- Die Arme sind in Stützfunktion oder stützen mit den Unterarmen beidseits auf einem seitlichen Lagerungsblock.
- Die Fersen stehen mindestens hüftgelenkbreit unter den Knien. Die Füße haben mit der ganzen Fußsohle Bodenkontakt.

Abb. 22.3 Extension Zehen II–V: Ausgangsstellung zur Prüfung mit Einwirkung der Schwerkraft

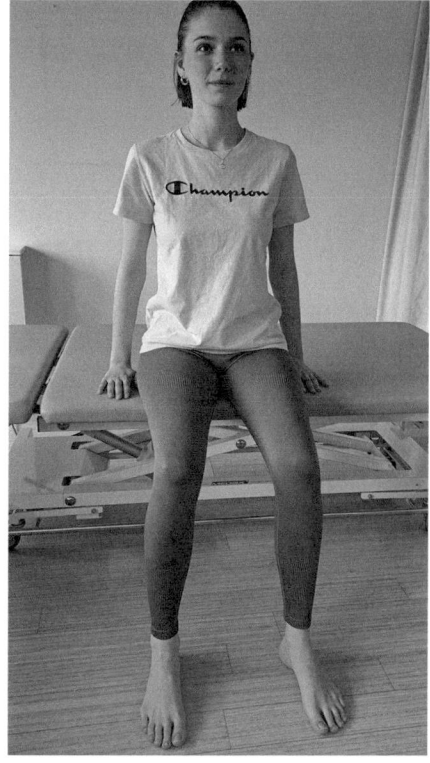

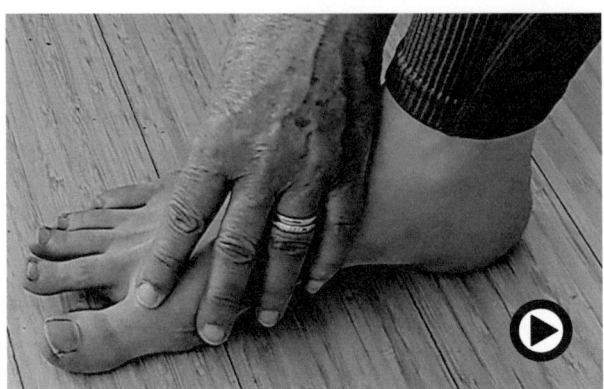

Abb. 22.4 Extension Zehen II–V: Prüfung in der definierten Mittelstellung
(▶ https://doi.org/10.1007/000-bys)

▶ Für eine bessere Stabilisation der Hüftgelenke kann ein Ball oder Kissen zwischen Kniegelenke bzw. Oberschenkel platziert werden, sodass die Knie nicht nach medial abweichen.

Durchführung und Bewertung in der definierten Mittelstellung (mM2+, mM3−) (Abb. 22.4 und Video in Abb. 22.4)
Die *Zehen* werden passiv in eine leichte Extensionsstellung geführt, sodass sie *den Boden gerade nicht mehr berühren*. Danach soll der Patient diese Stellung aktiv halten. Ein Mitbewegen der Großzehe ist erlaubt.

Bewertung	
mM2+	Die Zehen sinken beim Halteversuch langsam nach unten
mM3−	Die Zehen können in der vorgegebenen Position für 3 s gehalten werden

Durchführung und Bewertung in der Endstellung (mM3 bis mM5) (Abb. 22.5 und Video in Abb. 22.5)
Die Zehen werden passiv in eine Endstellung der Extension geführt. Danach soll der Patient diese Stellung aktiv halten. Ein Mitbewegen der Großzehe ist erlaubt.

Bei den Prüfungen mit Widerstand wird der Widerstand an der dorsalen Seite der Zehen gegeben.

▶ In der Endstellung muss eine gelenkspezifische minimale physiologische Abweichung toleriert werden.

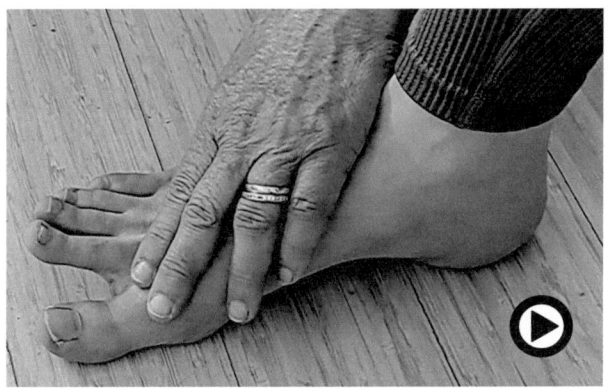

Abb. 22.5 Extension Zehen II–V: Prüfung in der Endstellung
(▶ https://doi.org/10.1007/000-byv)

Bewertung	
mM3	Die Position der Zehen kann für 3 s gehalten werden
mM3+	Die Position der Zehen kann bei leichtem Widerstand für 1 s gehalten werden
mM4	Die Position der Zehen kann bei mittlerem Widerstand für 1 s gehalten werden
mM4+	Die Position der Zehen kann bei starkem Widerstand für 1 s gehalten werden
mM5	Die Position der Zehen kann bei maximalem Widerstand für 1 s gehalten werden

Kriterien zur Spastikkontrolle für die Bewertung mM2+ bis mM5
- **Beim Testbein**
  - Die Ferse bleibt räumlicher Fixpunkt. Der Fuß gleitet nicht nach vorne.
  - Im Fuß darf es zu keiner supinatorischen Bewegung kommen.
  - Im OSG darf es zu keiner Dorsalextension kommen. Anzeichen von Anspannung und Fixationen können bei Aufforderung korrigiert werden.
  - Keine Fixation der Großzehe in Extension nach der Prüfung.
- **Weitere Kriterien**
  - Das nicht geprüfte Bein verändert seine Stellung nicht.
  - Die Kniegelenke dürfen nicht nach medial abweichen bzw. gegen den Ball oder das Kissen drücken.

Flexion Großzehe

23

▸ **Hauptmuskulatur** M. flexor hallucis brevis

23.1 Prüfung ohne Einwirkung der Schwerkraft (mM0 bis mM2)

Ausgangsstellung: Seitlage (Abb. 23.1)
- Das nicht zu prüfende Bein liegt oben, auf einem Block oder Kissen gelagert, in Hüft- und Kniegelenk flektiert.
- Das zu prüfende Bein liegt unten, in Hüft- und Kniegelenk leicht flektiert.
- Der Fuß hat mit seiner lateralen Seite Kontakt mit der Behandlungsliege.

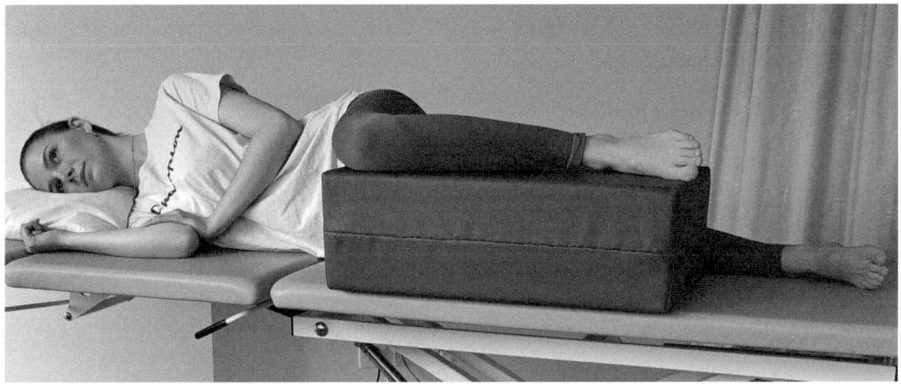

Abb. 23.1 Flexion Großzehe: Ausgangsstellung zur Prüfung ohne Einwirkung der Schwerkraft

Ergänzende Information Die elektronische Version dieses Kapitels enthält Zusatzmaterial, auf das über folgenden Link zugegriffen werden kann https://doi.org/10.1007/978-3-662-68029-2_23. Die Videos lassen sich durch Anklicken des DOI Links in der Legende einer entsprechenden Abbildung abspielen, oder indem Sie diesen Link mit der SN More Media App scannen.

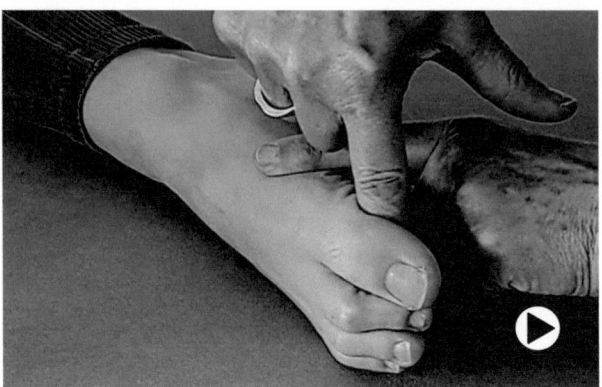

Abb. 23.2 Flexion Großzehe: Endstellung bei der Prüfungsdurchführung ohne Einwirkung der Schwerkraft (▶ https://doi.org/10.1007/000-byx)

- Die Arme liegen entspannt vor dem Körper.
- Der Kopf hat lateralen Kontakt mit der Unterlage, bei Bedarf mit einem Kissen unterlagert.

Durchführung und Bewertung (Abb. 23.2 und Video in Abb. 23.2)
Zur Beurteilung des passiven ROM der Großzehenflexion und zur Bewegungswahrnehmung führt die Therapeutin die Bewegung zuerst passiv durch.

Der Patient wird danach aufgefordert, beim zu prüfenden Fuß aktiv eine Flexion der Großzehe durchzuführen. Der Zeigefinger der Therapeutin liegt dabei auf der Plantarseite des Grundgelenks der Großzehe, damit der Patient die Zehe über den Finger der Therapeutin beugen kann. Ein Mitbewegen der lateralen Zehen ist erlaubt.

▶ Viele Patienten können

- die Bewegung der Großzehe im MTP-Gelenk und in den IP-Gelenken nicht trennen, weshalb die Flexion gesamthaft geprüft wird und
- die Großzehenbewegung nicht von der Bewegung der vier lateralen Zehen trennen. Eine gleichzeitige Flexion in den lateralen Zehengrundgelenken ist deshalb erlaubt.

Bewertung	
mM0	Keine Muskelkontraktion palpabel oder sichtbar
mM1	Muskelkontraktion palpabel oder sichtbar, aber kein Bewegungsausschlag
mM1+	Selektiver Bewegungsausschlag, < 50 % des geprüften passiven ROM
mM2−	Selektiver Bewegungsausschlag, > 50 % des geprüften passiven ROM
mM2	Selektiver, endgradiger Bewegungsausschlag

Kriterien zur Spastikkontrolle für die Bewertung mM0 bis mM2
- **Beim Testbein**
  - Im Fuß darf es zu keiner supinatorischen Bewegung kommen.
- **Weitere Kriterien**
  - Das nicht geprüfte Bein verändert seine Stellung nicht.

23.2 Prüfung mit Einwirkung der Schwerkraft (mM2+ bis mM5)

Ausgangsstellung: Bauchlage (Abb. 23.3a)
- Die Füße werden mit einem Kissen oder einer (Halb)rolle unterlagert.
- Bei einer Flexionskontraktur im Hüftgelenk wird der Bauch mit einem Kissen unterlagert.
- Die Arme liegen entspannt.
- Der Kopf liegt in einer individuell bequemen Stellung seitlich oder hat mit der Stirne Kontakt mit der Behandlungsliege.

Anpassung wenn die Bauchlage nicht möglich ist
- Stand vor einer Behandlungsliege (Abb. 23.3b).
- Der Patient stützt mit den Unterarmen auf der Behandlungsliege.
- Der Unterschenkel des zu prüfenden Beines liegt auf einem Stuhl. Der Fuß ist überhängend.
- Das Kniegelenk des nicht zu prüfenden Beins ist deblockiert.

Durchführung und Bewertung in der definierten Mittelstellung (mM2+, mM3−) (Abb. 23.4 und Video in Abb. 21.4)
Die Therapeutin fixiert den Fuß in einer leichten Plantarflexion und bewegt *die Großzehe* passiv, flexorisch *im Grundgelenk in die Nullstellung*. Die Stellung der Großzehe soll danach vom Patienten aktiv gehalten werden. Ein Mitbewegen der lateralen Zehen ist erlaubt.

▶ Die Ruhestellung im Großzehengrundgelenk liegt bei 10°-Extension.

Bewertung	
mM2+	Die Großzehe sinkt beim Halteversuch langsam nach unten
mM3−	Die Großzehe kann in der vorgegebenen Position für 3 s gehalten werden

Durchführung und Bewertung in der Endstellung (mM3 bis mM5) (Abb. 23.5 und Video in Abb. 23.5)
Die Therapeutin fixiert den Fuß in einer leichten Plantarflexion und bewegt die Großzehe im Grundgelenk passiv in die Endstellung der Flexion. Die Stellung der Großzehe soll danach vom Patienten aktiv gehalten werden. Ein Mitbewegen der lateralen Zehen ist erlaubt.

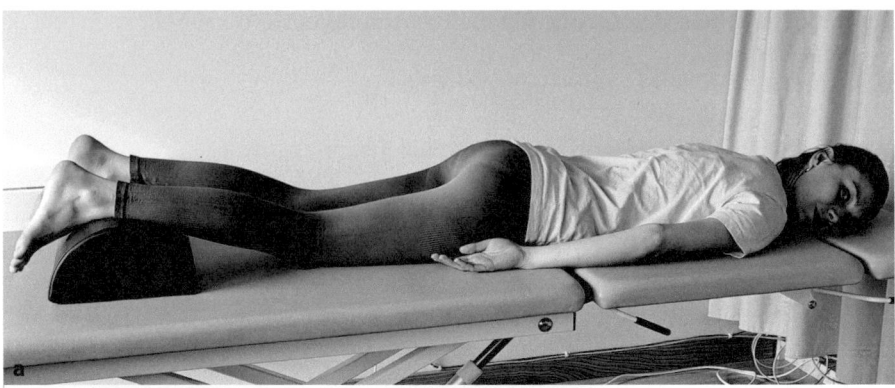

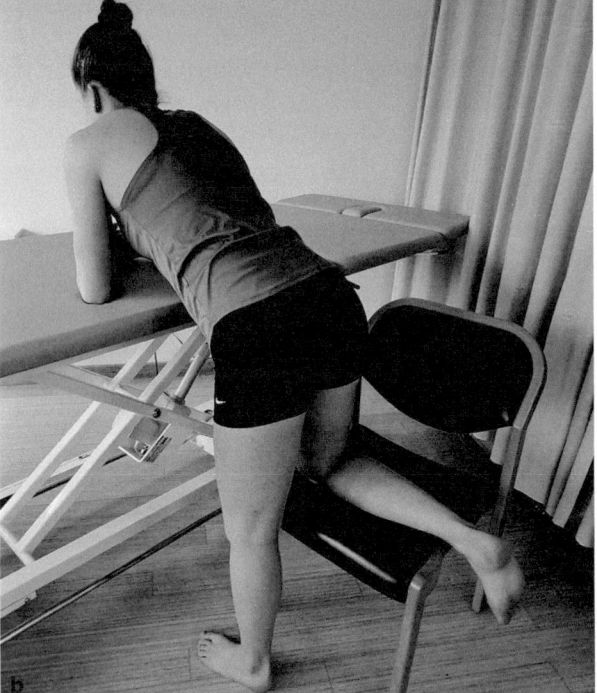

Abb. 23.3 Flexion Großzehe. **a** Ausgangsstellung zur Prüfung mit Einwirkung der Schwerkraft, **b** Mögliche Anpassung der Ausgangsstellung

Bei den Prüfungen mit Widerstand wird der Widerstand an der Großzehe von plantar gegeben.

► In der Endstellung muss eine gelenkspezifische minimale physiologische Abweichung toleriert werden.

23.2 Prüfung mit Einwirkung der Schwerkraft (mM2+ bis mM5)

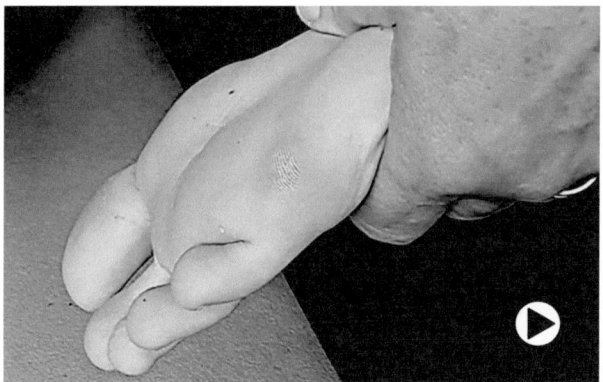

Abb. 23.4 Flexion Großzehe: Prüfung in der definierten Mittelstellung (▶ https://doi.org/10.1007/000-byw)

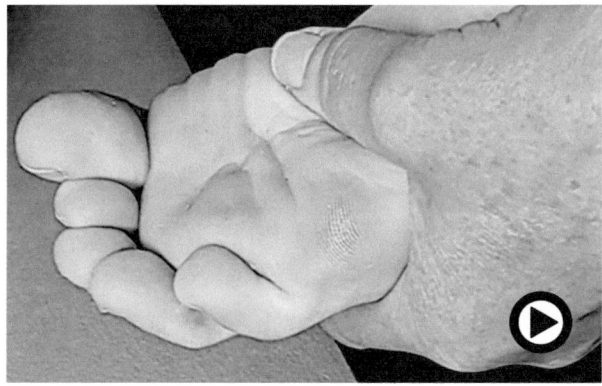

Abb. 23.5 Flexion Großzehe: Prüfung in der Endstellung (▶ https://doi.org/10.1007/000-byy)

Bewertung	
mM3	Die Position der Großzehe kann für 3 s gehalten werden
mM3+	Die Position der Großzehe kann bei leichtem Widerstand für 1 s gehalten werden
mM4	Die Position der Großzehe kann bei mittlerem Widerstand für 1 s gehalten werden
mM4+	Die Position der Großzehe kann bei starkem Widerstand für 1 s gehalten werden
mM5	Die Position der Großzehe kann bei maximalem Widerstand für 1 s gehalten werden

Kriterien zur Spastikkontrolle für die Bewertung mM2+ bis mM5
- **Beim Testbein**
  - Die Stellung im Kniegelenk bleibt unverändert.
  - Im Fuß darf es zu keiner Supination und/oder verstärkten Plantarflexion kommen.
- **Weitere Kriterien**
  - Das nicht geprüfte Bein verändert seine Stellung nicht.

Flexion Zehen II–V   24

▶ **Hauptmuskulatur** Mm. lumbricales und Mm. flexor digitorum longus und brevis

24.1 Prüfung ohne Einwirkung der Schwerkraft (mM0 bis mM2)

Ausgangsstellung: Seitlage (Abb. 24.1)
- Das nicht zu prüfende Bein liegt oben, auf einem Block oder Kissen gelagert, in Hüft- und Kniegelenk flektiert.
- Das zu prüfende Bein liegt unten, in Hüft- und Kniegelenk leicht flektiert.

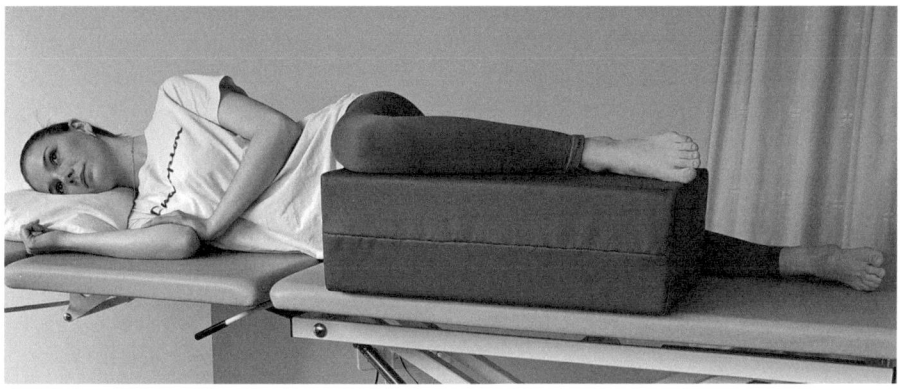

Abb. 24.1 Flexion Zehen II–V: Ausgangsstellung zur Prüfung ohne Einwirkung der Schwerkraft

---

Ergänzende Information Die elektronische Version dieses Kapitels enthält Zusatzmaterial, auf das über folgenden Link zugegriffen werden kann https://doi.org/10.1007/978-3-662-68029-2_24. Die Videos lassen sich durch Anklicken des DOI Links in der Legende einer entsprechenden Abbildung abspielen, oder indem Sie diesen Link mit der SN More Media App scannen.

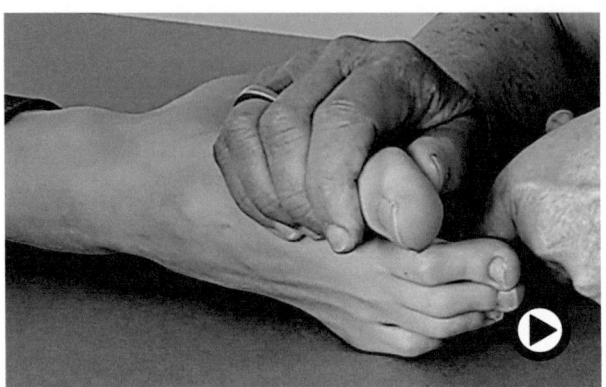

Abb. 24.2 Flexion Zehen II–V: Endstellung bei der Prüfungsdurchführung ohne Einwirkung der Schwerkraft (▶ https://doi.org/10.1007/000-bz0)

- Der Fuß hat mit seiner lateralen Seite Kontakt mit der Behandlungsliege.
- Die Arme liegen entspannt vor dem Körper
- Der Kopf hat lateralen Kontakt mit der Unterlage, bei Bedarf mit einem Kissen unterlagert.

Durchführung und Bewertung (Abb. 24.2 und Video in Abb. 24.2)
Zur Beurteilung des passiven ROM der Zehenflexoren und zur Bewegungswahrnehmung führt die Therapeutin die Bewegung zuerst passiv durch.

Der Patient wird danach aufgefordert, beim zu prüfenden Fuß aktiv eine Flexion der lateralen Zehen durchzuführen, indem er die Zehen über den Finger der Therapeutin bewegt, welcher unterhalb der MTP-Gelenke der lateralen Zehen liegt. Ein Mitbewegen der Großzehe ist erlaubt.

▶ Viele Patienten können

- die Bewegung der Zehen in den MTP- und in den IP-Gelenken nicht trennen, weshalb die Flexion insgesamt geprüft wird und
- die Bewegung der lateralen Zehen nicht von der Bewegung der Großzehe trennen. Eine gleichzeitige Flexion der Großzehe beim Testen ist deshalb erlaubt.

Bewertung	
mM0	Keine Muskelkontraktion palpabel oder sichtbar
mM1	Muskelkontraktion palpabel oder sichtbar, aber kein Bewegungsausschlag
mM1+	Selektiver Bewegungsausschlag, < 50 % des geprüften passiven ROM
mM2−	Selektiver Bewegungsausschlag, > 50 % des geprüften passiven ROM
mM2	Selektiver, endgradiger Bewegungsausschlag

Kriterien zur Spastikkontrolle für die Bewertung mM0 bis mM2
- **Beim Testbein**
  - Im Fuß darf es zu keiner supinatorischen Bewegung kommen.
  - Bei der Großzehe darf es zu keiner extensorischen Bewegung kommen.
- **Weitere Kriterien**
  - Das nicht geprüfte Bein verändert seine Stellung nicht.

24.2 Prüfung mit Einwirkung der Schwerkraft (mM2+ bis mM5)

Ausgangsstellung: Bauchlage (Abb. 24.3a)
- Die Füße werden mit einem Kissen oder einer (Halb)rolle unterlagert.
- Bei einer Flexionskontraktur im Hüftgelenk wird der Bauch mit einem Kissen unterlagert.
- Die Arme liegen entspannt.
- Der Kopf liegt in einer individuell bequemen Stellung seitlich oder hat mit der Stirne Kontakt mit der Behandlungsliege.

Anpassung wenn die Bauchlage nicht möglich ist
- Stand vor einer Behandlungsliege (Abb. 24.3b).
- Der Patient stützt mit den Unterarmen auf der Behandlungsliege.
- Der Unterschenkel des zu prüfenden Beines liegt auf einem Stuhl. Der Fuß ist überhängend.
- Das Kniegelenk des nicht zu prüfenden Beins ist deblockiert.

Durchführung und Bewertung in der definierten Mittelstellung (mM2+, mM3−) (Abb. 24.4 und Video in Abb. 24.4)
Die Therapeutin fixiert den Fuß in einer leichten Plantarflexion und bewegt *die Zehen* passiv *in eine leichte (5°) Flexionsstellung*. Danach soll der Patient die Stellung der Zehen aktiv halten.

Bewertung	
mM2+	Die Zehen sinken beim Halteversuch langsam nach unten
mM3−	Die Zehen können in der vorgegebenen Position für 3 s gehalten werden

Durchführung und Bewertung in der Endstellung (mM3 bis mM5) (Abb. 24.5 und Video in Abb. 24.5)
Die Therapeutin fixiert den Fuß in einer leichten Plantarflexion und flektiert die Zehen passiv bis zur Endstellung. Die Stellung der Zehen soll danach vom Patienten aktiv gehalten werden.

Bei den Prüfungen mit Widerstand wird der Widerstand an den lateralen Zehen von plantar gegeben.

▶ In der Endstellung muss eine gelenkspezifische minimale physiologische Abweichung toleriert werden.

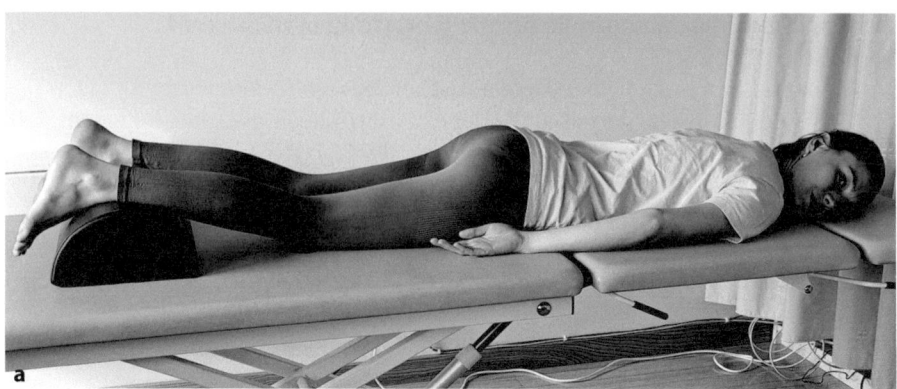

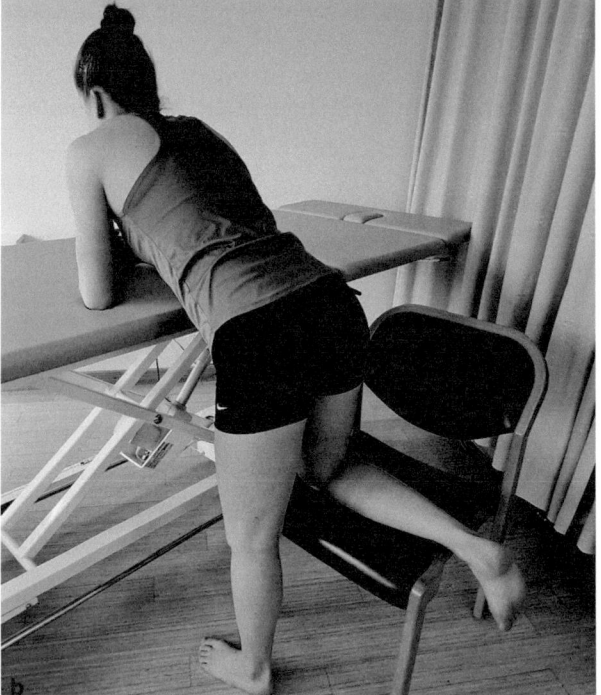

Abb. 24.3 Flexion Zehen II–V. **a** Ausgangsstellung zur Prüfung mit Einwirkung der Schwerkraft, **b** Mögliche Anpassung der Ausgangsstellung

Bewertung	
mM3	Die Position der Zehen kann für 3 s gehalten werden
mM3+	Die Position der Zehen kann bei leichtem Widerstand für 1 s gehalten werden
mM4	Die Position der Zehen kann bei mittlerem Widerstand für 1 s gehalten werden
mM4+	Die Position der Zehen kann bei starkem Widerstand für 1 s gehalten werden
mM5	Die Position der Zehen kann bei maximalem Widerstand für 1 s gehalten werden

24.2 Prüfung mit Einwirkung der Schwerkraft (mM2+ bis mM5)

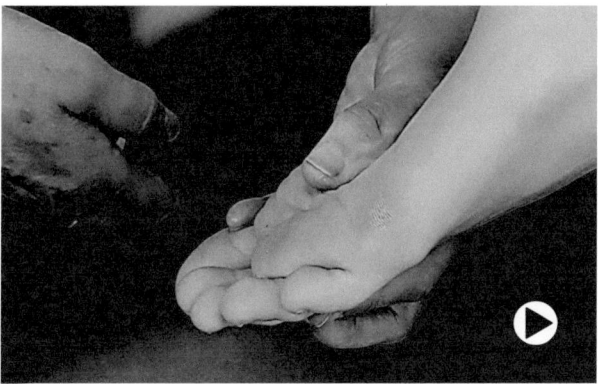

Abb. 24.4 Flexion Zehen II–V: Prüfung in der definierten Mittelstellung
(▶ https://doi.org/10.1007/000-byz)

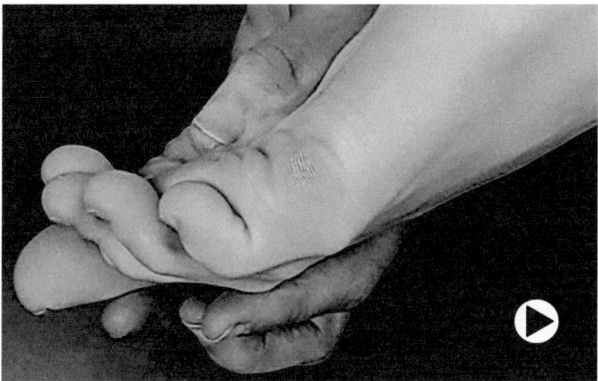

Abb. 24.5 Flexion Zehen II–V: Prüfung in der Endstellung (▶ https://doi.org/10.1007/000-bz1)

Kriterien zur Spastikkontrolle für die Bewertung mM2+ bis mM5
- **Beim Testbein**
  - Die Stellung im Kniegelenk bleibt unverändert.
  - Im Fuß darf es zu keiner supinatorischen Bewegung und/oder verstärkten Plantarflexion kommen.
  - Bei der Großzehe darf es zu keiner extensorischen Bewegung kommen.
- **Weitere Kriterien**
  - Das nicht geprüfte Bein verändert seine Stellung nicht.

Teil IV
Prüfung der selektiven Kraft der Skapulamuskulatur

Abduktion und kraniale Rotation Scapula 25

▶ Hauptmuskulatur M. serratus

25.1 Prüfung ohne Einwirkung der Schwerkraft (mM0 bis mM2)

Ausgangsstellung: Sitz vor einer Behandlungsliege (Abb. 25.1)
Als Unterstützung kann ein Gleittuch über die Behandlungsliege gelegt werden, damit der Reibungswiderstand möglichst gering ist.

- Der zu prüfende Arm liegt in 90°-Flexion ausgestreckt auf dem Tisch.
- Die Handfläche zeigt nach unten.
- Die Fersen stehen mindestens hüftgelenkbreit unter den Knien. Die Füße haben mit der ganzen Fußsohle Bodenkontakt.
- Zur verbesserten Stabilität kann das Gewicht des Rumpfs mit einem Lagerungskissen vor dem Bauch abgegeben werden.
- Der nicht zu prüfende Arm hängt frei oder liegt mit der Hand auf dem gleichseitigen Oberschenkel.

▶ Für eine bessere Stabilisation der Hüftgelenke kann ein Ball oder Kissen zwischen Kniegelenke bzw. Oberschenkel platziert werden, sodass die Knie nicht nach medial abweichen.

Durchführung und Bewertung (Abb. 25.2 und Video in Abb. 25.2)
Zur Beurteilung des passiven ROM der Abduktion und kraniale Rotation der Scapula und zur Bewegungswahrnehmung führt die Therapeutin die Bewegung zuerst passiv durch.

Ergänzende Information Die elektronische Version dieses Kapitels enthält Zusatzmaterial, auf das über folgenden Link zugegriffen werden kann https://doi.org/10.1007/978-3-662-68029-2_25. Die Videos lassen sich durch Anklicken des DOI Links in der Legende einer entsprechenden Abbildung abspielen, oder indem Sie diesen Link mit der SN More Media App scannen.

© Der/die Autor(en), exklusiv lizenziert an Springer-Verlag GmbH, DE, ein Teil von Springer Nature 2024
R. Steinlin Egli, *Modifizierte Muskelfunktionsprüfung bei Multipler Sklerose*,
https://doi.org/10.1007/978-3-662-68029-2_25

Abb. 25.1 Abduktion und kraniale Rotation Scapula: Ausgangsstellung zur Prüfung ohne Einwirkung der Schwerkraft

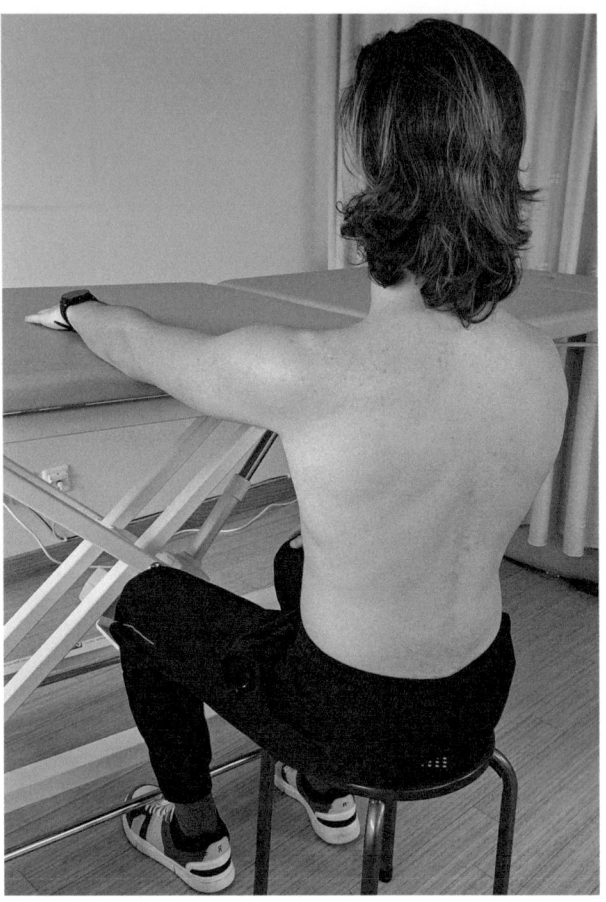

Der Patient wird danach aufgefordert, den zu prüfenden Arm aktiv auf der Behandlungsliege nach vorne zu schieben.

Bewertung	
mM0	Keine Muskelkontraktion palpabel oder sichtbar
mM1	Muskelkontraktion palpabel oder sichtbar, aber kein Bewegungsausschlag
mM1+	Selektiver Bewegungsausschlag, < 50 % des geprüften passiven ROM
mM2−	Selektiver Bewegungsausschlag, > 50 % des geprüften passiven ROM
mM2	Selektiver, endgradiger Bewegungsausschlag

Kriterien zur Spastikkontrolle für die Bewertung mM0 bis mM2
- **Beim Testarm**
  - Die Stellung im Ellbogen bleibt unverändert, es darf zu keiner flexorischen Bewegung kommen.
  - Hand und Finger liegen entspannt auf der Unterlage. Anzeichen von Anspannung und Fixationen können bei Aufforderung korrigiert werden.

25.2 Prüfung mit Einwirkung der Schwerkraft (mM2+ bis mM5)

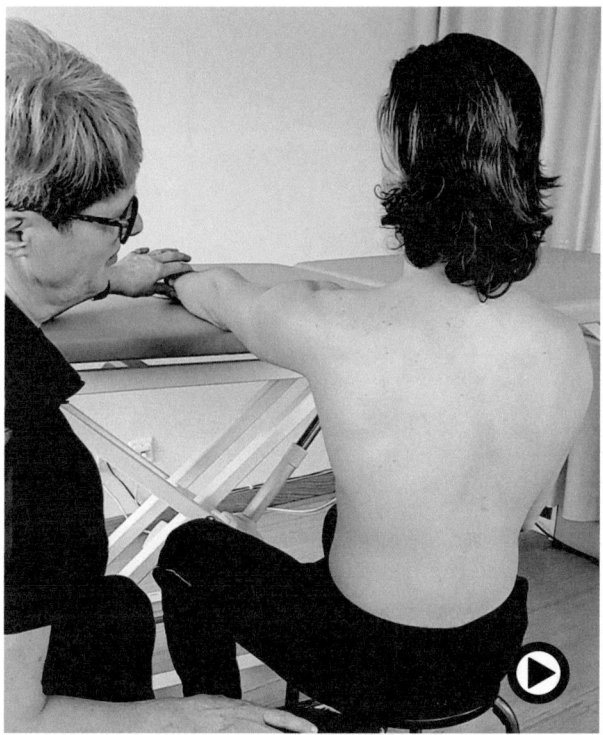

Abb. 25.2 Abduktion und kraniale Rotation Scapula: Endstellung bei der Prüfungsdurchführung ohne Einwirkung der Schwerkraft (▶ https://doi.org/10.1007/000-bz4)

- **Weitere Kriterien**
  - Die Stellung des Oberkörpers bleibt unverändert.
  - Die Kniegelenke dürfen nicht nach medial abweichen bzw. gegen den Ball oder das Kissen drücken.
  - Die Stellung der Füße bleibt unverändert, die Fersen behalten den Bodenkontakt.

25.2 Prüfung mit Einwirkung der Schwerkraft (mM2+ bis mM5)

Ausgangsstellung: Rückenlage (Abb. 25.3)
- Die Beine sind beidseits mit einer Knierolle oder (Halb)rolle unterlagert. Bei deutlichem Extensionstonus der unteren Extremitäten werden die Beine auf einem Block gelagert.
- Der Kopf hat dorsalen Kontakt mit der Unterlage, bei Bedarf mit einem Kissen unterlagert.

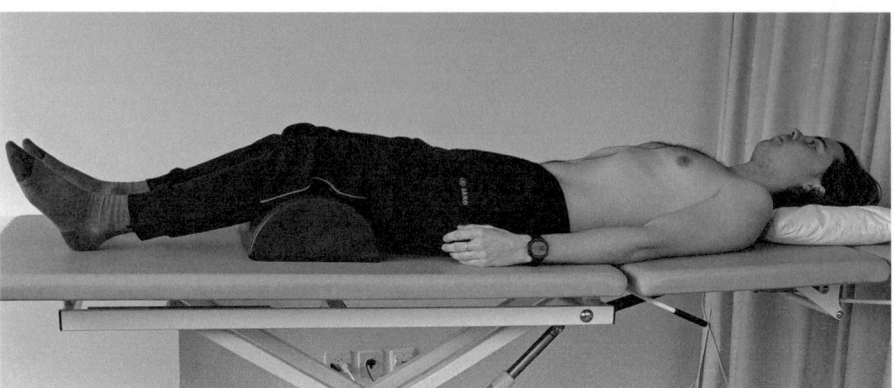

Abb. 25.3 Abduktion und kraniale Rotation Scapula: Ausgangsstellung zur Prüfung mit Einwirkung der Schwerkraft

- Die Arme liegen entspannt neben dem Körper.
- Der Kopf hat dorsalen Kontakt mit der Unterlage, bei Bedarf mit einem Kissen unterlagert.

Durchführung und Bewertung in der definierten Mittelstellung (mM2+, mM3−) (Abb. 25.4 und Video in Abb. 25.4)
Der zu prüfende *Arm* wird passiv, bei Bedarf mit Fixierung des deblockierten Ellbogengelenks, nach oben geführt, bis sich *die Scapula von der Unterlage abhebt*. Danach soll der Patient diese Stellung aktiv halten.

Bewertung	
mM2+	Die Schulter sinkt beim Halteversuch langsam nach unten
mM3−	Die Schulter kann in der vorgegebenen Position für 3 s gehalten werden

Durchführung und Bewertung in der Endstellung (mM3 bis mM5) (Abb. 25.5 und Video in Abb. 25.5)
Der Arm wird passiv, bei Bedarf mit Fixierung des deblockierten Ellbogens, bis zur Endstellung nach oben geführt. Danach soll der Patient diese Stellung aktiv halten.

Bei den Prüfungen mit Widerstand wird der Widerstand proximal am Ellbogen gegeben.

▶ In der Endstellung muss eine gelenkspezifische minimale physiologische Abweichung toleriert werden.

25.2 Prüfung mit Einwirkung der Schwerkraft (mM2+ bis mM5)

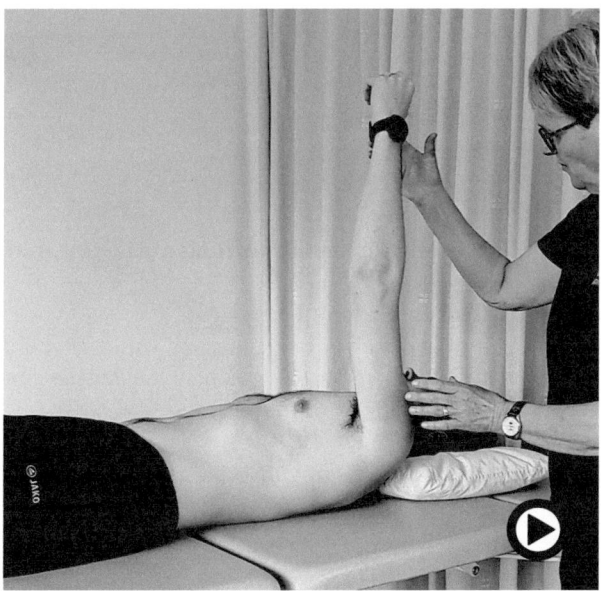

Abb. 25.4 Abduktion und kraniale Rotation Scapula: Prüfung in der definierten Mittelstellung
(▶ https://doi.org/10.1007/000-bz3)

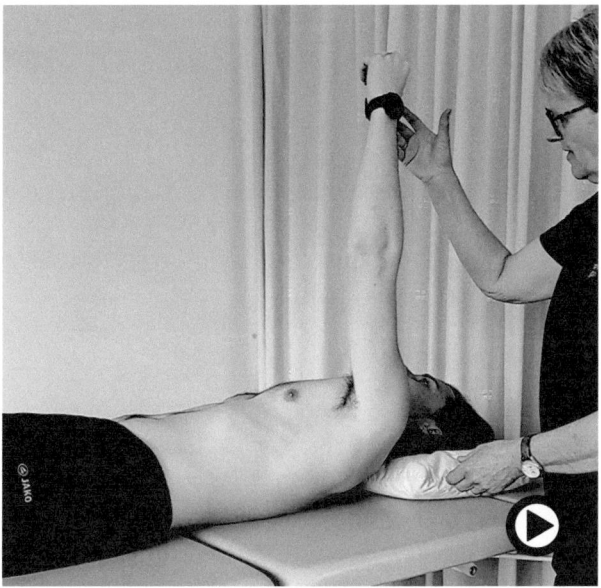

Abb. 25.5 Abduktion und kraniale Rotation Scapula: Prüfung in der Endstellung
(▶ https://doi.org/10.1007/000-bz2)

Bewertung	
mM3	Der Arm kann in der Endstellung für 3 s gehalten werden
mM3+	Der Arm kann in der Endstellung bei leichtem Widerstand für 1 s gehalten werden
mM4	Der Arm kann in der Endstellung bei mittlerem Widerstand für 1 s gehalten werden
mM4+	Der Arm kann in der Endstellung bei starkem Widerstand für 1 s gehalten werden
mM5	Der Arm kann in der Endstellung bei maximalem Widerstand für 1 s gehalten werden

Kriterien zur Spastikkontrolle für die Bewertung mM2+ bis mM5
- **Beim Testarm**
  - Die Stellung im Ellbogen bleibt unverändert.
  - Es darf zu keiner supinatorischen Bewegung im Unterarm kommen.
  - Hand und Finger bleiben entspannt. Anzeichen von Anspannung und Fixationen können bei Aufforderung korrigiert werden.
- **Weitere Kriterien**
  - Die Stellung des Oberkörpers bleibt unverändert.
  - Der Abstand der Kniegelenke verändert sich nicht.
  - Die Fersen behalten den Bodenkontakt.

Adduktion Scapula 26

▶ **Hauptmuskulatur** M. trapezius pars transversus und M. rhomboideus major

26.1 Prüfung ohne Einwirkung der Schwerkraft (mM0 bis mM2)

Ausgangsstellung: Sitz neben einer Behandlungsliege (Abb. 26.1)
Als Unterstützung kann ein Gleittuch über die Behandlungsliege gelegt werden, damit der Reibungswiderstand möglichst gering ist.

- Die Beckenlängsachse steht vertikal bzw. in der bestmöglichen Aufrichtung.
- Der zu prüfende Arm liegt in Mittelstellung zwischen Flexion und Abduktion auf der Behandlungsliege.
- Die Handfläche zeigt nach unten.
- Die Fersen stehen mindestens hüftgelenkbreit unter den Knien. Die Füße haben mit der ganzen Fußsohle Bodenkontakt.
- Der nicht zu prüfende Arm liegt mit der Hand auf dem gleichseitigen Oberschenkel.

▶ Zur Unterstützung der Rumpfstabilität kann auch ein angelehnter Sitz mit lumbaler Unterstützung gewählt werden.

▶ Für eine bessere Stabilisation der Hüftgelenke kann ein Ball oder Kissen zwischen Kniegelenke bzw. Oberschenkel platziert werden, sodass die Knie nicht nach medial abweichen.

Ergänzende Information Die elektronische Version dieses Kapitels enthält Zusatzmaterial, auf das über folgenden Link zugegriffen werden kann https://doi.org/10.1007/978-3-662-68029-2_26. Die Videos lassen sich durch Anklicken des DOI Links in der Legende einer entsprechenden Abbildung abspielen, oder indem Sie diesen Link mit der SN More Media App scannen.

Abb. 26.1 Adduktion Scapula: Ausgangsstellung zur Prüfung ohne Einwirkung der Schwerkraft

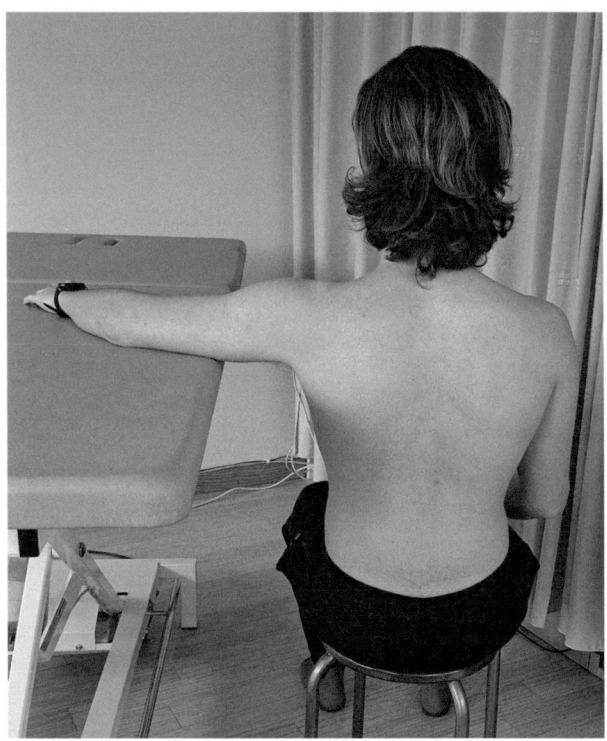

Durchführung und Bewertung (Abb. 26.2 und Video in Abb. 26.2)
Zur Beurteilung des passiven ROM der Scapulaadduktion und zur Bewegungswahrnehmung führt die Therapeutin die Bewegung zuerst passiv durch.

Der Patient wird danach aufgefordert, den zu prüfenden Arm aktiv in die volle transversale Abduktion zu führen und dabei die Scapula zu adduzieren.

Bewertung	
mM0	Keine Muskelkontraktion palpabel oder sichtbar
mM1	Muskelkontraktion palpabel oder sichtbar, aber kein Bewegungsausschlag
mM1+	Selektiver Bewegungsausschlag, < 50 % des geprüften passiven ROM
mM2−	Selektiver Bewegungsausschlag, > 50 % des geprüften passiven ROM
mM2	Selektiver, endgradiger Bewegungsausschlag

Kriterien zur Spastikkontrolle für die Bewertung mM0 bis mM2
- **Beim Testarm**
  - Die Stellung im Ellbogen bleibt unverändert.
  - Hand und Finger liegen entspannt auf der Unterlage. Anzeichen von Anspannung und Fixationen können bei Aufforderung korrigiert werden.

26.2 Prüfung mit Einwirkung der Schwerkraft (mM2+ bis mM5)

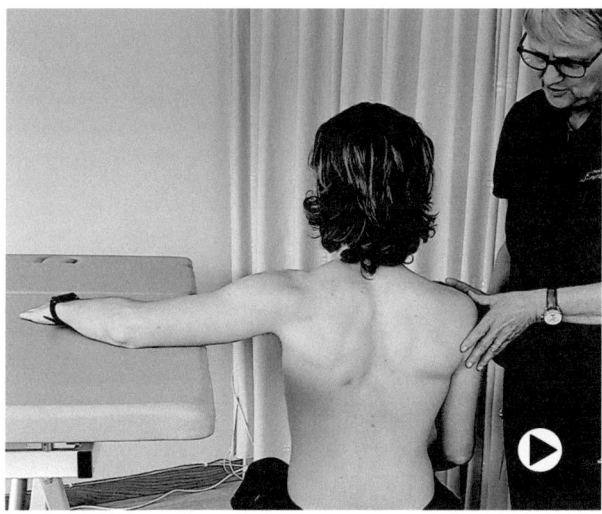

Abb. 26.2 Adduktion Scapula: Endstellung bei der Prüfungsdurchführung ohne Einwirkung der Schwerkraft (▶ https://doi.org/10.1007/000-bz6)

- **Weitere Kriterien**
  - Die Stellung des Oberkörpers bleibt unverändert.
  - Die Kniegelenke dürfen nicht nach medial abweichen bzw. gegen den Ball oder das Kissen drücken.
  - Die Stellung der Füße bleibt unverändert, die Fersen behalten den Bodenkontakt.

26.2 Prüfung mit Einwirkung der Schwerkraft (mM2+ bis mM5)

Ausgangsstellung: Bauchlage (Abb. 26.3a)
- Der Kopf ist zu einer Seite gedreht oder hat mit der Stirn Kontakt mit der Behandlungsliege.
- Die Füße werden mit einem Kissen oder einer (Halb)rolle unterlagert.
- Bei einer Flexionskontraktur im Hüftgelenk wird der Bauch mit einem Kissen unterlagert.
- Der nicht zu prüfende Arm liegt neben dem Körper.
- Beim zu prüfenden Arm liegt der Oberarm auf der Unterlage, im Humeroscapulargelenk in Abduktion und bei Bedarf mit einem Kissen unterlagert. Der Unterarm hängt, im Ellbogen flektiert, frei.

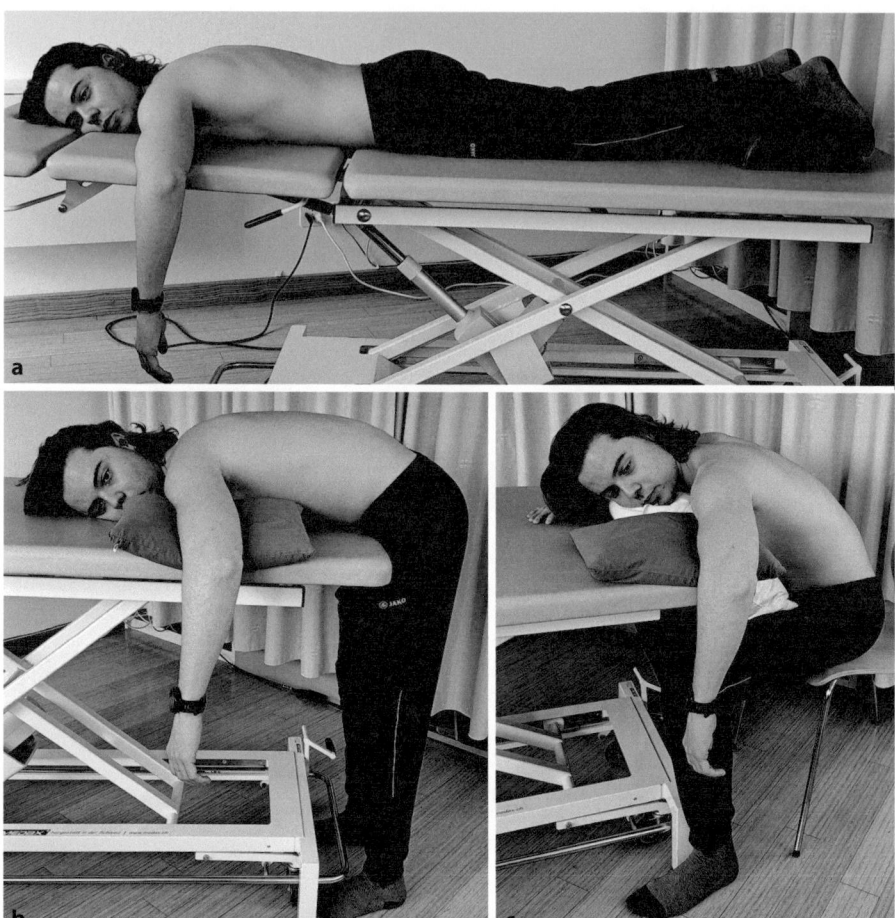

Abb. 26.3 Adduktion Scapula. **a** Ausgangsstellung zur Prüfung mit Einwirkung der Schwerkraft, **b**, **c** Mögliche Anpassung der Ausgangsstellung

Anpassung der Ausgangsstellung, wenn Bauchlage nicht möglich ist (Abb. 26.3b, c)
- Stand oder Sitz vor der Behandlungsliege.
- Für die Ausgangsstellung im Stand ist die Höhe der Behandlungsliege auf Hüftgelenkhöhe eingestellt. Die Kniegelenke sind deblockiert. Der Oberkörper und der nicht zu prüfende Arm liegen auf der Behandlungsliege, bei Bedarf mit Kissen unterlagert.
- Im Sitz stehen die Fersen mindestens hüftgelenkbreit unter den Knien. Die Füße haben mit der ganzen Fußsohle Bodenkontakt. Der Oberkörper wird bestmöglich nach vorne zur Behandlungsliege geneigt und mit Lagerungskissen unterstützt.

26.2 Prüfung mit Einwirkung der Schwerkraft (mM2+ bis mM5)

Abb. 26.4 Adduktion Scapula: Prüfung in der definierten Mittelstellung
(▶ https://doi.org/10.1007/000-bz5)

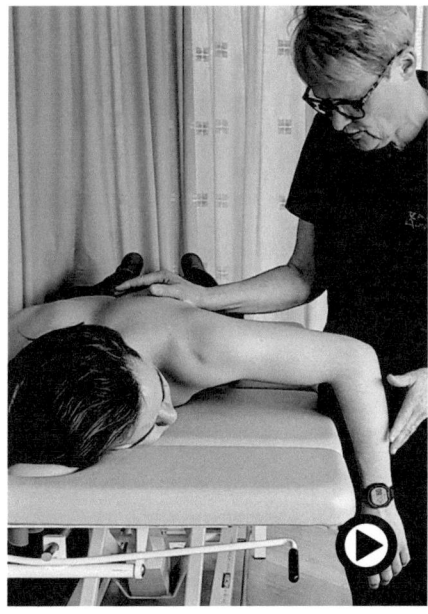

- Beim zu prüfenden Arm liegt der Oberarm, im Humeroscapulargelenk in Abduktion, auf der Unterlage und bei Bedarf unterlagert mit einem Kissen. Der Unterarm hängt, im Ellbogen flektiert, frei.

▶ Im Sitz kann für eine bessere Stabilisation der Hüftgelenke ein Ball oder Kissen zwischen Kniegelenke bzw. Oberschenkel platziert werden, sodass die Knie nicht nach medial abweichen.

Durchführung und Bewertung in der definierten Mittelstellung (mM2+, mM3−) (Abb. 26.4 und Video in Abb. 26.4)
Der *Oberarm* wird passiv *in eine horizontale Lage geführt* und *die Scapula* wird *zur Wirbelsäule verschoben*. Der Unterarm bleibt vertikal hängen. Danach soll der Patient Arm und Scapula in dieser Stellung aktiv halten.

Bewertung	
mM2+	Der Abstand des medialen Scapularands zur Wirbelsäule verändert sich nicht. **Bei einer Schwäche im Schultergelenk wird der Oberarm für die Bewertung von mM2+ von der Therapeutin unterstützt**
mM3−	Arm und Scapula können in der vorgegebenen Position für 3 s gehalten werden. **Bei einer Schwäche im Schultergelenk muss der Patient die Stellung der Scapula halten, während die Unterstützung am Oberarm durch die Therapeutin sukzessive nachlässt**

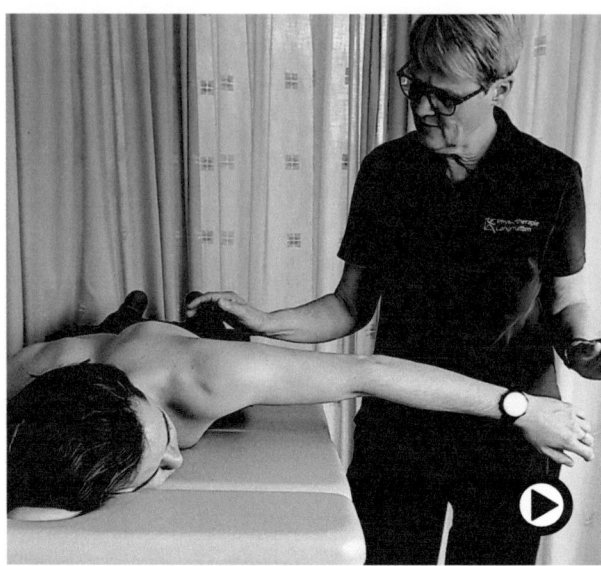

Abb. 26.5 Adduktion Scapula: Prüfung in der Endstellung (▶ https://doi.org/10.1007/000-bz7)

Durchführung und Bewertung in der Endstellung (mM3 bis mM5) (Abb. 26.5 und Video in Abb. 26.5)
Unterarm und Oberarm werden passiv, im Ellbogen deblockiert, bis zur Horizontalen nach oben geführt und die Scapula wird zur Wirbelsäule verschoben. Danach soll der Patient zuerst die Stellung der Scapula und danach auch des Armes aktiv halten.

▶ Ist die volle Extension im Ellbogen durch eine Schwäche des Triceps brachialis verunmöglicht, kann die Therapeutin den Unterarm leicht unterstützen. Dies muss im Protokoll vermerkt werden.

Bei den Prüfungen auf Widerstand wird der Widerstand am medialen Scapularand (ohne Druck auf den Oberarm) gegeben.

▶ In der Endstellung muss eine gelenkspezifische minimale physiologische Abweichung toleriert werden.

Bewertung	
mM3	Arm und Scapula können in der Endstellung für 3 s gehalten werden
mM3+	Arm und Scapula können in der Endstellung bei leichtem Widerstand für 1 s gehalten werden
mM4	Arm und Scapula können in der Endstellung bei mittlerem Widerstand für 1 s gehalten werden
mM4+	Arm und Scapula können in der Endstellung bei starkem Widerstand für 1 s gehalten werden
mM5	Arm und Scapula können in der Endstellung bei maximalem Widerstand für 1 s gehalten werden

Kriterien zur Spastikkontrolle für die Bewertung mM2+ bis mM5
- **Beim Testarm**
  - Keine Flexionsaktivität im Ellbogen.
  - Hand und Finger bleiben entspannt. Anzeichen von Anspannung und Fixationen können bei Aufforderung korrigiert werden.
- **Weitere Kriterien**
  - Für die Prüfung in Bauchlage:
    Die Stellung der Beine und des Oberkörpers bleibt unverändert.
  - Für die Prüfung im Stand:
    Beide Kniegelenke bleiben deblockiert.
    Die Fersen behalten den Bodenkontakt.
  - Für die Prüfung im Sitz:
    Die Fersen behalten den Bodenkontakt und bleiben unter den Kniegelenken.
    Die Kniegelenke dürfen nicht nach medial abweichen bzw. gegen den Ball oder das Kissen drücken.

27 Adduktion und kaudale Rotation Scapula

▶ **Hauptmuskulatur** M. rhomboideus major und M. rhomboideus minor

27.1 Prüfung ohne Einwirkung der Schwerkraft (mM0 bis mM2)

Ausgangsstellung: Sitz auf einer Behandlungsliege (Abb. 27.1)
- Die Körperlängsachse ist bestmöglich eingeordnet.
- Die Fersen stehen mindestens hüftgelenkbreit unter den Kniegelenken. Die Füße haben mit der ganzen Sohle Bodenkontakt.
- Der Arm der zu prüfenden Seite liegt in Innenrotation im Humeroscapulargelenk auf dem Rücken, Finger/Hand haben Kontakt mit der Behandlungsliege.
- Beim Arm der nicht geprüften Seite liegt die Hand auf dem gleichseitigen Oberschenkel.

▶ Für eine bessere Stabilisation der Hüftgelenke kann ein Ball oder Kissen zwischen Kniegelenke bzw. Oberschenkel platziert werden, sodass die Knie nicht nach medial abweichen.

Durchführung und Bewertung (Abb. 27.2 und Video in Abb. 27.2)
Zur Beurteilung des passiven ROM der Adduktion und kaudalen Rotation der Scapula und zur Bewegungswahrnehmung führt die Therapeutin die Bewegung zuerst passiv durch.

Der Patient wird danach aufgefordert, auf der zu prüfenden Seite aktiv die Scapula nach unten Richtung Wirbelsäule zu verschieben.

Ergänzende Information Die elektronische Version dieses Kapitels enthält Zusatzmaterial, auf das über folgenden Link zugegriffen werden kann https://doi.org/10.1007/978-3-662-68029-2_27. Die Videos lassen sich durch Anklicken des DOI Links in der Legende einer entsprechenden Abbildung abspielen, oder indem Sie diesen Link mit der SN More Media App scannen.

Abb. 27.1 Adduktion und kaudale Rotation Scapula: Ausgangsstellung zur Prüfung ohne Einwirkung der Schwerkraft

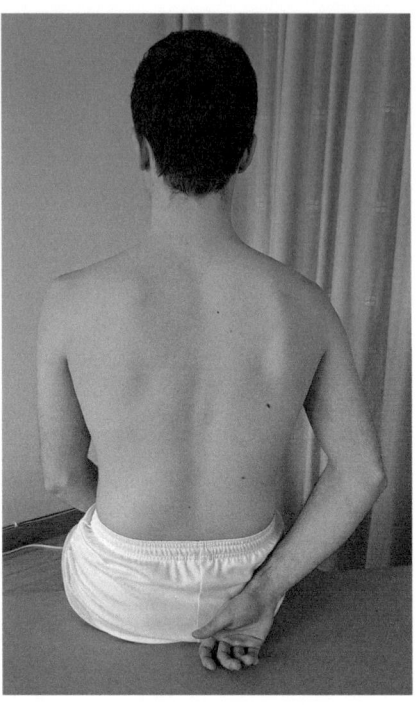

Bewertung	
mM0	Keine Muskelkontraktion palpabel oder sichtbar
mM1	Muskelkontraktion palpabel oder sichtbar, aber kein Bewegungsausschlag
mM1+	Selektiver Bewegungsausschlag, < 50 % des geprüften passiven ROM
mM2−	Selektiver Bewegungsausschlag, > 50 % des geprüften passiven ROM
mM2	Selektiver, endgradiger Bewegungsausschlag

Kriterien zur Spastikkontrolle für die Bewertung mM0 bis mM2
- **Beim Arm der zu prüfenden Seite**
  - Die Stellung im Ellbogen bleibt unverändert, es darf zu keiner flexorischen Bewegung kommen.
  - Hand und Finger bleiben entspannt. Anzeichen von Anspannung und Fixationen können bei Aufforderung korrigiert werden.
- **Weitere Kriterien**
  - Die Stellung der Beine verändert sich nicht.
  - Die Stellung der Füße bleibt unverändert, die Fersen behalten den Bodenkontakt.
  - Die Kniegelenke dürfen nicht nach medial abweichen, bzw. gegen den Ball oder das Kissen drücken.

27.2 Prüfung mit Einwirkung der Schwerkraft (mM2+ bis mM5)

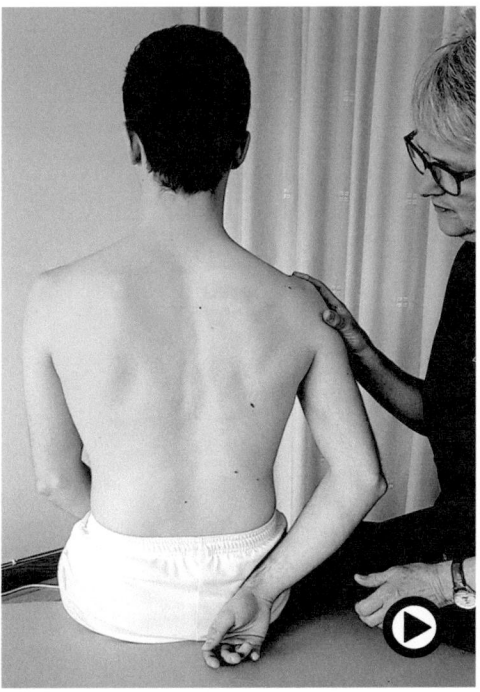

Abb. 27.2 Adduktion Scapula: Endstellung bei der Prüfungsdurchführung ohne Einwirkung der Schwerkraft (▶ https://doi.org/10.1007/000-bz9)

27.2 Prüfung mit Einwirkung der Schwerkraft (mM2+ bis mM5)

Ausgangsstellung: Bauchlage (Abb. 27.3a)
- Der Kopf ist zu einer Seite gedreht oder hat mit der Stirn Kontakt mit der Behandlungsliege.
- Die Füße werden mit einem Kissen oder einer (Halb)rolle unterlagert.
- Bei einer Flexionskontraktur im Hüftgelenk wird der Bauch mit einem Kissen unterlagert.
- Der Arm der nicht geprüften Seite liegt neben dem Körper.
- Der Arm der zu prüfenden Seite liegt in Innenrotation im Humeroscapulargelenk mit dem Unterarm auf dem Rücken. Bei Bedarf unterlagert mit einem Kissen.
- Die Schultern haben ventralen Kontakt mit der Behandlungsliege bzw. dem Lagerungskissen.

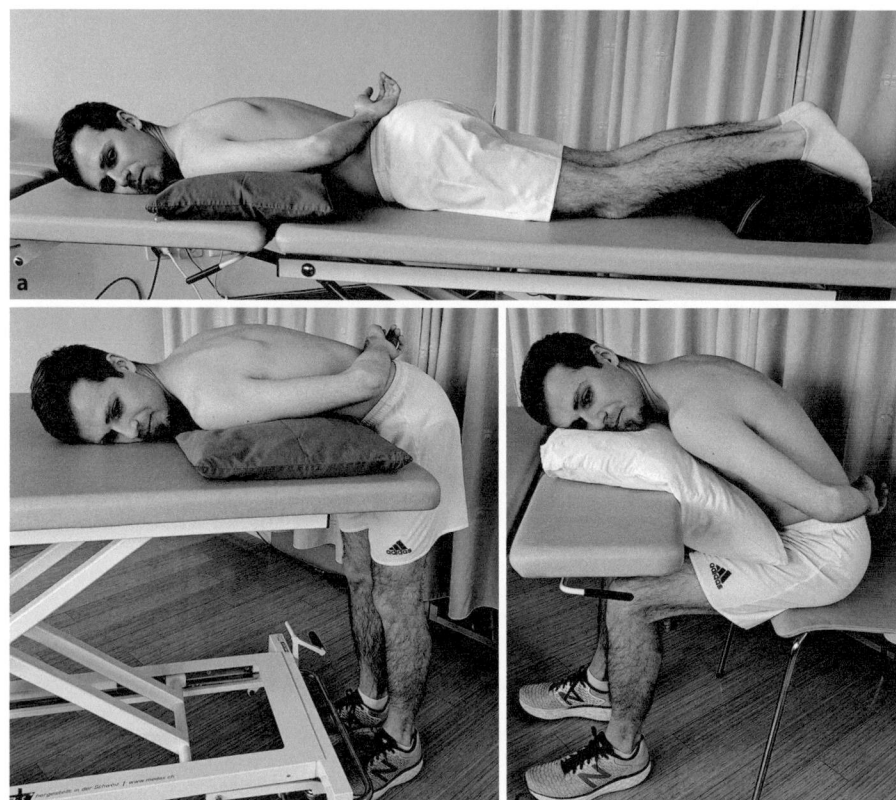

Abb. 27.3 Adduktion Scapula. **a** Ausgangsstellung zur Prüfung mit Einwirkung der Schwerkraft, **b**, **c** Mögliche Anpassung der Ausgangsstellung

Anpassung der Ausgangsstellung, wenn die Bauchlage nicht möglich ist (Abb. 27.3b, c)

- Stand oder Sitz vor der Behandlungsliege.
- Für die Ausgangsstellung im Stand ist die Höhe der Behandlungsliege auf Hüftgelenkhöhe eingestellt. Die Kniegelenke sind deblockiert. Der Oberköper und der Arm der nicht geprüften Seite liegen auf der Behandlungsliege. Bei Bedarf mit Kissen unterlagert.
- Im Sitz stehen die Fersen mindestens hüftgelenkbreit unter den Knien. Die Füße haben mit der ganzen Fußsohle Bodenkontakt. Der Oberköper wird bestmöglich nach vorne zur Behandlungsliege geneigt und mit Lagerungskissen unterstützt.
- Der Arm der zu prüfenden Seite liegt in Innenrotation im Humeroscapulargelenk mit dem Unterarm auf dem Rücken.
- Die Schultern haben ventralen Kontakt mit der Behandlungsliege oder werden bei Bedarf mit einem Kissen unterstützt.

Abb. 27.4 Adduktion Scapula: Prüfung in der definierten Mittelstellung (▶ https://doi.org/10.1007/000-bz8)

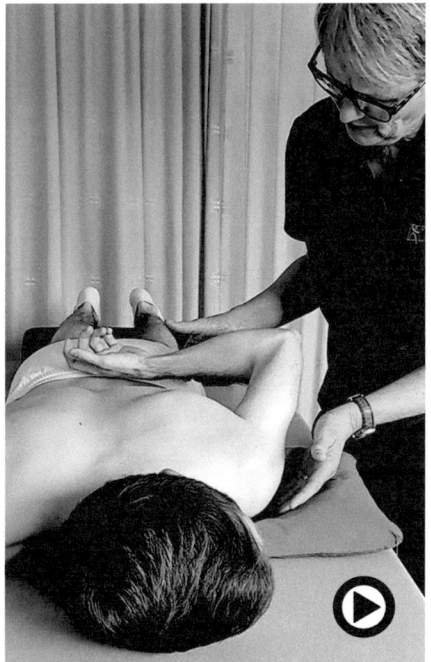

▶ Im Sitz kann für eine bessere Stabilisation der Hüftgelenke ein Ball oder Kissen zwischen Kniegelenke bzw. Oberschenkel platziert werden, sodass die Knie nicht nach medial abweichen.

Durchführung und Bewertung in der definierten Mittelstellung (mM2+, mM3−) (Abb. 27.4 und Video in Abb. 27.4)
Die *Scapula* wird adduziert, sodass *der Abstand vom medialen Scapularand zur Wirbelsäule im Vergleich zur Ruhestellung halb so groß ist*. Danach wird der *Arm* passiv angehoben, bis er *keinen Kontakt mehr mit dem Rücken hat*.

Bewertung	
mM2+	Die Scapula verschiebt sich beim Halteversuch langsam nach lateral. **Für die Bewertung von mM2+ wird bei einer Schwäche im Schultergelenk der Arm von der Therapeutin unterstützt**
mM3−	Arm und Scapula können in der vorgegebenen Position für 3 s gehalten werden. **Für die Bewertung von mM3− muss der Patient bei einer Schwäche im Schultergelenk die Stellung der Scapula halten, während die Unterstützung am Arm durch die Therapeutin sukzessive nachläßt**

Durchführung und Bewertung in der Endstellung (mM3 bis mM5) (Abb. 27.5 und Video in Abb. 27.5)
Die Scapula wird passiv maximal adduziert. Danach wird der Arm passiv bis zur Endstellung angehoben.

Abb. 27.5 Adduktion Scapula: Prüfung in der Endstellung (▶ https://doi.org/10.1007/000-bza)

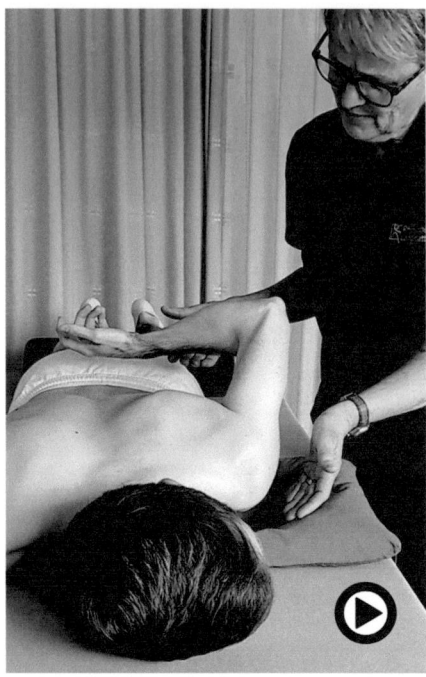

Bei den Prüfungen auf Widerstand wird der Widerstand am medialen Scapularand mit Druck nach außen und leichter Drehung nach unten gegeben.

▶ In der Endstellung muss eine gelenkspezifische minimale physiologische Abweichung toleriert werden.

Bewertung	
mM3	Arm und Scapula können in der Endstellung für 3 s gehalten werden
mM3+	Arm und Scapula können in der Endstellung bei leichtem Widerstand für 1 s gehalten werden
mM4	Arm und Scapula können in der Endstellung bei mittlerem Widerstand für 1 s gehalten werden
mM4+	Arm und Scapula können in der Endstellung bei starkem Widerstand für 1 s gehalten werden
mM5	Arm und Scapula können in der Endstellung bei maximalem Widerstand für 1 s gehalten werden

Kriterien zur Spastikkontrolle für die Bewertung mM2+ bis mM5
- **Beim Testarm**
  - Die Stellung im Ellbogen bleibt unverändert.
  - Finger/Hand zeigen keine Anzeichen von übermäßiger Anspannung und Fixationen können bei Aufforderung korrigiert werden.

27.2 Prüfung mit Einwirkung der Schwerkraft (mM2+ bis mM5)

- **Weitere Kriterien**
  - Für die Prüfung in Bauchlage:
    Die Stellung der Beine und des Oberkörpers bleibt unverändert.
  - Für die Prüfung im Stand:
    Beide Kniegelenke bleiben deblockiert.
    Die Fersen behalten den Bodenkontakt.
  - Für die Prüfung im Sitz:
    Die Fersen behalten den Bodenkontakt und bleiben unter den Kniegelenken.
    Die Kniegelenke dürfen nicht nach medial abweichen, bzw. gegen den Ball oder das Kissen drücken.

Depression und Adduktion Scapula 28

▸ Hauptmuskulatur M. trapezius pars ascendens

28.1 Prüfung ohne Einwirkung der Schwerkraft (mM0 bis mM2)

Ausgangsstellung: Bauchlage (Abb. 28.1a)
- Der Kopf ist zu einer Seite gedreht oder hat mit der Stirn Kontakt mit der Behandlungsliege.
- Die Füße werden mit einem Kissen oder einer (Halb)rolle unterlagert.
- Bei einer Flexionskontraktur im Hüftgelenk wird der Bauch mit einem Kissen unterlagert.
- Der Arm der nicht geprüften Seite liegt neben dem Körper.
- Der Arm der zu prüfenden Seite liegt auf der Unterlage, in der Verlängerung des Faserverlaufs des M. trapezius pars ascendens; bei Bedarf unterlagert mit einem Kissen.

Anpassung der Ausgangsstellung, wenn die Bauchlage nicht möglich ist (Abb. 28.1b, c)
- Stand oder Sitz vor der Behandlungsliege.
- Für die Ausgangsstellung im Stand ist die Höhe der Behandlungsliege auf Hüftgelenkhöhe eingestellt. Die Kniegelenke sind deblockiert. Der Oberköper und der Arm der nicht geprüften Seite liegen auf der Behandlungsliege, bei Bedarf mit Kissen unterlagert.
- Im Sitz stehen die Fersen mindestens hüftgelenkbreit unter den Knien. Die Füße haben mit der ganzen Fußsohle Bodenkontakt. Der Oberköper wird bestmöglich

Ergänzende Information Die elektronische Version dieses Kapitels enthält Zusatzmaterial, auf das über folgenden Link zugegriffen werden kann https://doi.org/10.1007/978-3-662-68029-2_28. Die Videos lassen sich durch Anklicken des DOI Links in der Legende einer entsprechenden Abbildung abspielen, oder indem Sie diesen Link mit der SN More Media App scannen.

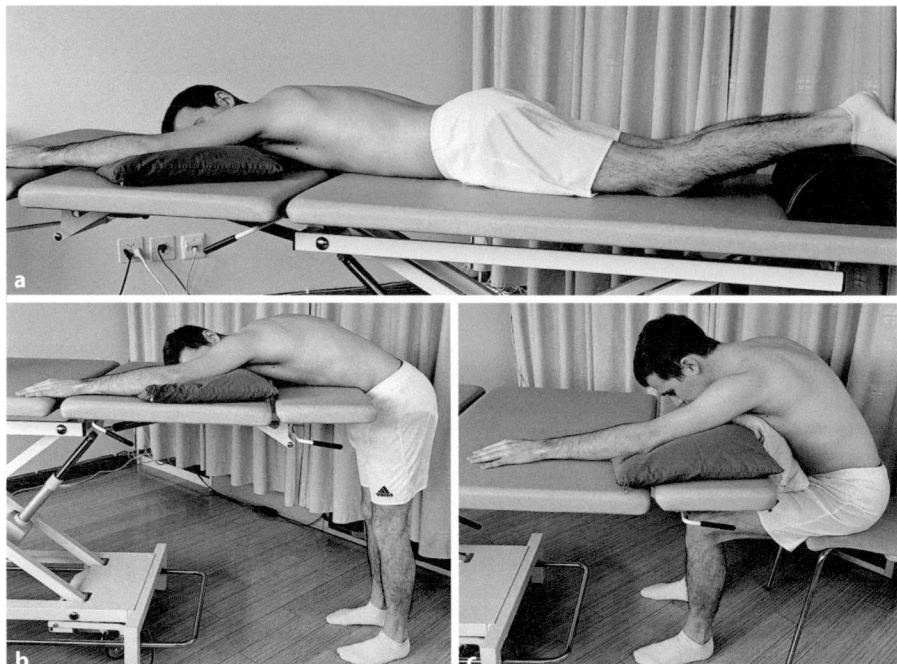

Abb. 28.1 Depression und Adduktion Scapula. **a** Ausgangsstellung zur Prüfung ohne Einwirkung der Schwerkraft, **b**, **c** Mögliche Anpassung der Ausgangsstellung

nach vorne geneigt und der Arm der nicht geprüften Seite liegt auf der Behandlungsliege, bei Bedarf mit einem Kissen unterlagert, oder mit der Hand auf dem gleichseitigen Oberschenkel.
- Der Arm der zu prüfenden Seite liegt auf der Unterlage, in Verlängerung des Faserverlaufs des M. trapezius pars ascendens; bei Bedarf unterlagert mit einem Kissen.

▶ Im Sitz kann für eine bessere Stabilisation der Hüftgelenke ein Ball oder Kissen zwischen die Kniegelenke bzw. Oberschenkel platziert werden, sodass die Knie nicht nach medial abweichen.

Durchführung und Bewertung (Abb. 28.2 und Video in Abb. 28.2)
Zur Beurteilung des passiven ROM der Scapuladepression und -adduktion und zur Bewegungswahrnehmung führt die Therapeutin die Bewegung zuerst passiv durch.
   Der Patient wird danach aufgefordert, auf der zu prüfenden Seite aktiv die Scapula nach kaudal/medial zu schieben.

28.1 Prüfung ohne Einwirkung der Schwerkraft (mM0 bis mM2)

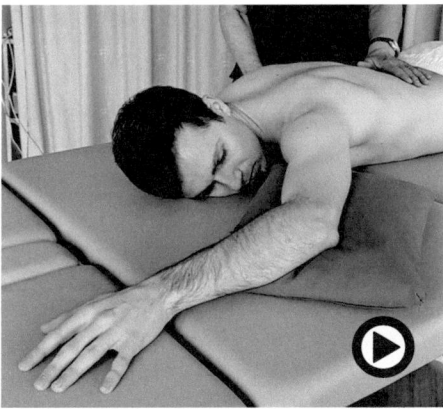

Abb. 28.2 Depression und Adduktion Scapula: Endstellung bei der Prüfungsdurchführung ohne Einwirkung der Schwerkraft (▶ https://doi.org/10.1007/000-bzc)

Bewertung	
mM0	Keine Muskelkontraktion palpabel oder sichtbar
mM1	Muskelkontraktion palpabel oder sichtbar, aber kein Bewegungsausschlag
mM1+	Selektiver Bewegungsausschlag, < 50 % des geprüften passiven ROM
mM2−	Selektiver Bewegungsausschlag, > 50 % des geprüften passiven ROM
mM2	Selektiver, endgradiger Bewegungsausschlag

Kriterien zur Spastikkontrolle für die Bewertung mM0 bis mM2
- **Beim Arm der zu prüfenden Seite**
  - Die Stellung vom Unterarm bleibt unverändert.
  - Hand und Finger bleiben entspannt. Anzeichen von Anspannung und Fixationen können bei Aufforderung korrigiert werden.
- **Weitere Kriterien**
  - Für die Prüfung in Bauchlage:
    Die Stellung der Beine und des Oberkörpers bleibt unverändert.
  - Für die Prüfung im Stand:
    Beide Kniegelenke bleiben deblockiert.
    Die Fersen behalten den Bodenkontakt.
  - Für die Prüfung im Sitz:
    Die Fersen behalten den Bodenkontakt und bleiben unter den Kniegelenken.
    Die Kniegelenke dürfen nicht nach medial abweichen bzw. gegen den Ball oder das Kissen drücken.

28.2 Prüfung mit Einwirkung der Schwerkraft (mM2+ bis mM5)

Ausgangsstellung: Bauchlage (Abb. 28.3a)
- Der Kopf ist zu einer Seite gedreht oder hat mit der Stirn Kontakt mit der Behandlungsliege.
- Die Füße werden mit einem Kissen oder einer (Halb)rolle unterlagert.
- Bei einer Flexionskontraktur im Hüftgelenk wird der Bauch mit einem Kissen unterlagert.
- Der Arm der nicht geprüften Seite liegt neben dem Körper.
- Der Arm der zu prüfenden Seite liegt auf der Unterlage, in der Verlängerung des Faserverlaufs des M. trapezius pars ascendens.

Anpassung der Ausgangsstellung, wenn die Bauchlage nicht möglich ist (Abb. 28.3b, c)
- Stand oder Sitz vor der Behandlungsliege.
- Für die Ausgangsstellung im Stand ist die Höhe der Behandlungsliege auf Hüftgelenkhöhe eingestellt. Die Kniegelenke sind deblockiert. Der Oberköper und der Arm der nicht geprüften Seite liegen auf der Behandlungsliege; bei Bedarf mit Kissen unterlagert.

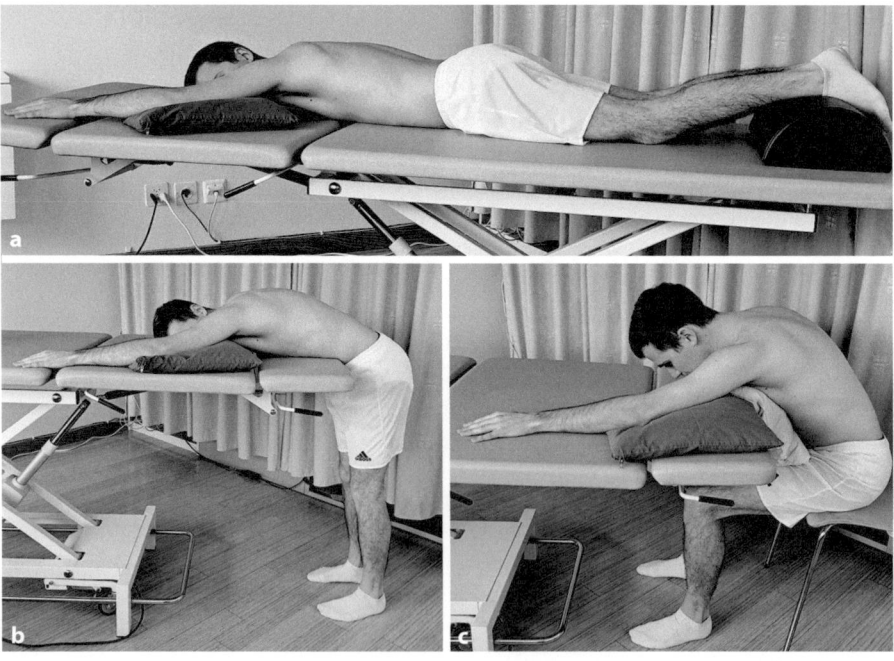

Abb. 28.3 Depression und Adduktion Scapula. **a** Ausgangsstellung zur Prüfung mit Einwirkung der Schwerkraft, **b**, **c** Mögliche Anpassung der Ausgangsstellung

28.2 Prüfung mit Einwirkung der Schwerkraft (mM2+ bis mM5)

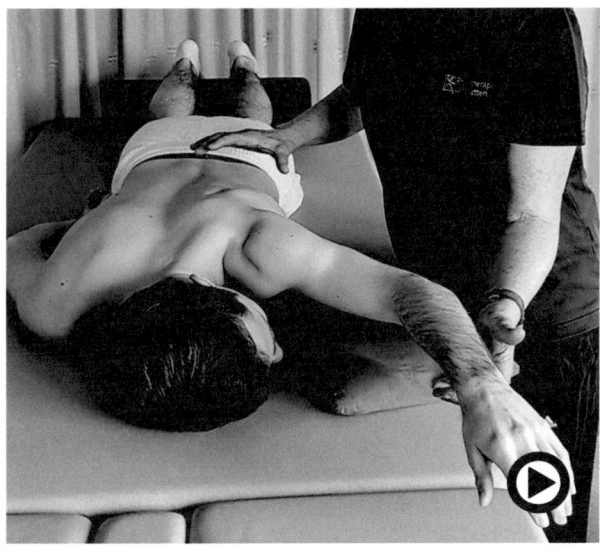

Abb. 28.4 Depression und Adduktion Scapula: Prüfung in der definierten Mittelstellung
(▶ https://doi.org/10.1007/000-bzb)

- Im Sitz stehen die Fersen mindestens hüftgelenkbreit unter den Knien. Die Füße haben mit der ganzen Fußsohle Bodenkontakt. Der Oberköper wird bestmöglich nach vorne zur Behandlungsliege geneigt und mit Lagerungskissen unterstützt.
- Der Arm der zu prüfenden Seite liegt auf der Unterlage, in Verlängerung des Faserverlaufs des M. trapezius pars ascendens.

▶ Im Sitz kann für eine bessere Stabilisation der Hüftgelenke ein Ball oder Kissen zwischen die Kniegelenke bzw. Oberschenkel platziert werden, sodass die Knie nicht nach medial abweichen.

Durchführung und Bewertung in der definierten Mittelstellung (mM2+, mM3−) (Abb. 28.4 und Video in Abb. 28.4)

Die *Scapula* wird passiv *nach kaudal/medial verschoben* und der im Ellbogen deblockierte *Arm* des Patienten wird passiv *bis zur Horizontalen angehoben*. Danach soll der Patient den Arm in dieser Stellung aktiv halten, ohne dass die Scapula hochrutscht.

Bewertung	
mM2+	Die Scapula bewegt sich beim Halteversuch langsam nach oben. **Bei einer Schwäche im Schultergelenk wird der Arm für die Bewertung von mM2+ von der Therapeutin unterstützt**
mM3−	Arm und Scapula können in der vorgegebenen Position für 3 s gehalten werden. **Für die Bewertung von mM3− muss der Patient bei einer Schwäche im die Stellung der Scapula halten, während die Unterstützung am Arm durch die Therapeutin sukzessive nachläßt**

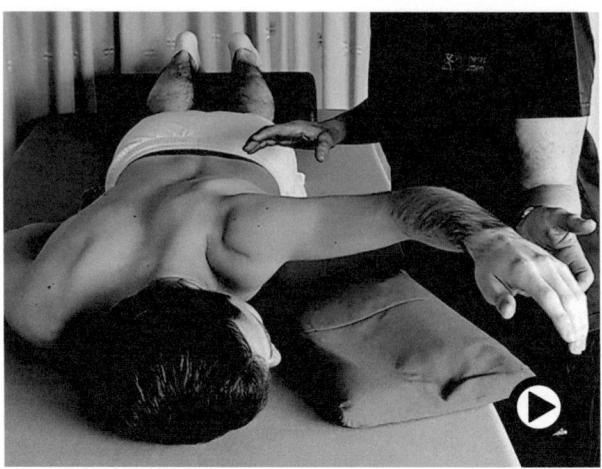

Abb. 28.5 Depression und Adduktion Scapula: Prüfung in der Endstellung
(▶ https://doi.org/10.1007/000-bzd)

Durchführung und Bewertung in der Endstellung (mM3 bis mM5) (Abb. 28.5 und Video in Abb. 28.5)

Die Scapula wird nach kaudal/medial verschoben und der im Ellbogen deblockierte Arm wird passiv bis zur Endstellung nach oben geführt. Danach soll der Patient den Arm in dieser Stellung aktiv halten, ohne dass die Scapula hochrutscht.

Bei der Prüfung mit Widerstand umfasst die Hand der Therapeutin mit Daumen und Zeigefinger den unteren Scapularand und gibt widerstand in Richtung kranial.

▶ In der Endstellung muss eine gelenkspezifische minimale physiologische Abweichung toleriert werden.

Bewertung	
mM3	Arm und Scapula können in der Endstellung für 3 s gehalten werden
mM3+	Arm und Scapula können in der Endstellung bei leichtem Widerstand für 1 s gehalten werden
mM4	Arm und Scapula können in der Endstellung bei mittlerem Widerstand für 1 s gehalten werden
mM4+	Arm und Scapula können in der Endstellung bei starkem Widerstand für 1 s gehalten werden
mM5	Arm und Scapula können in der Endstellung bei maximalem Widerstand für 1 s gehalten werden

Kriterien zur Spastikkontrolle für die Bewertung mM2+ bis mM5
- **Beim Testarm**
    - Die Stellung im Ellbogen bleibt unverändert.
    - Finger/Hand zeigen keine Anzeichen von übermäßiger Anspannung und Fixationen können bei Aufforderung korrigiert werden.
- **Weitere Kriterien**
    - Für die Prüfung in Bauchlage:
        Die Stellung der Beine und des Oberkörpers bleibt unverändert.
    - Für die Prüfung im Stand:
        Beide Kniegelenke bleiben deblockiert.
        Die Fersen behalten den Bodenkontakt.
    - Für die Prüfung im Sitz:
        Die Fersen behalten den Bodenkontakt und bleiben unter den Kniegelenken.
        Die Kniegelenke dürfen nicht nach medial abweichen bzw. gegen den Ball bzw. das Kissen drücken.

Elevation Scapula

29

▶ **Hauptmuskulatur** M. trapezius pars descendens und M. levator scapulae

29.1 Prüfung ohne Einwirkung der Schwerkraft (mM0 bis mM2)

Ausgangsstellung: Bauchlage (Abb. 29.1a)
- Der Kopf ist zu einer Seite gedreht oder hat mit der Stirn Kontakt mit der Behandlungsliege.
- Die Füße werden mit einem Kissen oder einer (Halb)rolle unterlagert.
- Bei einer Flexionskontraktur im Hüftgelenk wird der Bauch mit einem Kissen unterlagert.
- Die Arme liegen neben dem Körper.

Anpassung der Ausgangsstellung, wenn die Bauchlage nicht möglich ist (Abb. 29.1b, c)
- Stand oder Sitz vor der Behandlungsliege.
- Für die Ausgangsstellung im Stand ist die Höhe der Behandlungsliege auf Hüftgelenkhöhe eingestellt. Die Kniegelenke sind deblockiert. Der Oberköper und die Arme liegen auf der Behandlungsliege, bei Bedarf mit Kissen unterlagert.
- Im Sitz stehen die Fersen mindestens hüftgelenkbreit unter den Knien. Die Füße haben mit der ganzen Fußsohle Bodenkontakt. Der Oberköper wird bestmöglich nach vorne zur Behandlungsliege geneigt und mit Lagerungskissen unterstützt.

▶ Im Sitz kann für eine bessere Stabilisation der Hüftgelenke ein Ball oder Kissen zwischen die Kniegelenke bzw. Oberschenkel platziert werden, sodass die Knie nicht nach medial abweichen.

Ergänzende Information Die elektronische Version dieses Kapitels enthält Zusatzmaterial, auf das über folgenden Link zugegriffen werden kann https://doi.org/10.1007/978-3-662-68029-2_29. Die Videos lassen sich durch Anklicken des DOI Links in der Legende einer entsprechenden Abbildung abspielen, oder indem Sie diesen Link mit der SN More Media App scannen.

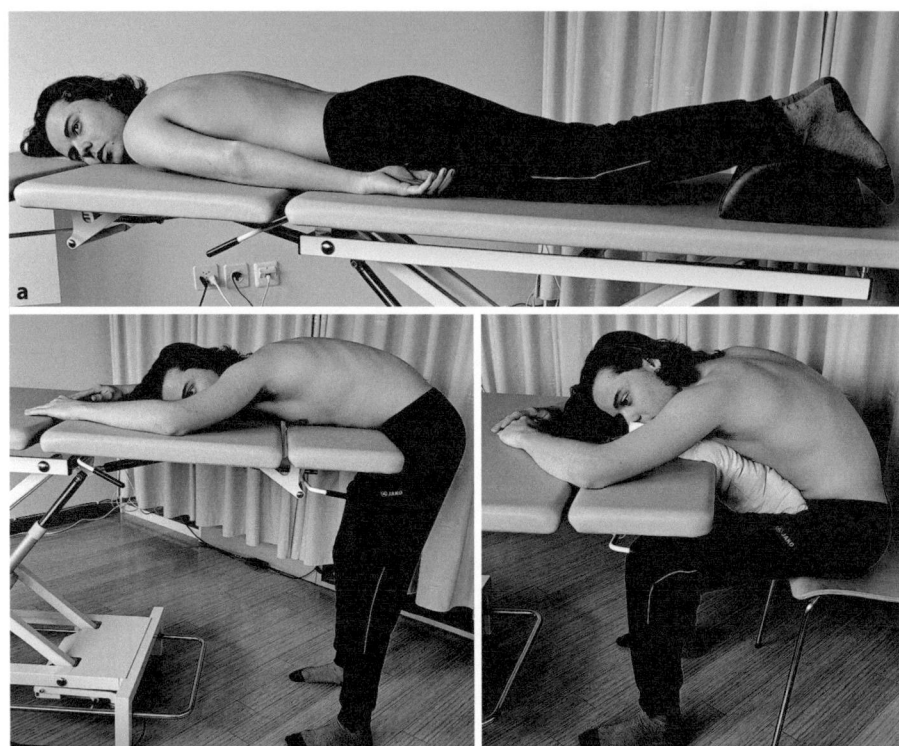

Abb. 29.1 Elevation Scapula. **a** Ausgangsstellung zur Prüfung ohne Einwirkung der Schwerkraft, **b**, **c** Mögliche Anpassung der Ausgangsstellung

Durchführung und Bewertung (Abb. 29.2 und Video in Abb. 29.2)
Zur Beurteilung des passiven ROM der Scapulaelevation und zur Bewegungswahrnehmung führt die Therapeutin die Bewegung zuerst passiv durch.

Die Therapeutin unterstützt danach mit ihrer Hand die Schulter und fordert den Patienten auf, aktiv die Schulter (unilateral) zu den Ohren zu ziehen.

Bewertung	
mM0	Keine Muskelkontraktion palpabel oder sichtbar
mM1	Muskelkontraktion palpabel oder sichtbar, aber kein Bewegungsausschlag
mM1+	Selektiver Bewegungsausschlag, < 50 % des geprüften passiven ROM
mM2−	Selektiver Bewegungsausschlag, > 50 % des geprüften passiven ROM
mM2	Selektiver, endgradiger Bewegungsausschlag

Kriterien zur Spastikkontrolle für die Bewertung mM0 bis mM2
- **Beim Arm der zu prüfenden Seite**
  - Die Stellung im Ellbogen bleibt unverändert.
  - Hand und Finger bleiben entspannt. Anzeichen von Anspannung und Fixationen können bei Aufforderung korrigiert werden.

29.2 Prüfung mit Einwirkung der Schwerkraft (mM2+ bis mM5)

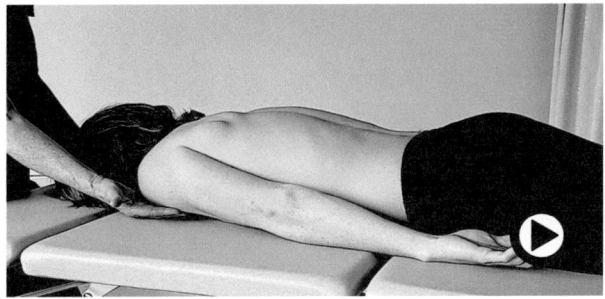

Abb. 29.2 Elevation Scapula: Endstellung bei der Prüfungsdurchführung ohne Einwirkung der Schwerkraft (▶ https://doi.org/10.1007/000-bzf)

- **Weitere Kriterien**
  - Für die Prüfung in Bauchlage:
    Die Stellung der Beine und des Oberkörpers bleibt unverändert.
  - Für die Prüfung im Stand:
    Beide Kniegelenke bleiben deblockiert.
    Die Fersen behalten den Bodenkontakt.
  - Für die Prüfung im Sitz:
    Die Fersen behalten den Bodenkontakt und bleiben unter den Kniegelenken.
    Die Kniegelenke dürfen nicht nach medial abweichen, bzw. gegen den Ball oder das Kissen drücken.

29.2 Prüfung mit Einwirkung der Schwerkraft (mM2+ bis mM5)

Ausgangsstellung: Sitz (Abb. 29.3)
- Die Körperlängsachse ist bestmöglich eingeordnet. Bei einer Instabilität kann ein *angelehnter Sitz mit lumbaler Unterstützung* gewählt werden.
- Die Fersen stehen mindestens hüftgelenkbreit unter den Knien. Die Füße haben mit der ganzen Fußsohle Bodenkontakt.
- Beide Hände sind auf den Oberschenkeln platziert.

▶ Für eine bessere Stabilisation der Hüftgelenke kann ein Ball oder Kissen zwischen die Kniegelenke bzw. Oberschenkel platziert werden, sodass die Knie nicht nach medial abweichen.

Durchführung und Bewertung in der definierten Mittelstellung (mM2+, mM3−) (Abb. 29.4 und Video in Abb. 29.4)
Die *Schulter* wird unilateral passiv nach oben verschoben, *bis der Schultergürtel horizontal steht*. Danach soll der Patient diese Stellung aktiv halten.

Abb. 29.3 Elevation Scapula: Ausgangsstellung zur Prüfung mit Einwirkung der Schwerkraft

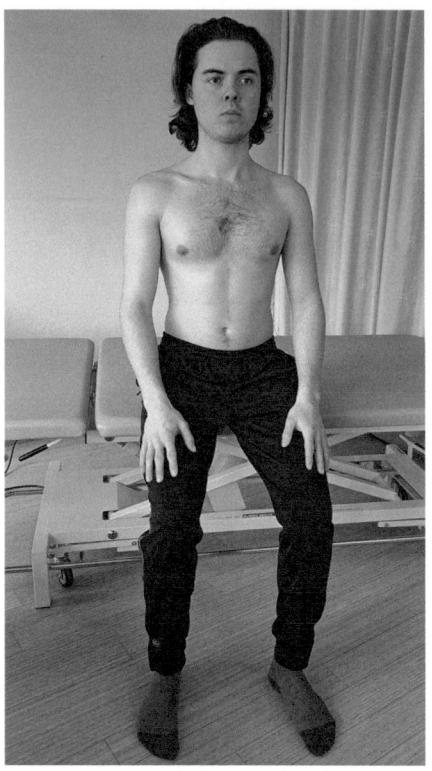

Bewertung	
mM2+	Die Schulter sinkt beim Halteversuch langsam nach unten
mM3–	Die Schulter kann in der vorgegebenen Position für 3 s gehalten werden

Durchführung und Bewertung in der Endstellung (mM3 bis mM5) (Abb. 29.5 und Video in Abb. 29.5)

Die Schulter wird unilateral passiv bis ans Ende des Bewegungsausmaßes zu den Ohren geführt. Danach soll der Patient diese Stellung aktiv halten.

Bei den Prüfungen mit Widerstand wird der Widerstand auf der Schulter mit Druck nach unten gegeben.

▶ In der Endstellung muss eine gelenkspezifische minimale physiologische Abweichung toleriert werden.

Abb. 29.4 Elevation Scapula: Prüfung in der definierten Mittelstellung
(► https://doi.org/10.1007/000-bze)

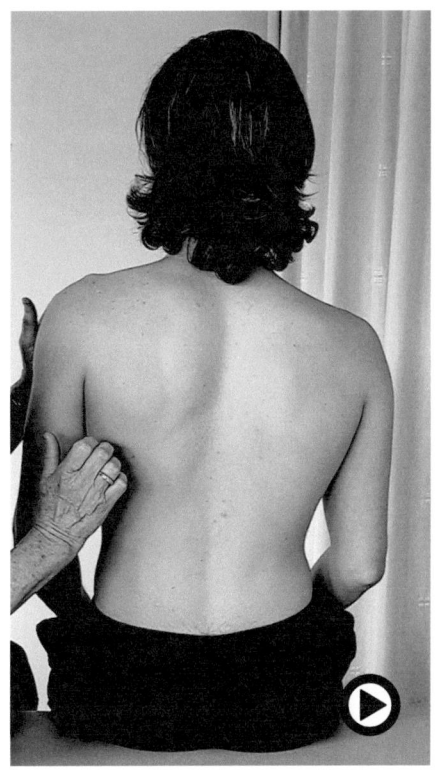

Bewertung	
mM3	Die Schulter kann in der Endstellung für 3 s gehalten werden
mM3+	Die Schulter kann in der Endstellung bei leichtem Widerstand für 1 s gehalten werden
mM4	Die Schulter kann in der Endstellung bei mittlerem Widerstand für 1 s gehalten werden
mM4+	Die Schulter kann in der Endstellung bei starkem Widerstand für 1 s gehalten werden
mM5	Die Schulter kann in der Endstellung bei maximalem Widerstand für 1 s gehalten werden

Kriterien zur Spastikkontrolle für die Bewertung mM2+ bis mM5
- **Beim Arm der zu prüfenden Seite**
  - Der Arm bleibt entspannt.
  - Hand und Finger bleiben entspannt. Anzeichen von Anspannung und Fixationen können bei Aufforderung korrigiert werden.

Abb. 29.5 Elevation Scapula: Prüfung in der Endstellung
(▶ https://doi.org/10.1007/000-bzg)

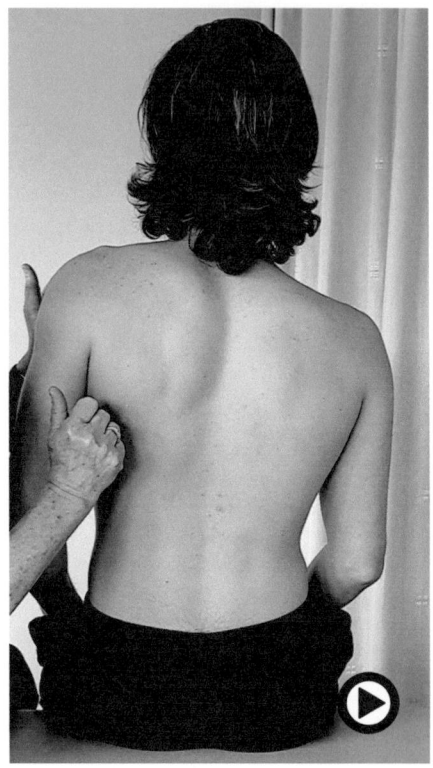

- **Weitere Kriterien**
    - Die Stellung der Beine verändert sich nicht.
    - Die Fersen bleiben unter den Kniegelenken und behalten den Bodenkontakt.
    - Die Kniegelenke dürfen nicht nach medial abweichen, bzw. gegen den Ball oder das Kissen drücken.

Teil V
Prüfung der selektiven Muskelkraft der oberen Extremität

Flexion Humeroscapulargelenk 30

▶ **Hauptmuskulatur** M. deltoideus Pars clavicularis und M. coracobrachialis

30.1 Prüfung ohne Einwirkung der Schwerkraft (mM0 bis mM2)

Ausgangsstellung: Seitlage (Abb. 30.1)
- Beide Beine sind in Hüft- und Kniegelenk flektiert.
- Bei einem breiten Becken kann ein zusätzliches Kissen zwischen den Beinen eine nicht erwünschte Adduktion im oberen Hüftgelenk vermeiden.
- Der zu prüfende Arm liegt oben, im Ellbogen deblockiert, gelagert auf einem horizontal ausgerichteten Brett, welches die Therapeutin hält.
- Der nicht zu prüfende Arm liegt bequem vor dem Körper.
- Der Kopf hat lateralen Kontakt mit der Unterlage, bei Bedarf mit einem Kissen unterlagert.

Durchführung und Bewertung (Abb. 30.2 und Video in Abb. 30.2)
Zur Beurteilung des passiven ROM der Flexion im Humeroscapulargelenk und zur Bewegungswahrnehmung führt die Therapeutin die Bewegung zuerst passiv durch.

Der Patient wird danach aufgefordert, mit dem zu prüfenden Arm aktiv eine Flexion von 90° im Humeroscapulargelenk durchzuführen.

▶ Eine ideale Alternative anstelle der Durchführung mit dem Brett, bietet die Durchführung mit dem Schlingentisch.

Ergänzende Information Die elektronische Version dieses Kapitels enthält Zusatzmaterial, auf das über folgenden Link zugegriffen werden kann https://doi.org/10.1007/978-3-662-68029-2_30. Die Videos lassen sich durch Anklicken des DOI Links in der Legende einer entsprechenden Abbildung abspielen, oder indem Sie diesen Link mit der SN More Media App scannen.

© Der/die Autor(en), exklusiv lizenziert an Springer-Verlag GmbH, DE, ein Teil von Springer Nature 2024
R. Steinlin Egli, *Modifizierte Muskelfunktionsprüfung bei Multipler Sklerose*,
https://doi.org/10.1007/978-3-662-68029-2_30

30 Flexion Humeroscapulargelenk

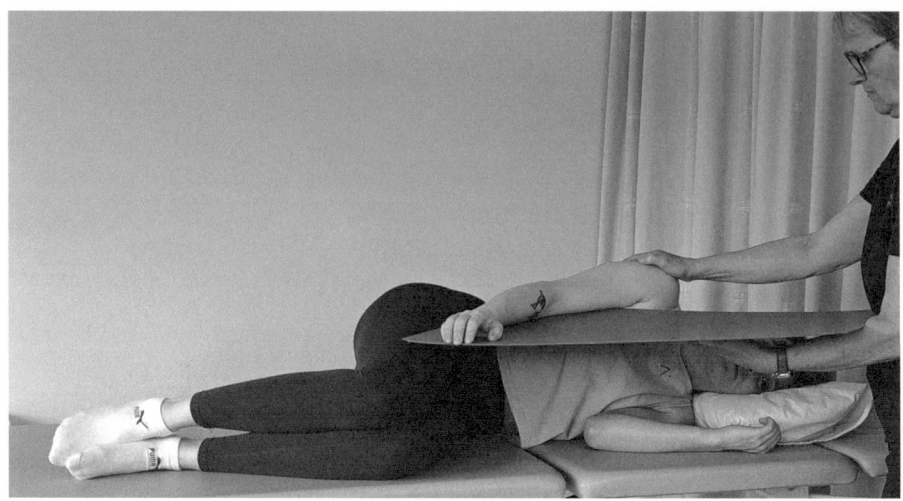

Abb. 30.1 Flexion Humeroscapulargelenk: Ausgangsstellung zur Prüfung ohne Einwirkung der Schwerkraft

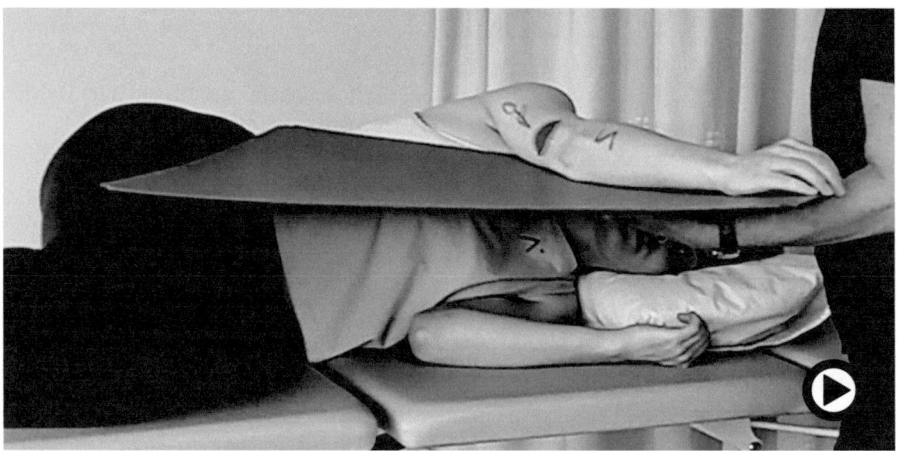

Abb. 30.2 Flexion Humeroscapulargelenk: Endstellung bei der Prüfungsdurchführung ohne Einwirkung der Schwerkraft (▶ https://doi.org/10.1007/000-bzj)

Bewertung	
mM0	Keine Muskelkontraktion palpabel oder sichtbar
mM1	Muskelkontraktion palpabel oder sichtbar, aber kein Bewegungsausschlag
mM1+	Selektiver Bewegungsausschlag, < 50 % des geprüften passiven ROM
mM2−	Selektiver Bewegungsausschlag, > 50 % des geprüften passiven ROM
mM2	Selektiver, endgradiger Bewegungsausschlag

Kriterien zur Spastikkontrolle für die Bewertung mM0 bis mM2
- **Beim Testarm**
  - Der Abstand Akromion bis zum Ohr bleibt unverändert.
  - Die Stellung im Ellbogen bleibt unverändert.
  - Hand und Finger bleiben entspannt. Anzeichen von Anspannung und Fixationen können bei Aufforderung korrigiert werden.
- **Weitere Kriterien**
  - Die Seitlage bleibt unverändert.
  - Die Stellung der Beine bleibt unverändert.

30.2 Prüfung mit Einwirkung der Schwerkraft (mM2+bis mM5)

Ausgangsstellung: Sitz (Abb. 30.3)
- Die Körperlängsachse ist bestmöglich eingeordnet.
- Die Fersen stehen mindestens hüftgelenkbreit unter den Knien. Die Füße haben mit der ganzen Fußsohle Bodenkontakt.
- Der nicht zu prüfende Arm stützt seitlich neben dem Körper oder liegt mit seiner Hand auf dem gleichseitigen Oberschenkel.
- Der zu prüfende Arm hängt frei.

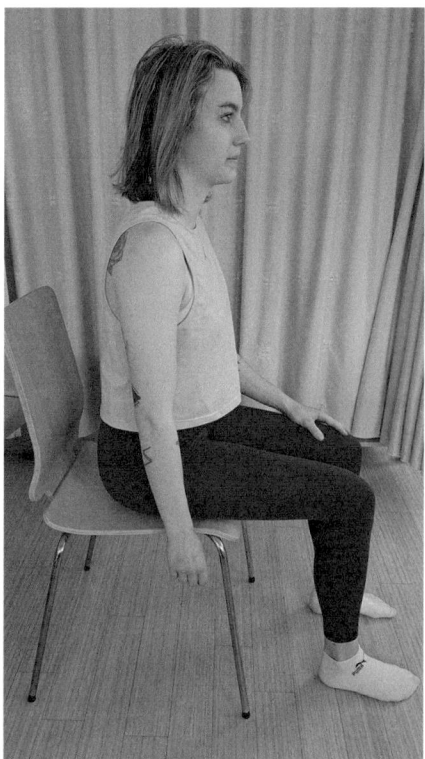

Abb. 30.3 Flexion Humeroscapulargelenk: Ausgangsstellung zur Prüfung mit Einwirkung der Schwerkraft

Abb. 30.4 Flexion Humeroscapulargelenk: Prüfung in der definierten Mittelstellung
(▶ https://doi.org/10.1007/000-bzh)

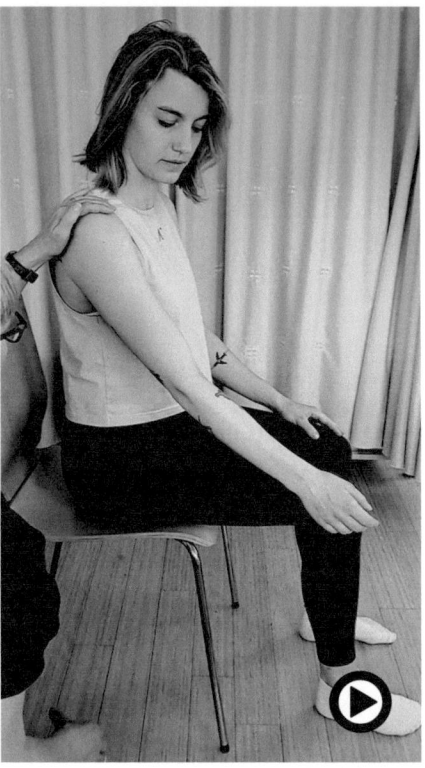

▶ Bei reduzierter Rumpfstabilität kann ein angelehnter Sitz bis zur Scapulaspitze gewählt werden. Die Scapulabeweglichkeit muss für die Abduktion und kraniale Rotation frei beweglich sein.

▶ Für eine bessere Stabilisation der Hüftgelenke kann ein Ball oder Kissen zwischen die Kniegelenke bzw. Oberschenkel platziert werden, sodass die Knie nicht nach medial abweichen.

Durchführung und Bewertung in der definierten Mittelstellung (mM2+, mM3−) (Abb. 30.4 und Video in Abb. 30.4)
Der *Arm* wird passiv nach vorne-oben geführt, bis *er in einem 45°-Winkel zur Vertikalen steht*. Der Ellbogen ist leicht flektiert. Danach soll der Patient diese Stellung aktiv halten.

▶ Bei einer übermäßigen Aktivität des M. biceps wird der Unterarm in der Ausgangsstellung proniert und in der Durchführung zeigt die Hand nach unten.

30.2 Prüfung mit Einwirkung der Schwerkraft (mM2+bis mM5)   199

Abb. 30.5 Flexion Humeroscapulargelenk: Prüfung in der Endstellung (▶ https://doi.org/10.1007/000-bzk)

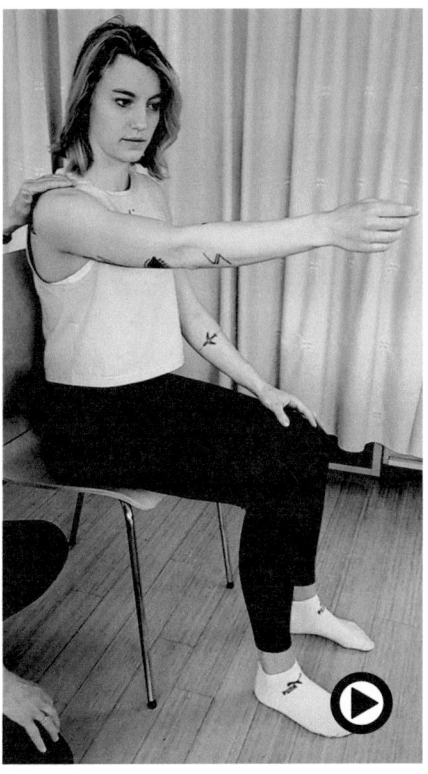

Bewertung	
mM2+	Der Arm sinkt beim Halteversuch langsam nach unten
mM3−	Der Arm kann in der vorgegebenen Position für 3 s gehalten werden

Durchführung und Bewertung in der Endstellung (mM3 bis mM5) (Abb. 30.5 und Video in Abb. 30.5)
Der Arm wird passiv bis zur Horizontalstellung (90°-Flexion im Humeroscapulargelenk) nach vorne/oben geführt. Der Ellbogen ist leicht flektiert. Danach soll der Patient diese Stellung aktiv halten.

▶ Bei einer übermäßigen Aktivität des M. biceps wird der Unterarm in der Ausgangsstellung proniert und in der Durchführung zeigt die Hand nach unten.

Bei den Prüfungen auf Widerstand wird der Widerstand proximal des Ellbogens gegeben.

▶ In der Endstellung muss eine gelenkspezifische minimale physiologische Abweichung toleriert werden.

Bewertung	
mM3	Die Horizontalstellung des Armes kann für 3 s gehalten werden
mM3+	Die Horizontalstellung des Armes kann bei leichtem Widerstand für 1 s gehalten werden
mM4	Die Horizontalstellung des Armes kann bei mittlerem Widerstand für 1 s gehalten werden
mM4+	Die Horizontalstellung des Armes kann bei starkem Widerstand für 1 s gehalten werden
mM5	Die Horizontalstellung des Armes kann bei maximalem Widerstand für 1 s gehalten werden

Kriterien zur Spastikkontrolle für die Bewertung mM2+ bis mM5
- **Beim Testarm**
  - Kein Hochziehen des Schultergürtels, der Abstand Acromion bis zum Ohr bleibt unverändert.
  - Die Stellung im Ellbogen bleibt unverändert.
  - Hand und Finger bleiben entspannt. Anzeichen von Anspannung und Fixationen können bei Aufforderung korrigiert werden.
- **Weitere Kriterien**
  - Die Einordnung der Körperlängsachse bleibt unverändert.
  - Die Fersen bleiben unter den Kniegelenken und behalten den Bodenkontakt.
  - Die Kniegelenke dürfen nicht nach medial abweichen, bzw. gegen den Ball oder das Kissen drücken.

Extension Humeroscapulargelenk 31

▶ **Hauptmuskulatur** M. latissimus dorsi, M. deltoideus Pars spinalis und M. teres major

31.1 Prüfung ohne Einwirkung der Schwerkraft (mM0 bis mM2)

Ausgangsstellung: Seitlage (Abb. 31.1)
- Beide Beine sind in Hüft- und Kniegelenk flektiert.
- Bei einem breiten Becken kann ein zusätzliches Kissen zwischen den Beinen eine nicht erwünschte Adduktion im oberen Hüftgelenk vermeiden.
- Der zu prüfende Arm liegt oben, leicht nach vorne gelagert, im Ellbogen deblockiert, auf einem horizontal ausgerichteten Brett, welches die Therapeutin hält.
- Der nicht zu prüfende Arm liegt bequem vor dem Körper.
- Der Kopf hat lateralen Kontakt mit der Unterlage, bei Bedarf mit einem Kissen unterlagert.

Durchführung und Bewertung (Abb. 31.2 und Video in Abb. 31.2)
Zur Beurteilung des passiven ROM der Extension im Humeroscapulargelenk und zur Bewegungswahrnehmung führt die Therapeutin die Bewegung zuerst passiv durch. Der Patient wird danach aufgefordert, mit dem zu prüfenden Arm aktiv eine Extension im Humeroscapulargelenk durchzuführen.

▶ Eine ideale Alternative anstelle der Durchführung mit dem Brett, bietet die Durchführung mit dem Schlingentisch.

Ergänzende Information Die elektronische Version dieses Kapitels enthält Zusatzmaterial, auf das über folgenden Link zugegriffen werden kann https://doi.org/10.1007/978-3-662-68029-2_31. Die Videos lassen sich durch Anklicken des DOI Links in der Legende einer entsprechenden Abbildung abspielen, oder indem Sie diesen Link mit der SN More Media App scannen.

© Der/die Autor(en), exklusiv lizenziert an Springer-Verlag GmbH, DE, ein Teil von Springer Nature 2024
R. Steinlin Egli, *Modifizierte Muskelfunktionsprüfung bei Multipler Sklerose*,
https://doi.org/10.1007/978-3-662-68029-2_31

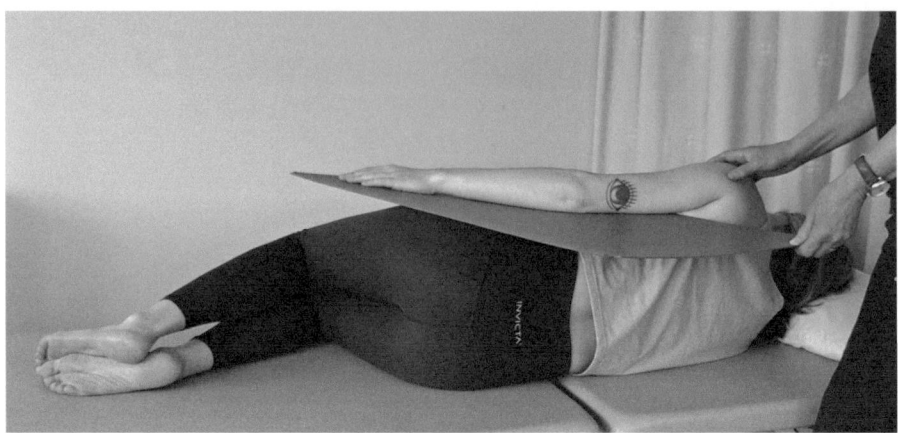

Abb. 31.1 Extension Humeroscapulargelenk: Ausgangsstellung zur Prüfung ohne Einwirkung der Schwerkraft

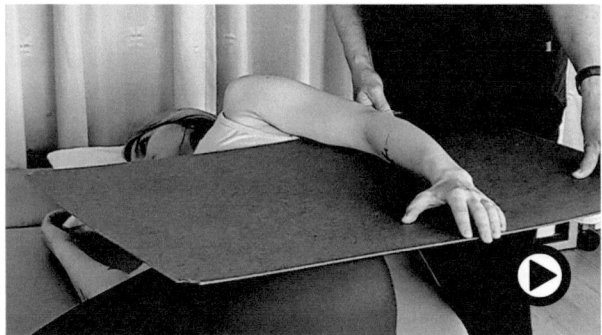

Abb. 31.2 Extension Humeroscapulargelenk: Endstellung bei der Prüfungsdurchführung ohne Einwirkung der Schwerkraft (▶ https://doi.org/10.1007/000-bzn)

Bewertung	
mM0	Keine Muskelkontraktion palpabel oder sichtbar
mM1	Muskelkontraktion palpabel oder sichtbar, aber kein Bewegungsausschlag
mM1+	Selektiver Bewegungsausschlag, < 50 % des geprüften passiven ROM
mM2−	Selektiver Bewegungsausschlag, > 50 % des geprüften passiven ROM
mM2	Selektiver, endgradiger Bewegungsausschlag

Kriterien zur Spastikkontrolle für die Bewertung mM0 bis mM2
- **Beim Testarm**
    - Keine Protraktion der Schulter.
    - Die Stellung im Ellbogen bleibt unverändert.
    - Hand und Finger bleiben entspannt. Anzeichen von Anspannung und Fixationen können bei Aufforderung korrigiert werden.

- **Weitere Kriterien**
  - Die Seitlage bleibt unverändert.
  - Die Stellung der Beine bleibt unverändert.

31.2 Prüfung mit Einwirkung der Schwerkraft (mM2+ bis mM5)

Ausgangsstellung: Bauchlage (Abb. 31.3a)
- Der Kopf ist zu einer Seite gedreht oder hat mit der Stirn Kontakt mit der Behandlungsliege.
- Die Füße werden mit einem Kissen oder einer (Halb)rolle unterlagert.
- Bei einer Flexionskontraktur im Hüftgelenk wird der Bauch mit einem Kissen unterlagert.
- Der nicht zu prüfende Arm liegt entspannt auf der Behandlungsliege.
- Der zu prüfende Arm liegt in Innenrotation und Adduktion im Humeroscapulargelenk neben dem Körper, die Handfläche zeigt nach oben.

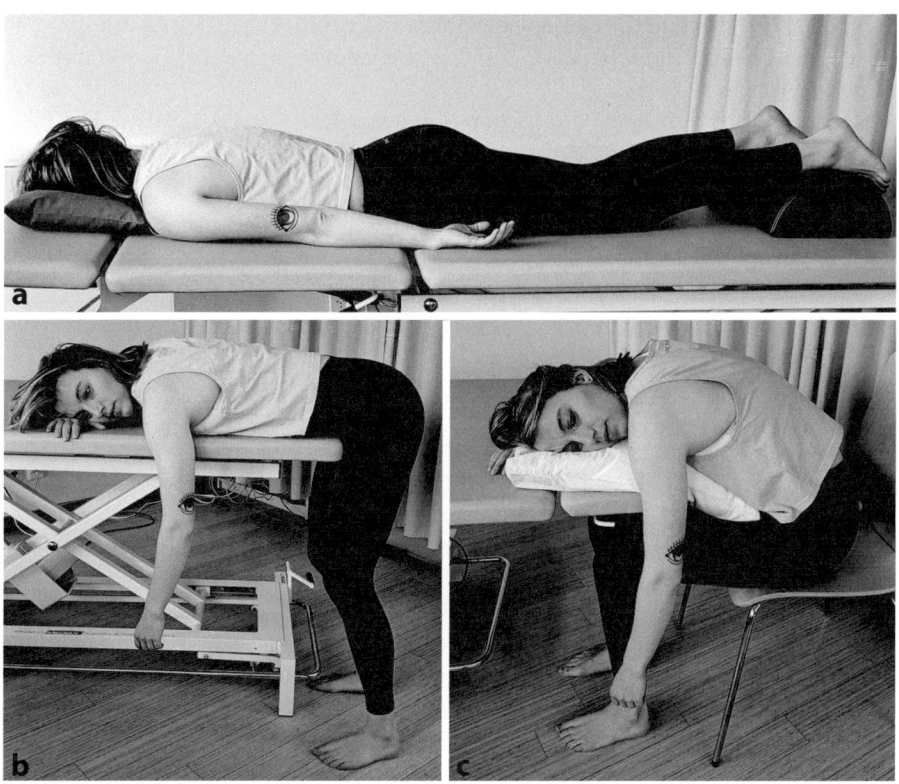

Abb. 31.3 Extension Humeroscapulargelenk. **a** Ausgangsstellung zur Prüfung mit Einwirkung der Schwerkraft, **b**, **c** Mögliche Anpassung der Ausgangsstellung

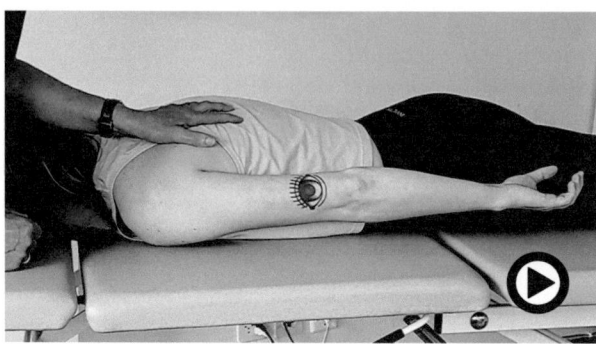

Abb. 31.4 Extension Humeroscapulargelenk: Prüfung in der definierten Mittelstellung
(▶ https://doi.org/10.1007/000-bzm)

Anpassung der Ausgangsstellung, wenn die Bauchlage nicht möglich ist: Stand oder Sitz vor der Behandlungsliege (Abb. 31.3b, c)
- Für die Ausgangsstellung im Stand ist die Höhe der Behandlungsliege auf Hüftgelenkhöhe eingestellt. Die Kniegelenke sind deblockiert. Der Oberköper und der nicht zu prüfende Arm liegen auf der Behandlungsliege, bei Bedarf mit Kissen unterlagert.
- Im Sitz stehen die Fersen mindestens hüftgelenkbreit unter den Knien. Die Füße haben mit der ganzen Fußsohle Bodenkontakt. Der Oberköper wird bestmöglich nach vorne zur Behandlungsliege geneigt und mit Lagerungskissen unterstützt.
- Der zu prüfende Arm hängt über die Kante der Behandlungsliege. Bei der Prüfungsdurchführung wird er im Humeroscapulargelenk in eine Innenrotationsstellung gebracht.

▶ Im Sitz kann für eine bessere Stabilisation der Hüftgelenke ein Ball oder Kissen zwischen die Kniegelenke bzw. Oberschenkel platziert werden, sodass die Knie nicht nach medial abweichen.

Durchführung und Bewertung in der definierten Mittelstellung (mM2+, mM3−) (Abb. 31.4 und Video in Abb. 31.4)
Der *Arm* des Patienten wird unter Fixation der Scapula passiv angehoben, *bis er keinen Kontakt mehr mit der Behandlungsliege hat*. Danach soll der Patient die Position des Armes aktiv halten.

Bei der Anpassung der Ausgangsstellung im Stand oder Sitz vor einer Behandlungsliege (Anpassung der Ausgangsstellung, wenn Bauchlage nicht möglich, Abb. 31.3b, c) wird der Arm passiv in einer Innenrotationsstellung im Humeroscapulargelenk nach hinten/oben geführt, *bis er in einem 45°-Winkel zur Vertikalen steht*.

Bewertung	
mM2+	Der Arm sinkt beim Halteversuch langsam nach unten
mM3−	Der Arm kann in der vorgegebenen Position für 3 s gehalten werden

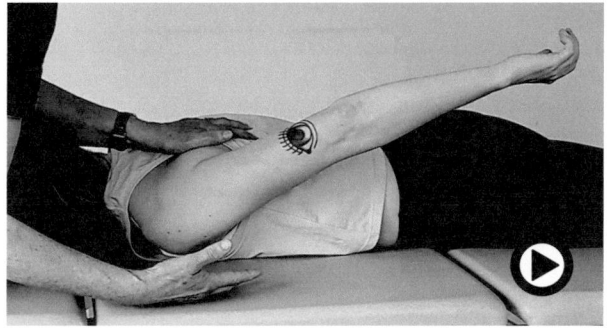

Abb. 31.5 Extension Humeroscapulargelenk: Prüfung in der Endstellung
(▶ https://doi.org/10.1007/000-bzp)

Durchführung und Bewertung in der Endstellung (mM3 bis mM5) (Abb. 31.5 und Video in Abb. 31.5)
Der Arm des Patienten wird unter Fixation der Scapula passiv angehoben, bis die Endstellung der Extension im Humeroscapulargelenk erreicht ist. Danach soll der Patient die Position des Armes aktiv halten.

Bei den Prüfungen mit Widerstand wird der Widerstand direkt oberhalb des Ellbogens gegeben.

Bei der Anpassung der Ausgangsstellung im Stand oder Sitz vor einer Behandlungsliege (Anpassung der Ausgangsstellung, wenn Bauchlage nicht möglich, Abb. 31.3b, c) wird der Arm passiv in einer Innenrotationsstellung im Humeroscapulargelenk nach hinten/oben in die Endstellung der Extension im Humeroscapulargelenk geführt.

▶ In der Endstellung muss eine gelenkspezifische minimale physiologische Abweichung toleriert werden.

Bewertung	
mM3	Die Position des Armes kann für 3 s gehalten werden
mM3+	Die Position des Armes kann bei leichtem Widerstand für 1 s gehalten werden
mM4	Die Position des Armes kann bei mittlerem Widerstand für 1 s gehalten werden
mM4+	Die Position des Armes kann bei starkem Widerstand für 1 s gehalten werden
mM5	Die Position des Armes kann bei maximalem Widerstand für 1 s gehalten werden

Kriterien zur Spastikkontrolle für die Bewertung mM2+ bis mM5
- **Beim Testarm**
  - Die Stellung im Ellbogen bleibt unverändert.
  - Die Handfläche zeigt unverändert nach oben.
  - Finger bzw. Hand zeigen keine Anzeichen von übermäßiger Anspannung und Fixationen können bei Aufforderung korrigiert werden.

- **Weitere Kriterien**
  - Die Stellung der Beine und des Oberkörpers bleibt unverändert.
  - Bei der Prüfung im Stand:
    Beide Kniegelenke bleiben deblockiert.
    Die Fersen behalten den Bodenkontakt.
  - Bei der Prüfung im Sitz:
    Die Stellung der Füße bleibt unverändert, die Fersen bleiben unter den Kniegelenken und behalten den Bodenkontakt.
    Die Kniegelenke dürfen nicht nach medial abweichen, bzw. gegen den Ball bzw. das Kissen drücken.

Abduktion Humeroscapulargelenk 32

▶ **Hauptmuskulatur** M. deltoideus Pars acromialis und M. supraspinatus

32.1 Prüfung ohne Einwirkung der Schwerkraft (mM0 bis mM2)

Ausgangsstellung: Rückenlage mit der nicht zu prüfenden Seite am Bettrand liegend (Abb. 32.1)
Als Unterstützung kann ein Gleittuch über die Behandlungsliege gelegt werden, damit der Reibungswiderstand möglichst gering ist.

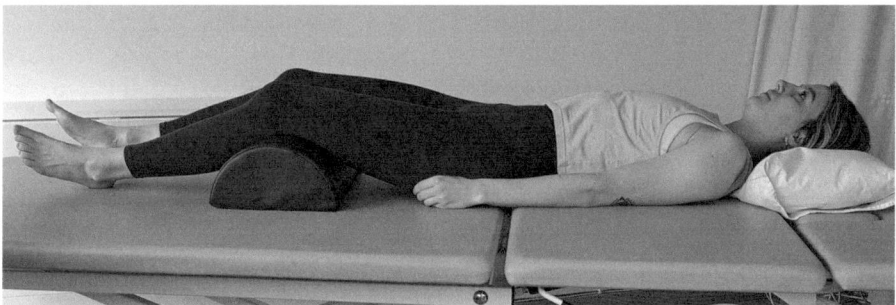

Abb. 32.1 Abduktion Humeroscapulargelenk: Ausgangsstellung zur Prüfung ohne Einwirkung der Schwerkraft

---

Ergänzende Information Die elektronische Version dieses Kapitels enthält Zusatzmaterial, auf das über folgenden Link zugegriffen werden kann https://doi.org/10.1007/978-3-662-68029-2_32. Die Videos lassen sich durch Anklicken des DOI Links in der Legende einer entsprechenden Abbildung abspielen, oder indem Sie diesen Link mit der SN More Media App scannen.

© Der/die Autor(en), exklusiv lizenziert an Springer-Verlag GmbH, DE, ein Teil von Springer Nature 2024
R. Steinlin Egli, *Modifizierte Muskelfunktionsprüfung bei Multipler Sklerose*,
https://doi.org/10.1007/978-3-662-68029-2_32

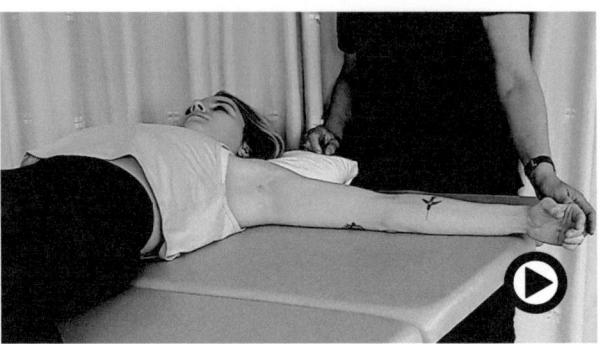

Abb. 32.2 Abduktion Humeroscapulargelenk: Endstellung bei der Prüfungsdurchführung ohne Einwirkung der Schwerkraft (▶ https://doi.org/10.1007/000-bzr)

- Die Beine sind beidseits mit einer Knierolle bzw. Halbrolle unterlagert. Bei deutlichem Extensionstonus der unteren Extremität werden die Beine auf einem Block gelagert.
- Der zu prüfende Arm liegt neben dem Körper in einer Mittelstellung zwischen Innen- und Außenrotation im Humeroscapulargelenk, der Ellbogen ist deblockiert.
- Der nicht zu prüfende Arm liegt auf dem Körper oder nahe am Körper.
- Der Kopf hat dorsalen Kontakt mit der Unterlage, bei Bedarf mit einem Kissen unterlagert.

Durchführung und Bewertung (Abb. 32.2 und Video in Abb. 32.2)
Zur Beurteilung des passiven ROM der Abduktion im Humeroscapulargelenk und zur Bewegungswahrnehmung führt die Therapeutin die Bewegung zuerst passiv durch. Der Patient wird danach aufgefordert, mit dem zu prüfenden Arm aktiv eine Abduktion bis 90° im Humeroscapulargelenk durchzuführen.

Bewertung	
mM0	Keine Muskelkontraktion palpabel oder sichtbar
mM1	Muskelkontraktion palpabel oder sichtbar, aber kein Bewegungsausschlag
mM1+	Selektiver Bewegungsausschlag, < 50 % des geprüften passiven ROM
mM2−	Selektiver Bewegungsausschlag, > 50 % des geprüften passiven ROM
mM2	Selektiver, endgradiger Bewegungsausschlag

Kriterien zur Spastikkontrolle für die Bewertung mM0 bis mM2
- **Beim Testarm**
  - Die Stellung im Ellbogen bleibt unverändert.
  - Hand und Finger bleiben entspannt. Anzeichen von Anspannung und Fixationen können bei Aufforderung korrigiert werden.
- **Weitere Kriterien**
  - Die Stellung der Beine bleibt unverändert.

32.2 Prüfung mit Einwirkung der Schwerkraft (mM2+ bis mM5)

Ausgangsstellung: Sitz am Fußende einer Behandlungsliege oder auf einem Stuhl (Abb. 32.3)
- Der zu prüfende Arm hängt frei.
- Die Körperlängsachse ist bestmöglich eingeordnet.
- Die Fersen stehen mindestens hüftgelenkbreit unter den Knien. Die Füße haben mit der ganzen Fußsohle Bodenkontakt.
- Der nicht zu prüfende Arm stützt seitlich neben dem Körper oder liegt mit der Hand auf dem gleichseitigen Oberschenkel.

▸ Im Sitz kann für eine bessere Stabilisation der Hüftgelenke ein Ball oder Kissen zwischen die Kniegelenke bzw. Oberschenkel platziert werden, sodass die Knie nicht nach medial abweichen.

Abb. 32.3 Abduktion Humeroscapulargelenk: Ausgangsstellung zur Prüfung mit Einwirkung der Schwerkraft

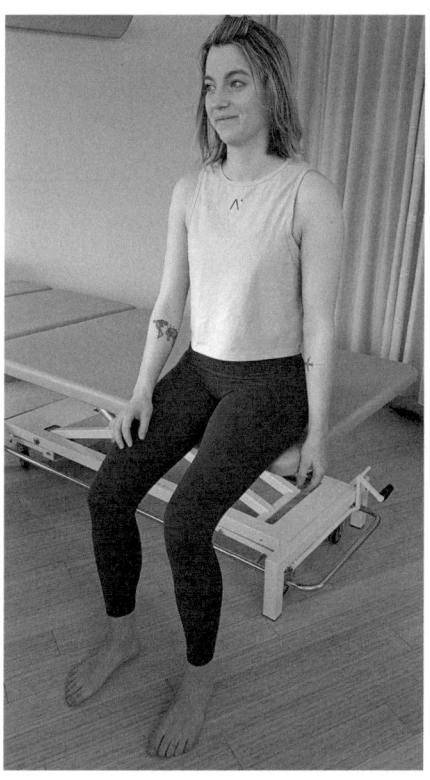

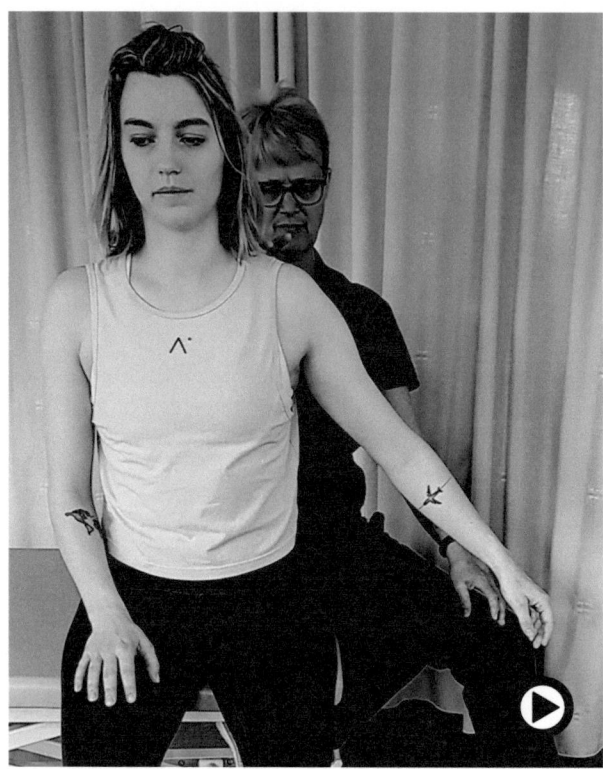

Abb. 32.4 Abduktion Humeroscapulargelenk: Prüfung in der definierten Mittelstellung (▶ https://doi.org/10.1007/000-bzq)

Durchführung und Bewertung in der definierten Mittelstellung (mM2+, mM3−) (Abb. 32.4 und Video in Abb. 32.4)

Der *Arm* wird mit deblockiertem Ellbogen passiv abduziert, bis er *in einem 45°-Winkel zur Vertikalen steht*. Die Handfläche zeigt nach unten. Danach soll der Patient die Position des Armes aktiv halten.

Bewertung	
mM2+	Der Arm sinkt beim Halteversuch langsam nach unten
mM3−	Der Arm kann in der vorgegebenen Position für 3 s gehalten werden

Durchführung und Bewertung in der Endstellung (mM3 bis mM5) (Abb. 32.5 und Video in Abb. 32.5)

Der Arm wird mit deblockiertem Ellbogen passiv bis zur Horizontalen (90°-Abduktion im Humeroscapulargelenk) abduziert. Danach soll der Patient die Position des Armes aktiv halten.

Bei den Prüfungen mit Widerstand wird der Widerstand proximal des Ellbogens gegeben.

32.2 Prüfung mit Einwirkung der Schwerkraft (mM2+ bis mM5)

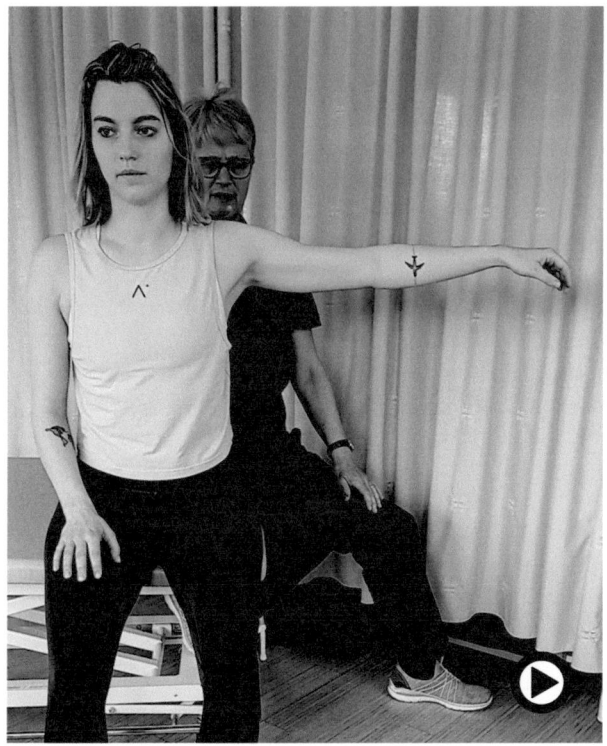

Abb. 32.5 Abduktion Humeroscapulargelenk: Prüfung in der Endstellung
(► https://doi.org/10.1007/000-bzs)

► In der Endstellung muss eine gelenkspezifische minimale physiologische Abweichung toleriert werden.

Bewertung	
mM3	Die Horizontalstellung des Armes kann für 3 s gehalten werden
mM3+	Die Horizontalstellung des Armes kann bei leichtem Widerstand für 1 s gehalten werden
mM4	Die Horizontalstellung des Armes kann bei mittlerem Widerstand für 1 s gehalten werden
mM4+	Die Horizontalstellung des Armes kann bei starkem Widerstand für 1 s gehalten werden
mM5	Die Horizontalstellung des Armes kann bei maximalem Widerstand für 1 s gehalten werden

Kriterien zur Spastikkontrolle für die Bewertung mM2+ bis mM5
- **Beim Testarm**
  - Kein Hochziehen des Schultergürtels. Der Abstand Acromion bzw. zum Ohr bleibt unverändert.
  - Die Stellung im Ellbogen bleibt unverändert.
  - Die Handfläche zeigt unverändert nach unten.
  - Hand und Finger bleiben entspannt. Anzeichen von Anspannung und Fixationen können bei Aufforderung korrigiert werden.
- **Weitere Kriterien**
  - Die Einordnung der Körperlängsachse bleibt unverändert.
  - Die Stellung der Füße bleibt unverändert, die Fersen bleiben unter den Kniegelenken und behalten den Bodenkontakt.
  - Die Kniegelenke dürfen nicht nach medial abweichen, bzw. gegen den Ball bzw. das Kissen drücken.

Transversale Abduktion Humeroscapulargelenk

33

▶ **Hauptmuskulatur** M. deltiodeus Pars spinalis

33.1 Prüfung ohne Einwirkung der Schwerkraft (mM0 bis mM2)

Ausgangsstellung: Sitz neben einer Behandlungsliege (Abb. 33.1)
Als Unterstützung kann ein Gleittuch über die Behandlungsliege gelegt werden, damit der Reibungswiderstand möglichst gering ist.

- Der zu prüfende Arm liegt auf der Behandlungsliege, im Humeroscapulargelenk in 90°-Abduktion, im Ellbogen leicht flektiert.
- Die Längsachse des Oberarmes ist in der Verlängerung der Scapulaebene.
- Die Handfläche zeigt nach unten.
- Die Fersen stehen mindestens hüftgelenkbreit unter den Knien. Die Füße haben mit der ganzen Fußsohle Bodenkontakt.
- Der nicht zu prüfende Arm liegt mit der Hand auf dem gleichseitigen Oberschenkel.

▶ Für eine bessere Stabilisation der Hüftgelenke kann ein Ball oder Kissen zwischen die Kniegelenke bzw. Oberschenkel platziert werden, sodass die Knie nicht nach medial abweichen.

Durchführung und Bewertung (Abb. 33.2 und Video in Abb. 33.2)
Zur Beurteilung des passiven ROM der transversalen Abduktion im Humeroscapulargelenk und zur Bewegungswahrnehmung führt die Therapeutin die Bewegung

---

Ergänzende Information Die elektronische Version dieses Kapitels enthält Zusatzmaterial, auf das über folgenden Link zugegriffen werden kann https://doi.org/10.1007/978-3-662-68029-2_33. Die Videos lassen sich durch Anklicken des DOI Links in der Legende einer entsprechenden Abbildung abspielen, oder indem Sie diesen Link mit der SN More Media App scannen.

Abb. 33.1 Transversale Abduktion Humeroscapulargelenk: Ausgangsstellung zur Prüfung ohne Einwirkung der Schwerkraft

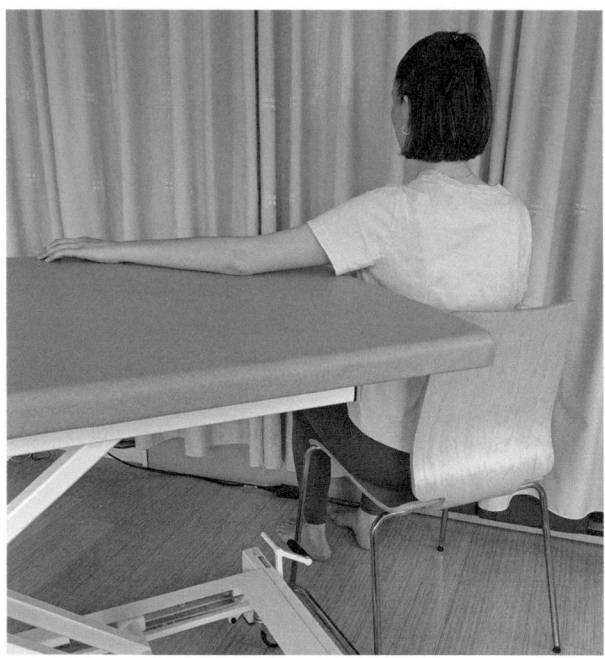

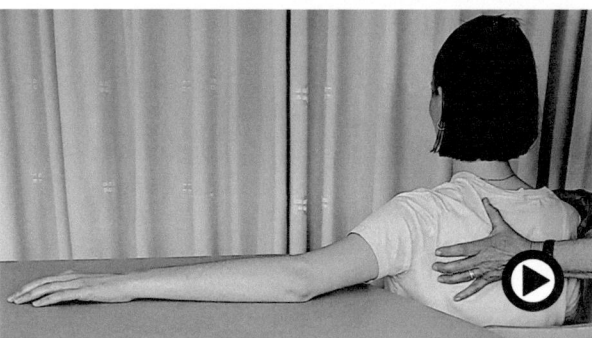

Abb. 33.2 Transversale Abduktion Humeroscapulargelenk: Endstellung bei der Prüfungsdurchführung ohne Einwirkung der Schwerkraft (▶ https://doi.org/10.1007/000-bzv)

zuerst passiv durch. Die Therapeutin fixiert danach die Scapula und der Patient wird aufgefordert, mit dem zu prüfenden Arm aktiv eine transversale Abduktion im Humeroscapulargelenk durchzuführen. Der Arm wird dabei auf der Behandlungsliege nach hinten geführt.

Bewertung	
mM0	Keine Muskelkontraktion palpabel oder sichtbar
mM1	Muskelkontraktion palpabel oder sichtbar, aber kein Bewegungsausschlag
mM1+	Selektiver Bewegungsausschlag, < 50 % des geprüften passiven ROM
mM2−	Selektiver Bewegungsausschlag, > 50 % des geprüften passiven ROM
mM2	Selektiver, endgradiger Bewegungsausschlag

Kriterien zur Spastikkontrolle für die Bewertung mM0 bis mM2
- **Beim Testarm**
  - Die Stellung im Ellbogen bleibt unverändert.
  - Der Unterarm behält den Kontakt mit der Unterlage.
  - Hand und Finger bleiben entspannt. Anzeichen von Anspannung und Fixationen können bei Aufforderung korrigiert werden.
- **Weitere Kriterien**
  - Die Stellung des Oberkörpers bleibt unverändert.
  - Die Stellung der Füße bleibt unverändert, die Fersen bleiben unter den Kniegelenken und behalten den Bodenkontakt.
  - Die Kniegelenke dürfen nicht nach medial abweichen, bzw. gegen den Ball/das Kissen drücken.

33.2 Prüfung mit Einwirkung der Schwerkraft (mM2+ bis mM5)

Ausgangsstellung: Bauchlage (Abb. 33.3a)
- Der Kopf ist zu einer Seite gedreht oder hat mit der Stirn Kontakt mit der Behandlungsliege.
- Die Füße werden mit einem Kissen oder einer (Halb)rolle unterlagert.
- Bei einer Flexionskontraktur im Hüftgelenk wird der Bauch mit einem Kissen unterlagert.
- Der nicht zu prüfende Arm liegt entspannt neben dem Körper.
- Beim zu prüfenden Arm liegt der Oberarm auf der Unterlage, abduktorisch im Humeroscapulargelenk. Der Unterarm hängt frei. Die Hand ist entspannt.

Anpassung der Ausgangsstellung, wenn die Bauchlage nicht möglich ist:
Stand oder Sitz vor der Behandlungsliege (Abb. 33.3b, c)
- Für die Ausgangsstellung im Stand ist die Höhe der Behandlungsliege auf Hüftgelenkhöhe eingestellt. Die Kniegelenke sind deblockiert. Der Oberköper und der nicht zu prüfende Arm liegen auf der Behandlungsliege.
- Im Sitz stehen die Fersen mindestens hüftgelenkbreit unter den Knien. Die Füße haben mit der ganzen Fußsohle Bodenkontakt. Der Oberköper wird bestmöglich nach vorne zur Behandlungsliege geneigt und mit Lagerungskissen unterstützt. Der nicht zu prüfende Arm liegt auf der Behandlungsliege.
- Beim zu prüfenden Arm liegt der Oberarm abduktorisch im Humeroscapulargelenk auf der Unterlage, bei Bedarf unterlagert mit einem Kissen. Der Unterarm hängt frei. Die Hand ist entspannt.

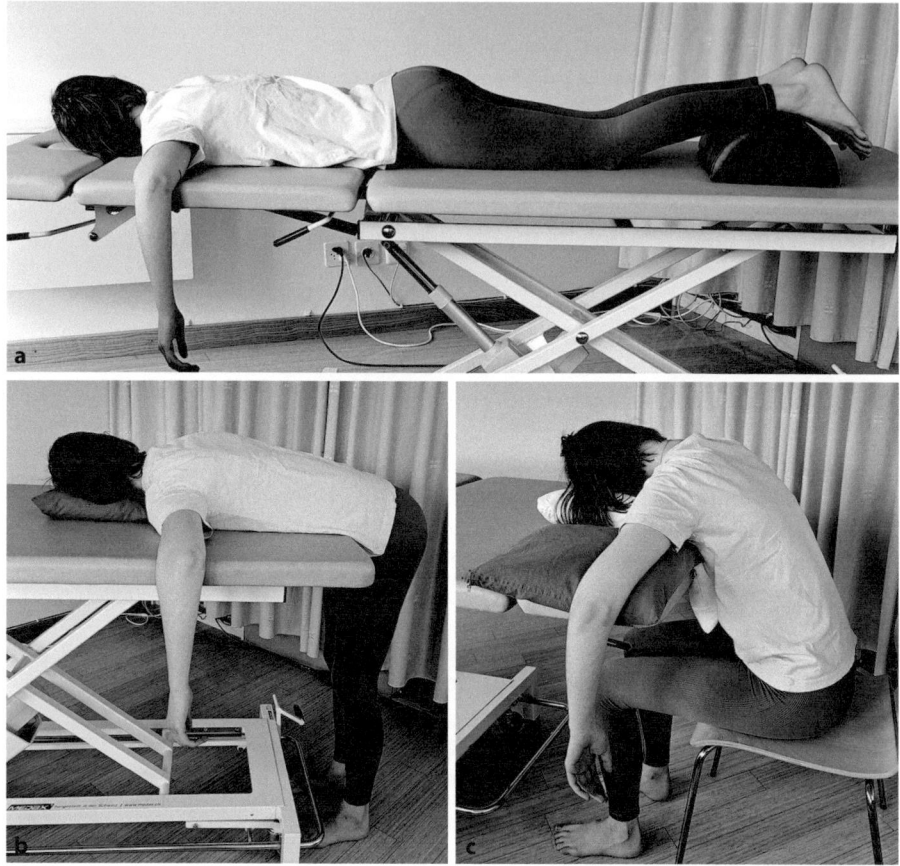

Abb. 33.3 Transversale Abduktion Humeroscapulargelenk. a Ausgangsstellung zur Prüfung mit Einwirkung der Schwerkraft, b, c mögliche Anpassung der Ausgangsstellung

▶ Im Sitz kann für eine bessere Stabilisation der Hüftgelenke ein Ball oder Kissen zwischen die Kniegelenke bzw. Oberschenkel platziert werden, sodass die Knie nicht nach medial abweichen.

Durchführung und Bewertung in der definierten Mittelstellung (mM2+, mM3−) (Abb. 33.4 und Video in Abb. 33.4)
Die Therapeutin kaudalisiert und fixiert die Scapula. Der *Oberarm* wird passiv *bis zur Horizontalen nach oben geführt*, transversalabduktorisch im Humeroscapulargelenk. Danach soll der Patient diese Stellung aktiv halten.

Bewertung	
mM2+	Der Oberarm sinkt beim Halteversuch langsam nach unten
mM3−	Der Arm kann in der vorgegebenen Position für 3 s gehalten werden

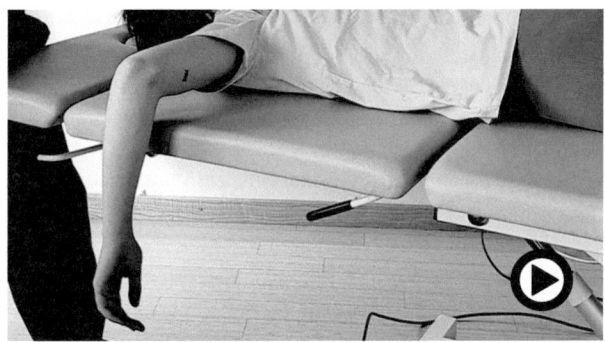

Abb. 33.4 Transversale Abduktion Humeroscapulargelenk: Prüfung in der definierten Mittelstellung (▶ https://doi.org/10.1007/000-bzt)

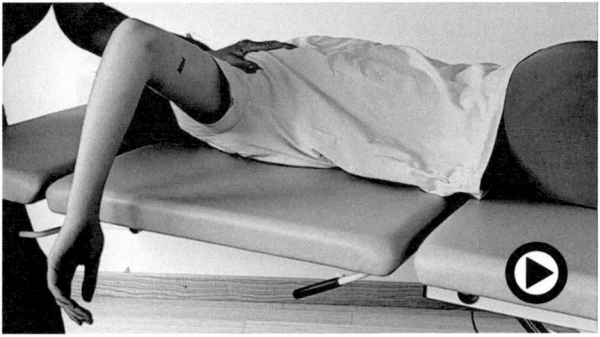

Abb. 33.5 Transversale Abduktion Humeroscapulargelenk: Prüfung in der Endstellung (▶ https://doi.org/10.1007/000-bzw)

Durchführung und Bewertung in der Endstellung (mM3 bis mM5) (Abb. 33.5 und Video in Abb. 33.5)
Die Therapeutin kaudalisiert und fixiert die Scapula. Der Oberarm wird passiv, transversalabduktorisch im Humeroscapulargelenk bis zum vollen Bewegungsausmaß nach oben geführt. Danach soll der Patient diese Stellung aktiv halten.

Bei den Prüfungen mit Widerstand wird der Widerstand proximal des Ellbogens dorsal am Oberarm gegeben.

▶ In der Endstellung muss eine gelenkspezifische minimale physiologische Abweichung toleriert werden.

Bewertung	
mM3	Der Arm kann in der Endstellung für 3 s gehalten werden
mM3+	Der Arm kann in der Endstellung bei leichtem Widerstand für 1 s gehalten werden
mM4	Der Arm kann in der Endstellung bei mittlerem Widerstand für 1 s gehalten werden
mM4+	Der Arm kann in der Endstellung bei starkem Widerstand für 1 s gehalten werden
mM5	Der Arm kann in der Endstellung bei maximalem Widerstand für 1 s gehalten werden

Kriterien zur Spastikkontrolle für die Bewertung mM2+ bis mM5
- **Beim Testarm**
  - Der Unterarm bleibt vertikal hängen und darf nicht proniert werden.
  - Hand und Finger bleiben entspannt. Anzeichen von Anspannung und Fixationen können bei Aufforderung korrigiert werden.
- **Weitere Kriterien**
  - Die Stellung der Beine und des Oberkörpers bleibt unverändert.
  - Das Becken darf nicht drehen.
  - Bei der Prüfung im Stand:
    Beide Kniegelenke bleiben deblockiert.
    Die Fersen behalten den Bodenkontakt.
  - Bei der Prüfung im Sitz:
    Die Fersen bleiben unter den Kniegelenken und behalten den Bodenkontakt.
    Die Kniegelenke dürfen nicht nach medial abweichen, bzw. gegen den Ball bzw. das Kissen drücken.

Transversale Adduktion Humeroscapulargelenk

34

Hauptmuskulatur M. pectoralis major

34.1 Prüfung ohne Einwirkung der Schwerkraft (mM0 bis mM2)

Ausgangsstellung: Sitz vor einer Behandlungsliege (Abb. 34.1)
Als Unterstützung kann ein Gleittuch über die Behandlungsliege gelegt werden, damit der Reibungswiderstand möglichst gering ist.

- Der Oberkörper hat ventralen Kontakt mit der Behandlungsliege, bei Bedarf unterstützt durch ein Lagerungskissen.
- Der zu prüfende Arm liegt auf der Behandlungsliege, im Humeroscapulargelenk in 90°-Flexion und leichter Abduktion. Der Ellbogen ist deblockiert.
- Die Handfläche zeigt nach unten, die Finger sind entspannt.
- Die Fersen stehen mindestens hüftgelenkbreit unter den Knien. Die Füße haben mit der ganzen Fußsohle Bodenkontakt.
- Der nicht zu prüfende Arm liegt mit der Hand auf dem gleichseitigen Oberschenkel.

▶ Für eine bessere Stabilisation der Hüftgelenke kann ein Ball oder Kissen zwischen die Kniegelenke bzw. Oberschenkel platziert werden, sodass die Knie nicht nach medial abweichen.

Durchführung und Bewertung (Abb. 34.2 und Video in Abb. 34.2)
Zur Beurteilung des passiven ROM der transversalen Adduktion im Humeroscapulargelenk und zur Bewegungswahrnehmung führt die Therapeutin die Bewegung

Ergänzende Information Die elektronische Version dieses Kapitels enthält Zusatzmaterial, auf das über folgenden Link zugegriffen werden kann https://doi.org/10.1007/978-3-662-68029-2_34. Die Videos lassen sich durch Anklicken des DOI Links in der Legende einer entsprechenden Abbildung abspielen, oder indem Sie diesen Link mit der SN More Media App scannen.

Abb. 34.1 Transversale Adduktion Humeroscapulargelenk: Ausgangsstellung zur Prüfung ohne Einwirkung der Schwerkraft

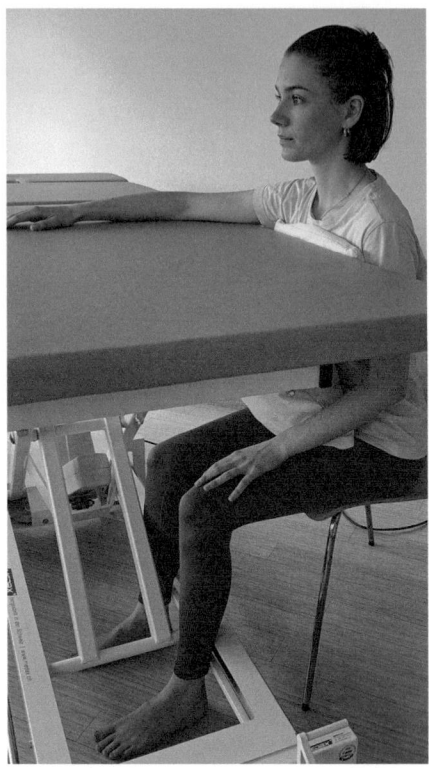

zuerst passiv durch. Der Patient wird danach aufgefordert, mit dem zu prüfenden Arm aktiv eine transversale Adduktion im Humeroscapulargelenk durchzuführen. Der Arm wird dabei auf der Behandlungsliege nach medial geführt.

Bewertung	
mM0	Keine Muskelkontraktion palpabel oder sichtbar
mM1	Muskelkontraktion palpabel oder sichtbar, aber kein Bewegungsausschlag
mM1+	Selektiver Bewegungsausschlag, < 50 % des geprüften passiven ROM
mM2−	Selektiver Bewegungsausschlag, > 50 % des geprüften passiven ROM
mM2	Selektiver, endgradiger Bewegungsausschlag

Kriterien zur Spastikkontrolle für die Bewertung mM0 bis mM2
- **Beim Testarm**
    - Es kommt zu keiner Drehung im Unterarm, die Handfläche zeigt unverändert nach unten.
    - Hand und Finger bleiben entspannt. Anzeichen von Anspannung und Fixationen können bei Aufforderung korrigiert werden.

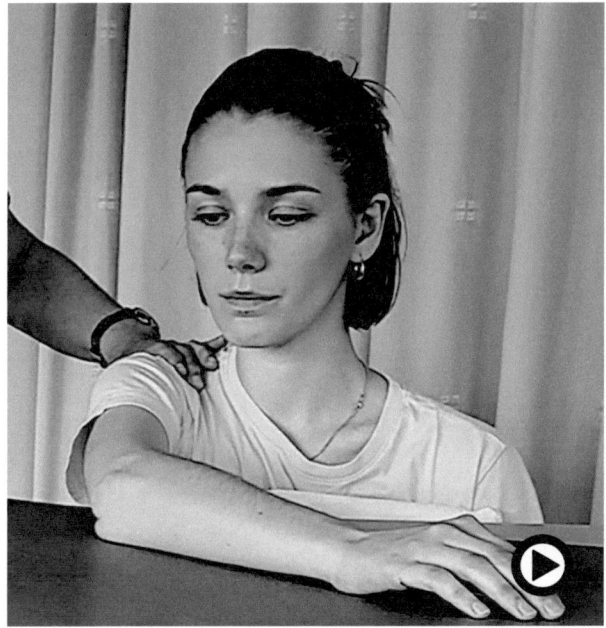

Abb. 34.2 Transversale Adduktion Humeroscapulargelenk: Endstellung bei der Prüfungsdurchführung ohne Einwirkung der Schwerkraft (▶ https://doi.org/10.1007/000-bzy)

- **Weitere Kriterien**
  - Die Stellung des Oberkörpers bleibt unverändert.
  - Die Stellung der Füße bleibt unverändert, die Fersen bleiben unter den Kniegelenken und behalten den Bodenkontakt.
  - Die Kniegelenke dürfen nicht nach medial abweichen, bzw. gegen den Ball oder das Kissen drücken.

34.2 Prüfung mit Einwirkung der Schwerkraft (mM2+ bis mM5)

Ausgangsstellung: Seitlage (Abb. 34.3)
- Beide Beine sind in Hüft- und Kniegelenk flektiert.
- Bei Bedarf ein Lagerungskissen zwischen den Oberschenkeln, um eine Adduktion im Hüftgelenk des oberen Beines zu verhindern.
- Der zu prüfende Arm liegt unten, in 90°-Flexion im Humeroscapulargelenk. Der Ellbogen ist deblockiert. Finger und Hand sind entspannt.
- Der nicht zu prüfende Arm liegt entspannt auf dem Körper oder ist in leichter Stützfunktion vor dem Körper.
- Der Kopf hat lateralen Kontakt mit der Unterlage, bei Bedarf mit einem Kissen unterlagert.

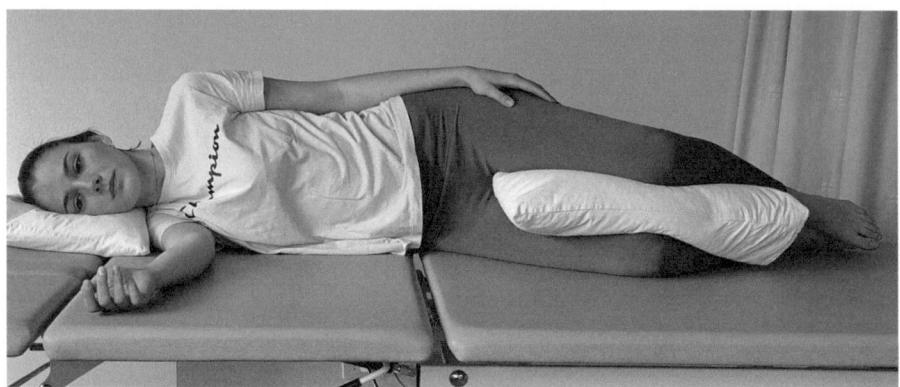

Abb. 34.3 Transversale Adduktion Humeroscapulargelenk: Ausgangsstellung zur Prüfung mit Einwirkung der Schwerkraft

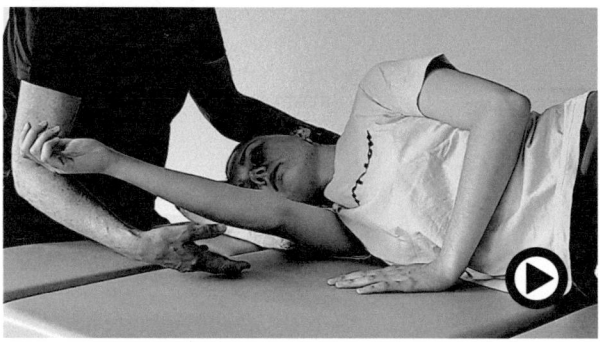

Abb. 34.4 Transversale Adduktion Humeroscapulargelenk: Prüfung in der definierten Mittelstellung (▶ https://doi.org/10.1007/000-bzx)

Durchführung und Bewertung in der definierten Mittelstellung (mM2+, mM3−) (Abb. 34.4 und Video in Abb. 34.4)

Der *Arm* wird passiv, transversal adduktorisch im Humeroscapulargelenk geführt, *bis nur noch der Humeruskopf Kontakt mit der Unterlage hat*. Danach soll der Patient diese Stellung aktiv halten.

Bewertung	
mM2+	Der Arm sinkt beim Halteversuch langsam nach unten
mM3−	Der Arm kann in der vorgegebenen Position für 3 s gehalten werden

Durchführung und Bewertung in der Endstellung (mM3 bis mM5) (Abb. 34.5 und Video in Abb. 34.5)

Der Arm wird passiv, in die Endstellung der transversalen Adduktion im Humeroscapulargelenk geführt. Danach soll der Patient diese Stellung aktiv halten.

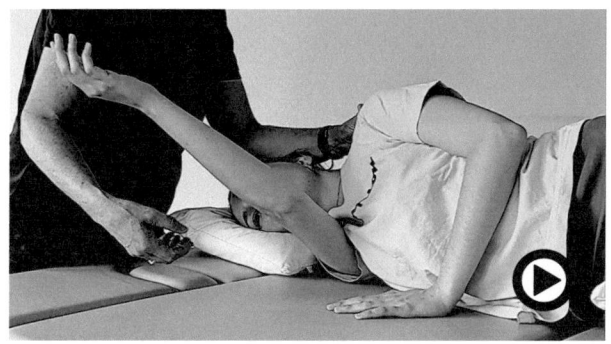

Abb. 34.5 Transversale Adduktion Humeroscapulargelenk: Prüfung in der Endstellung (▶ https://doi.org/10.1007/000-bzz)

Bei den Prüfungen mit Widerstand wird der Widerstand proximal des Ellbogens ventral am Oberarm gegeben.

▶ In der Endstellung muss eine gelenkspezifische minimale physiologische Abweichung toleriert werden.

Bewertung	
mM3	Der Arm kann in der Endstellung für 3 s gehalten werden
mM3+	Der Arm kann in der Endstellung bei leichtem Widerstand für 1 s gehalten werden
mM4	Der Arm kann in der Endstellung bei mittlerem Widerstand für 1 s gehalten werden
mM4+	Der Arm kann in der Endstellung bei starkem Widerstand für 1 s gehalten werden
mM5	Der Arm kann in der Endstellung bei maximalem Widerstand für 1 s gehalten werden

Kriterien zur Spastikkontrolle für die Bewertung mM2+ bis mM5
- **Beim Testarm**
  - Die Stellung im Ellbogen bleibt unverändert.
  - Finger bzw. Hand zeigen keine Anzeichen von übermäßiger Anspannung und Fixationen können bei Aufforderung korrigiert werden.
- **Weitere Kriterien**
  - Die Stellung der Beine und des Oberkörpers bleibt unverändert.

Innenrotation Humeroscapulargelenk 35

▸ Hauptmuskulatur M. subscapularis

35.1 Prüfung ohne Einwirkung der Schwerkraft (mM0 bis mM2)

Ausgangsstellung: Bauchlage (Abb. 35.1a)
- Der Kopf liegt zur prüfenden Seite gedreht.
- Die Füße werden mit einem Kissen oder einer (Halb)rolle unterlagert.
- Bei einer Flexionskontraktur im Hüftgelenk wird der Bauch mit einem Kissen unterlagert.
- Der nicht zu prüfende Arm liegt entspannt neben dem Körper.
- Der zu prüfende Arm hängt frei, im Humeroscapulargelenk bezüglich Rotation in Neutralnullstellung. Die Handfläche ist zur Behandlungsliege gedreht.

Anpassung der Ausgangsstellung, wenn Bauchlage nicht möglich ist (Abb. 35.1b, c)
- Stand oder Sitz vor der Behandlungsliege.
- Für die Ausgangsstellung im Stand ist die Höhe der Behandlungsliege auf Hüftgelenkhöhe eingestellt. Die Kniegelenke sind deblockiert. Der Oberköper und der nicht zu prüfende Arm liegen auf der Behandlungsliege.
- Im Sitz stehen die Fersen mindestens hüftgelenkbreit unter den Knien. Die Füße haben mit der ganzen Fußsohle Bodenkontakt. Der Oberköper wird bestmöglich nach vorne zur Behandlungsliege geneigt und mit Lagerungskissen unterstützt.
- Der zu prüfende Arm hängt frei, im Humeroscapulargelenk bezüglich Rotation in Neutralnullstellung. Die Handfläche ist zur Behandlungsliege gedreht.

Ergänzende Information Die elektronische Version dieses Kapitels enthält Zusatzmaterial, auf das über folgenden Link zugegriffen werden kann https://doi.org/10.1007/978-3-662-68029-2_35. Die Videos lassen sich durch Anklicken des DOI Links in der Legende einer entsprechenden Abbildung abspielen, oder indem Sie diesen Link mit der SN More Media App scannen.

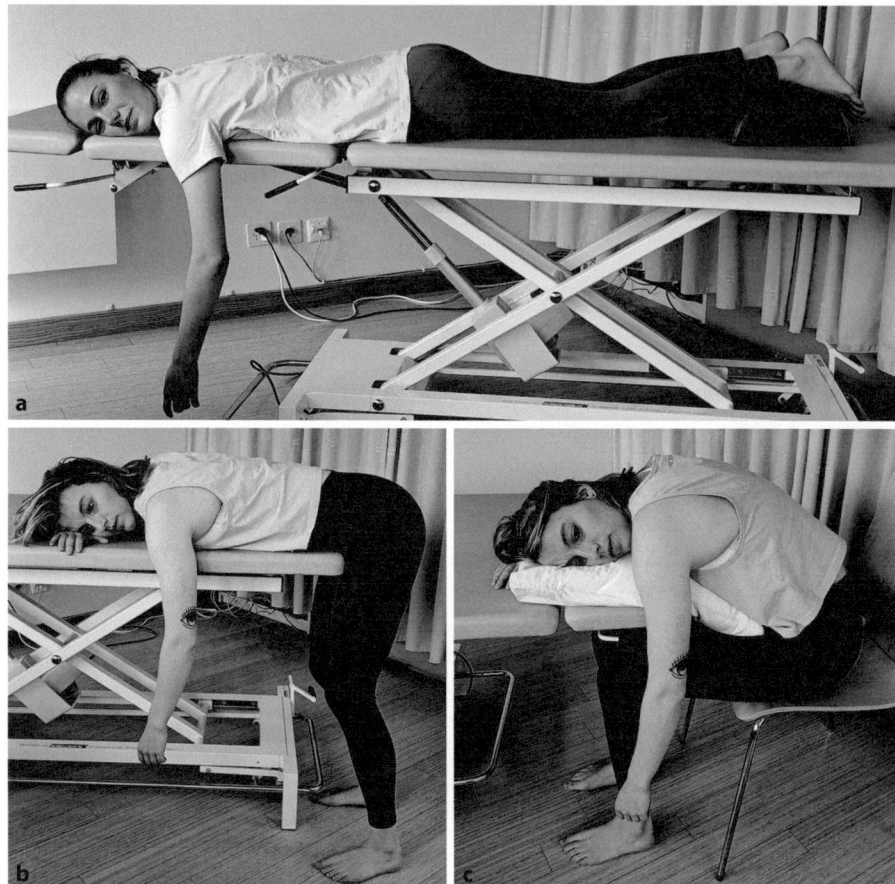

Abb. 35.1 Innenrotation Humeroscapulargelenk. **a** Ausgangsstellung zur Prüfung ohne Einwirkung der Schwerkraft, **b**, **c** Mögliche Anpassung der Ausgangsstellung

▶ Im Sitz kann für eine bessere Stabilisation der Hüftgelenke ein Ball oder Kissen zwischen die Kniegelenke bzw. Oberschenkel platziert werden, sodass die Knie nicht nach medial abweichen.

Durchführung und Bewertung (Abb. 35.2 und Video in Abb. 35.2)
Zur Beurteilung des passiven ROM der Innenrotation im Humeroscapulargelenk und zur Bewegungswahrnehmung führt die Therapeutin die Bewegung zuerst passiv durch. Der Patient wird danach aufgefordert, mit dem zu prüfenden Arm aktiv eine Innenrotation im Humeroscapulargelenk durchzuführen, sodass die Ellbogenspitze nach außen, weg von der Behandlungsliege zeigt.

Abb. 35.2 Innenrotation Humeroscapulargelenk: Endstellung bei der Prüfungsdurchführung ohne Einwirkung der Schwerkraft (▶ https://doi.org/10.1007/000-c01)

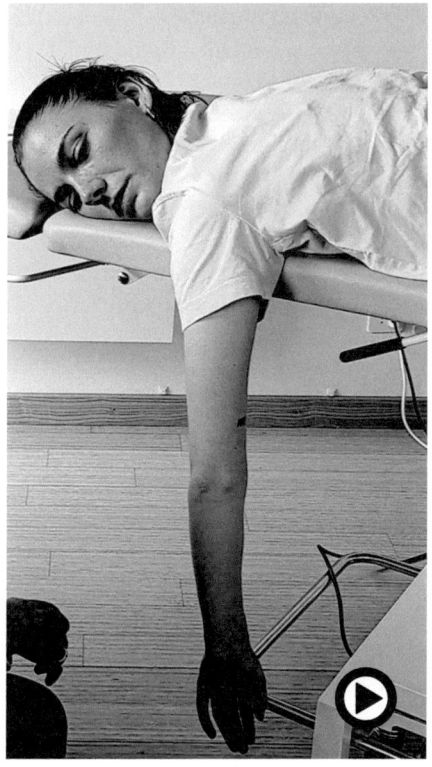

▶ Die Therapeutin achtet darauf, dass es nicht zu einer kompensatorischen Pronation im Unterarm, anstelle der geforderten Innenrotation im Humeroscapulargelenk kommt.

Bewertung	
mM0	Keine Muskelkontraktion palpabel oder sichtbar
mM1	Muskelkontraktion palpabel oder sichtbar, aber kein Bewegungsausschlag
mM1+	Selektiver Bewegungsausschlag, < 50 % des geprüften passiven ROM
mM2−	Selektiver Bewegungsausschlag, > 50 % des geprüften passiven ROM
mM2	Selektiver, endgradiger Bewegungsausschlag

Kriterien zur Spastikkontrolle für die Bewertung mM0 bis mM2
- **Beim Testarm**
  - Unter- und Oberarm bleiben vertikal hängen.
  - Hand und Finger bleiben entspannt. Anzeichen von Anspannung und Fixationen können bei Aufforderung korrigiert werden.

- **Weitere Kriterien**
  - Die Stellung der Beine und des Oberkörpers bleibt unverändert.
  - Bei der Prüfung im Stand:
    Beide Kniegelenke bleiben deblockiert.
    Die Fersen behalten den Bodenkontakt.
  - Bei der Prüfung im Sitz:
    Die Fersen bleiben unter den Kniegelenken und behalten den Bodenkontakt.
    Die Kniegelenke dürfen nicht nach medial abweichen, bzw. gegen den Ball oder das Kissen drücken.

35.2 Prüfung mit Einwirkung der Schwerkraft (mM2+ bis mM5)

Ausgangsstellung: Bauchlage (Abb. 35.3a)
- Der Kopf liegt zur prüfenden Seite gedreht.
- Die Füße werden mit einem Kissen oder einer (Halb)rolle unterlagert.
- Bei einer Flexionskontraktur im Hüftgelenk wird der Bauch mit einem Kissen unterlagert.
- Der nicht zu prüfende Arm liegt entspannt neben dem Körper.
- Im zu prüfenden Arm liegt der Oberarm abduktorisch im Humeroscapulargelenk, bei Bedarf unterstützt mit einem kleinen Kissen oder einem gefalteten Tuch, auf der Unterlage. Der Unterarm hängt frei.

Anpassung der Ausgangsstellung, wenn Bauchlage nicht möglich ist (Abb. 35.3b, c)
- Stand oder Sitz vor der Behandlungsliege.
- Für die Ausgangsstellung im Stand ist die Höhe der Behandlungsliege auf Hüftgelenkhöhe eingestellt. Die Kniegelenke sind deblockiert. Der Oberköper und der nicht zu prüfende Arm liegen auf der Behandlungsliege.
- Im Sitz stehen die Fersen mindestens hüftgelenkbreit unter den Knien. Die Füße haben mit der ganzen Fußsohle Bodenkontakt. Der Oberköper wird bestmöglich nach vorne zur Behandlungsliege geneigt und mit Lagerungskissen unterstützt. Der nicht zu prüfende Arm liegt auf der Behandlungsliege.
- Im zu prüfenden Arm liegt der Oberarm abduktorisch im Humeroscapulargelenk auf der Unterlage, bei Bedarf unterstützt mit einem Kissen. Der Unterarm hängt frei.

▶ Im Sitz kann für eine bessere Stabilisation der Hüftgelenke ein Ball oder Kissen zwischen die Kniegelenke bzw. Oberschenkel platziert werden, sodass die Knie nicht nach medial abweichen.

35.2 Prüfung mit Einwirkung der Schwerkraft (mM2+ bis mM5)

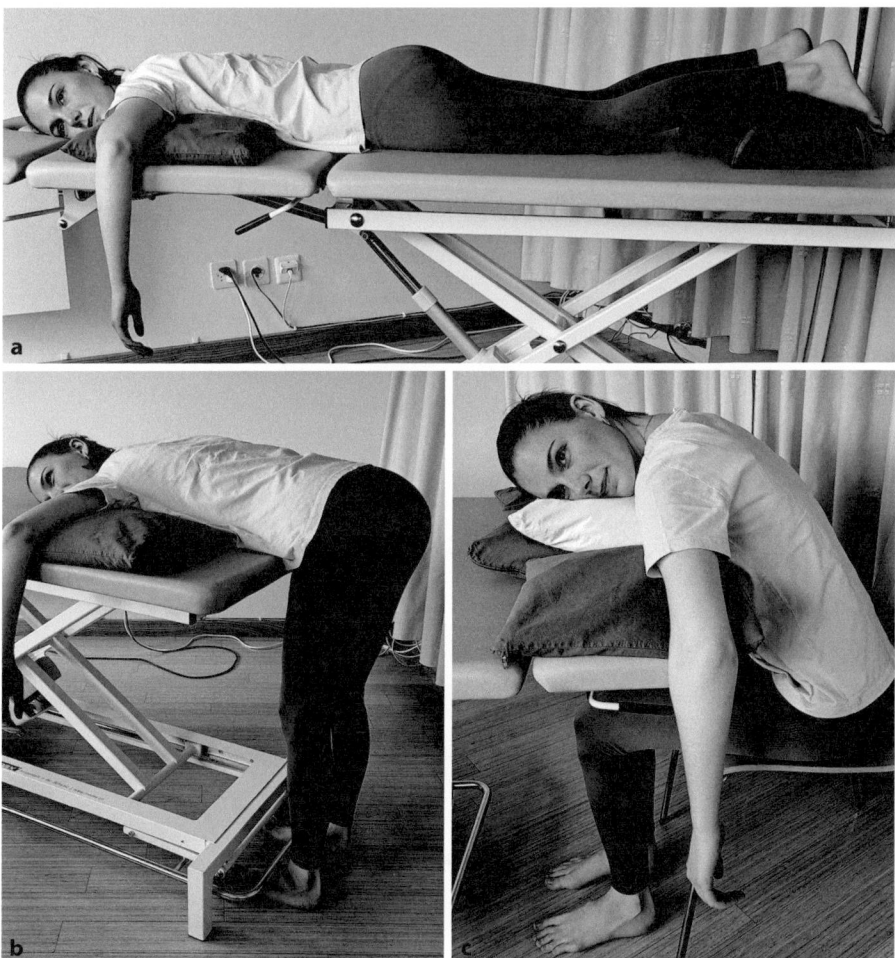

Abb. 35.3 Innenrotation Humeroscapulargelenk. **a** Ausgangsstellung zur Prüfung mit Einwirkung der Schwerkraft, **b**, **c** Mögliche Anpassung der Ausgangsstellung

Durchführung und Bewertung in der definierten Mittelstellung (mM2+, mM3−) (Abb. 35.4 und Video in Abb. 35.4)

Der *Unterarm* wird passiv, innenrotatorisch im Humeroscapulargelenk, nach hinten/oben geführt, bis er *in einem 45°-Winkel zur Vertikalen steht*. Gleichzeitig fixiert die Therapeutin die Scapula. Danach soll der Patient den Arm in dieser Stellung aktiv halten.

Bewertung	
mM2+	Der Unterarm sinkt beim Halteversuch langsam nach unten
mM3−	Der Arm kann in der vorgegebenen Position für 3 s gehalten werden

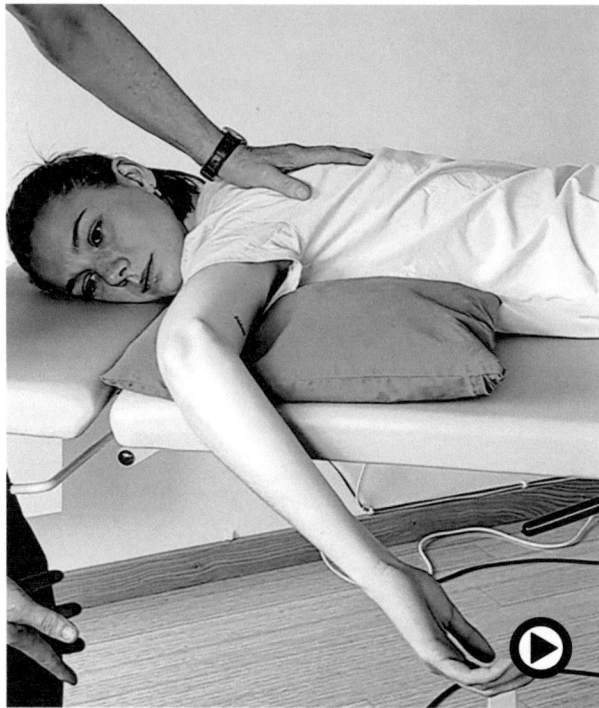

Abb. 35.4 Innenrotation Humeroscapulargelenk: Prüfung in der definierten Mittelstellung (▶ https://doi.org/10.1007/000-c00)

Durchführung und Bewertung in der Endstellung (mM3 bis mM5) (Abb. 35.5 und Video in Abb. 35.5)
Der Unterarm wird passiv, innenrotatorisch im Humeroscapulargelenk, nach hinten/oben geführt, bis zur Endstellung der Innenrotation im Humeroscapulargelenk. Gleichzeitig fixiert die Therapeutin die Scapula. Danach soll der Patient den Arm in dieser Stellung aktiv halten.

Bei den Prüfungen mit Widerstand wird der Widerstand proximal des Handgelenks am Unterarm gegeben.

▶ In der Endstellung muss eine gelenkspezifische minimale physiologische Abweichung toleriert werden.

Bewertung	
mM3	Der Arm kann in der Endstellung für 3 s gehalten werden
mM3+	Der Arm kann in der Endstellung bei leichtem Widerstand für 1 s gehalten werden
mM4	Der Arm kann in der Endstellung bei mittlerem Widerstand für 1 s gehalten werden
mM4+	Der Arm kann in der Endstellung bei starkem Widerstand für 1 s gehalten werden
mM5	Der Arm kann in der Endstellung bei maximalem Widerstand für 1 s gehalten werden

35.2 Prüfung mit Einwirkung der Schwerkraft (mM2+ bis mM5)

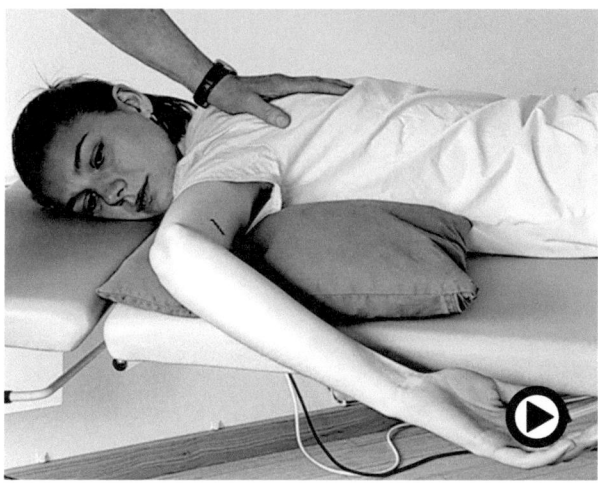

Abb. 35.5 Innenrotation Humeroscapulargelenk: Prüfung in der Endstellung
(▶ https://doi.org/10.1007/000-c02)

Kriterien zur Spastikkontrolle für die Bewertung mM2+bis mM5
- **Beim Testarm**
  - Die Stellung im Ellbogen bleibt unverändert.
  - Finger bzw. Hand zeigen keine Anzeichen von übermäßiger Anspannung und Fixationen können bei Aufforderung korrigiert werden.
- **Weitere Kriterien**
  - Die Stellung der Beine und des Oberkörpers bleibt unverändert.
  - Bei der Prüfung im Stand:
    Beide Kniegelenke bleiben deblockiert.
    Die Fersen behalten den Bodenkontakt.
  - Bei der Prüfung im Sitz:
    Die Stellung der Füße bleibt unverändert, die Fersen bleiben unter den Kniegelenken und behalten den Bodenkontakt.
    Die Kniegelenke dürfen nicht nach medial abweichen, bzw. gegen den Ball bzw. das Kissen drücken.

Außenrotation Humeroscapulargelenk 36

▶ **Hauptmuskulatur** M. infraspinatus und M. teres minor

36.1 Prüfung ohne Einwirkung der Schwerkraft (mM0 bis mM2)

Ausgangsstellung: Bauchlage (Abb. 36.1a)
- Der Kopf liegt zur prüfenden Seite gedreht.
- Die Füße werden mit einem Kissen oder einer (Halb)rolle unterlagert.
- Bei einer Flexionskontraktur im Hüftgelenk wird der Bauch mit einem Kissen unterlagert.
- Der nicht zu prüfende Arm liegt entspannt neben dem Körper.
- Der zu prüfende Arm hängt frei, im Humeroscapulargelenk bezüglich Rotation in Neutralnullstellung. Die Handfläche ist zur Behandlungsliege gedreht.

Anpassung der Ausgangsstellung, wenn Bauchlage nicht möglich ist (Abb. 36.1b, c)
- Stand oder Sitz vor der Behandlungsliege.
- Für die Ausgangsstellung im Stand ist die Höhe der Behandlungsliege auf Hüftgelenkhöhe eingestellt. Die Kniegelenke sind deblockiert. Der Oberköper und der nicht zu prüfende Arm liegen auf der Behandlungsliege.
- Im Sitz stehen die Fersen mindestens hüftgelenkbreit unter den Knien. Die Füße haben mit der ganzen Fußsohle Bodenkontakt. Der Oberköper wird bestmöglich nach vorne zur Behandlungsliege geneigt und mit Lagerungskissen unterstützt.
- Der zu prüfende Arm hängt frei, im Humeroscapulargelenk bezüglich Rotation in Neutralnullstellung. Die Handfläche ist zur Behandlungsliege gedreht.

Ergänzende Information Die elektronische Version dieses Kapitels enthält Zusatzmaterial, auf das über folgenden Link zugegriffen werden kann https://doi.org/10.1007/978-3-662-68029-2_36. Die Videos lassen sich durch Anklicken des DOI Links in der Legende einer entsprechenden Abbildung abspielen, oder indem Sie diesen Link mit der SN More Media App scannen.

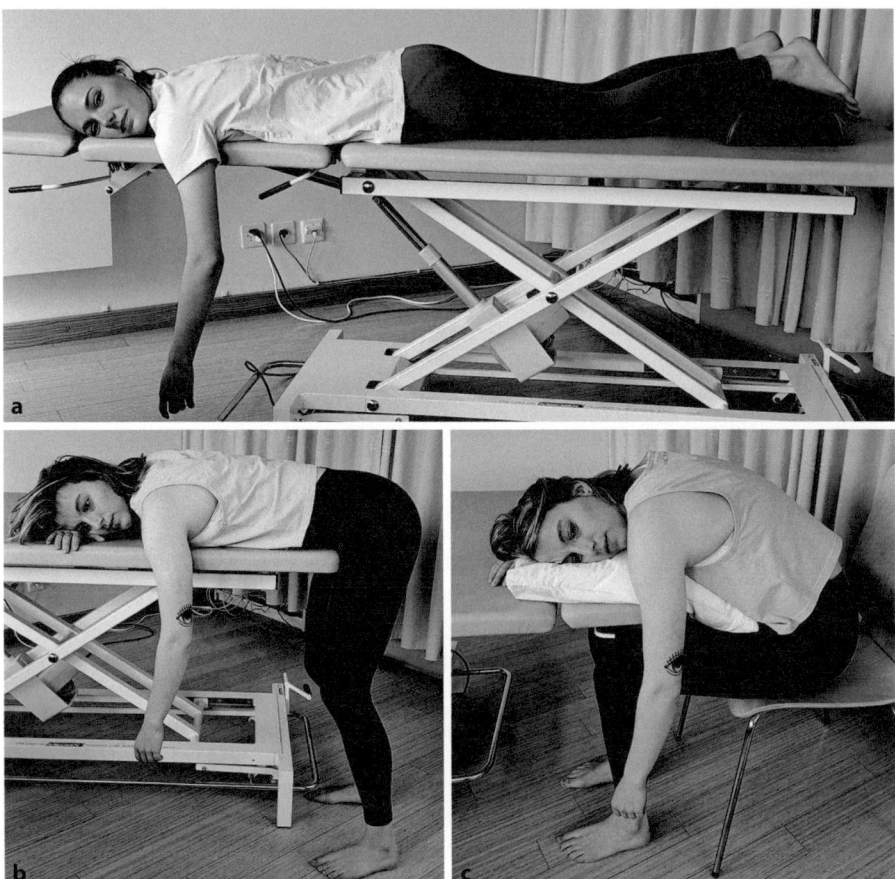

Abb. 36.1 Außenrotation Humeroscapulargelenk. **a** Ausgangsstellung zur Prüfung ohne Einwirkung der Schwerkraft, **b**, **c** Mögliche Anpassung der Ausgangsstellung

▶ Im Sitz kann für eine bessere Stabilisation der Hüftgelenke ein Ball oder Kissen zwischen die Kniegelenke bzw. Oberschenkel platziert werden, sodass die Knie nicht nach medial abweichen.

Durchführung und Bewertung (Abb. 36.2 und Video in Abb. 36.2)
Zur Beurteilung des passiven ROM der Außenrotation im Humeroscapulargelenk und zur Bewegungswahrnehmung führt die Therapeutin die Bewegung zuerst passiv durch. Der Patient wird danach aufgefordert, mit dem zu prüfenden Arm aktiv eine Außenrotation im Humeroscapulargelenk durchzuführen, sodass die Ellbogenspitze zur Behandlungsliege zeigt.

36.1 Prüfung ohne Einwirkung der Schwerkraft (mM0 bis mM2)

Abb. 36.2 Außenrotation Humeroscapulargelenk: Endstellung bei der Prüfungsdurchführung ohne Einwirkung der Schwerkraft (▶ https://doi.org/10.1007/000-c04)

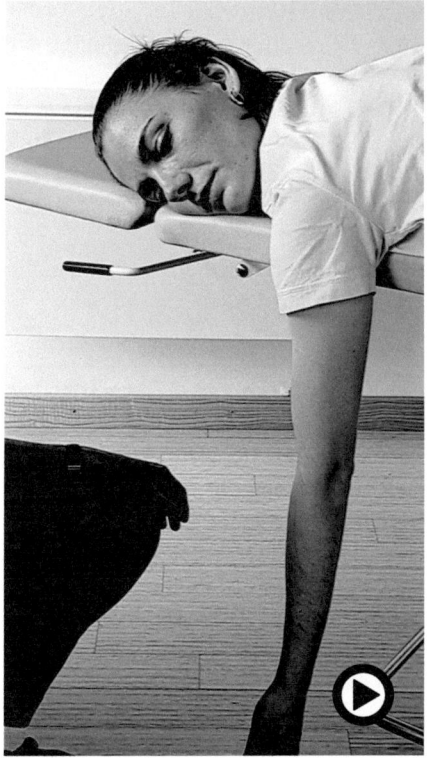

▶ Die Therapeutin achtet darauf, dass es nicht zu einer kompensatorischen Supination im Unterarm, anstelle der geforderten Außenrotation im Humeroscapulargelenk kommt.

Bewertung	
mM0	Keine Muskelkontraktion palpabel oder sichtbar
mM1	Muskelkontraktion palpabel oder sichtbar, aber kein Bewegungsausschlag
mM1+	Selektiver Bewegungsausschlag, < 50 % des geprüften passiven ROM
mM2−	Selektiver Bewegungsausschlag, > 50 % des geprüften passiven ROM
mM2	Selektiver, endgradiger Bewegungsausschlag

Kriterien zur Spastikkontrolle für die Bewertung mM0 bis mM2
- **Beim Testarm**
  - Unter- und Oberarm bleiben vertikal hängen.
  - Hand und Finger bleiben entspannt. Anzeichen von Anspannung und Fixationen können bei Aufforderung korrigiert werden.

- **Weitere Kriterien**
  - Die Stellung der Beine und des Oberkörpers bleibt unverändert.
  - Bei der Prüfung im Stand:
    Beide Kniegelenke bleiben deblockiert.
    Die Fersen behalten den Bodenkontakt.
  - Bei der Prüfung im Sitz:
    Die Fersen bleiben unter den Kniegelenken und behalten den Bodenkontakt.
    Die Kniegelenke dürfen nicht nach medial abweichen, bzw. gegen den Ball oder das Kissen drücken.

36.2 Prüfung mit Einwirkung der Schwerkraft (mM2+ bis mM5)

Ausgangsstellung: Bauchlage (Abb. 36.3a)
- Der Kopf liegt zur prüfenden Seite gedreht.
- Die Füße werden mit einem Kissen oder einer (Halb)rolle unterlagert.
- Bei einer Flexionskontraktur im Hüftgelenk wird der Bauch mit einem Kissen unterlagert.
- Der nicht zu prüfende Arm liegt entspannt neben dem Körper.
- Im zu prüfenden Arm liegt der Oberarm abduktorisch im Humeroscapulargelenk, bei Bedarf unterstützt mit einem kleinen Kissen oder einem gefalteten Tuch, auf der Unterlage. Der Unterarm hängt frei über die Kante des Behandlungsliege.

Anpassung der Ausgangsstellung, wenn Bauchlage nicht möglich ist (Abb. 36.3b, c)
- Stand oder Sitz vor der Behandlungsliege.
- Für die Ausgangsstellung im Stand ist die Höhe der Behandlungsliege auf Hüftgelenkhöhe eingestellt. Die Kniegelenke sind deblockiert. Der Oberköper und der nicht zu prüfende Arm liegen auf der Behandlungsliege.
- Im Sitz stehen die Fersen mindestens hüftgelenkbreit unter den Knien. Die Füße haben mit der ganzen Fußsohle Bodenkontakt. Der Oberköper wird bestmöglich nach vorne zur Behandlungsliege geneigt und mit Lagerungskissen unterstützt. Der nicht zu prüfende Arm liegt auf der Behandlungsliege.
- Im zu prüfenden Arm liegt der Oberarm abduktorisch im Humeroscapulargelenk auf der Unterlage, bei Bedarf unterstützt mit einem Kissen. Der Unterarm hängt frei.

▶ Im Sitz kann für eine bessere Stabilisation der Hüftgelenke ein Ball oder Kissen zwischen die Kniegelenke bzw. Oberschenkel platziert werden, sodass die Knie nicht nach medial abweichen.

36.2 Prüfung mit Einwirkung der Schwerkraft (mM2+ bis mM5)

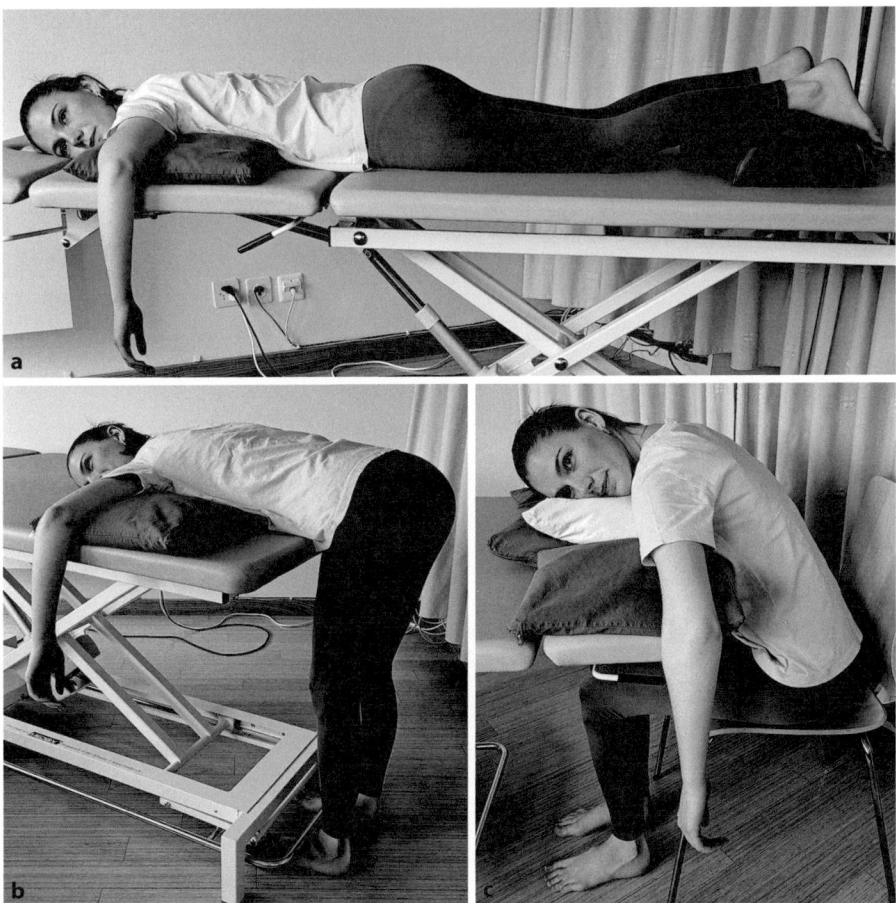

Abb. 36.3 Außenrotation Humeroscapulargelenk. **a** Ausgangsstellung zur Prüfung mit Einwirkung der Schwerkraft, **b**, **c** Mögliche Anpassung der Ausgangsstellung

Durchführung und Bewertung in der definierten Mittelstellung (mM2+, mM3−) (Abb. 36.4 und Video in Abb. 36.4)

Der *Unterarm* wird außenrotatorisch im Humeroscapulargelenk passiv nach vorne/oben geführt, bis er *in einem 45°-Winkel zur Vertikalen steht*. Gleichzeitig fixiert die Therapeutin die Scapula. Danach soll der Patient den Arm in dieser Stellung aktiv halten.

Bewertung	
mM2+	Der Unterarm sinkt beim Halteversuch langsam nach unten
mM3−	Der Arm kann in der vorgegebenen Position für 3 s gehalten werden

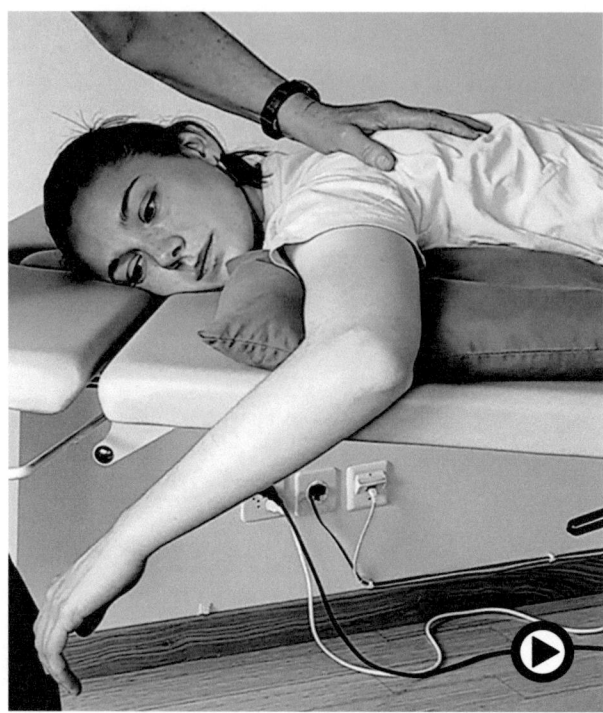

Abb. 36.4 Außenrotation Humeroscapulargelenk: Prüfung in der definierten Mittelstellung (▶ https://doi.org/10.1007/000-c03)

Durchführung und Bewertung in der Endstellung (mM3 bis mM5) (Abb. 36.5 und Video in Abb. 36.5)
Der Unterarm wird passiv, außenrotatorisch im Humeroscapulargelenk, nach vorne/oben geführt, bis zur Endstellung der Außenrotation im Humeroscapulargelenk. Gleichzeitig fixiert die Therapeutin die Scapula. Danach soll der Patient den Arm in dieser Stellung aktiv halten.

Bei den Prüfungen mit Widerstand wird der Widerstand proximal des Handgelenkes am Unterarm gegeben.

▶ In der Endstellung muss eine gelenkspezifische minimale physiologische Abweichung toleriert werden.

Bewertung	
mM3	Der Arm kann in der Endstellung für 3 s gehalten werden
mM3+	Der Arm kann in der Endstellung bei leichtem Widerstand für 1 s gehalten werden
mM4	Der Arm kann in der Endstellung bei mittlerem Widerstand für 1 s gehalten werden
mM4+	Der Arm kann in der Endstellung bei starkem Widerstand für 1 s gehalten werden
mM5	Der Arm kann in der Endstellung bei maximalem Widerstand für 1 s gehalten werden

36.2 Prüfung mit Einwirkung der Schwerkraft (mM2+ bis mM5)

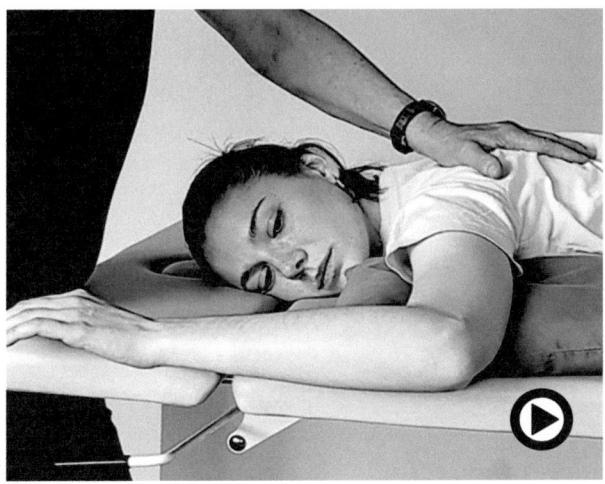

Abb. 36.5 Außenrotation Humeroscapulargelenk: Prüfung in der Endstellung
(▶ https://doi.org/10.1007/000-c05)

Kriterien zur Spastikkontrolle für die Bewertung mM2+ bis mM5
- **Beim Testarm**
  - Die Stellung im Ellbogen bleibt unverändert.
  - Finger/Hand zeigen keine Anzeichen von übermäßiger Anspannung und Fixationen können bei Aufforderung korrigiert werden.
- **Weitere Kriterien**
  - Die Stellung der Beine und des Oberkörpers bleibt unverändert.
  - Bei der Prüfung im Stand:
    Beide Kniegelenke bleiben deblockiert.
    Die Fersen behalten den Bodenkontakt.
  - Bei der Prüfung im Sitz:
    Die Stellung der Füße bleibt unverändert, die Fersen bleiben unter den Kniegelenken und behalten den Bodenkontakt.
    Die Kniegelenke dürfen nicht nach medial abweichen, bzw. gegen den Ball/das Kissen drücken.

Teil VI
Ellbogen und Unterarm

Extension Ellbogen 37

▶ **Hauptmuskulatur** M. triceps brachii

37.1 Prüfung ohne Einwirkung der Schwerkraft (mM0 bis mM2)

Ausgangsstellung: Sitz neben einer Behandlungsliege (Abb. 37.1)
Als Unterstützung kann ein Gleittuch über die Behandlungsliege gelegt werden, damit der Reibungswiderstand möglichst gering ist.

- Der Arm liegt in der Scapulaebene auf der Behandlungsliege, im Humeroscapulargelenk in 90°-Abduktion, der Ellbogen ist deutlich flektiert.
- Die Handfläche zeigt nach unten.
- Die Fersen stehen mindestens hüftgelenkbreit unter den Kniegelenken. Die ganzen Fußsohlen haben Bodenkontakt.
- Der nicht zu prüfende Arm liegt mit der Hand auf dem gleichseitigen Oberschenkel.

▶ Zur Unterstützung der Rumpfstabilität kann ein angelehnter Sitz gewählt werden.

▶ Für eine bessere Stabilisation der Hüftgelenke kann ein Ball oder Kissen zwischen die Kniegelenke bzw. Oberschenkel platziert werden, sodass die Knie nicht nach medial abweichen.

Ergänzende Information Die elektronische Version dieses Kapitels enthält Zusatzmaterial, auf das über folgenden Link zugegriffen werden kann https://doi.org/10.1007/978-3-662-68029-2_37. Die Videos lassen sich durch Anklicken des DOI Links in der Legende einer entsprechenden Abbildung abspielen, oder indem Sie diesen Link mit der SN More Media App scannen.

Abb. 37.1 Extension Ellbogen: Ausgangsstellung zur Prüfung ohne Einwirkung der Schwerkraft

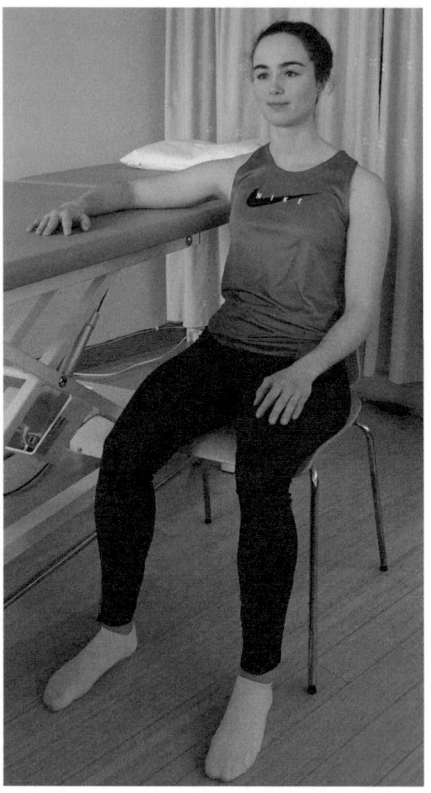

Durchführung und Bewertung (Abb. 37.2 und Video in Abb. 37.2)

Zur Beurteilung des passiven ROM der Ellbogenextension und zur Bewegungswahrnehmung führt die Therapeutin die Bewegung zuerst passiv durch. Der Patient wird danach aufgefordert, beim zu prüfenden Arm aktiv eine Extension im Ellbogen durchzuführen.

Bewertung	
mM0	Keine Muskelkontraktion palpabel oder sichtbar
mM1	Muskelkontraktion palpabel oder sichtbar, aber kein Bewegungsausschlag
mM1+	Selektiver Bewegungsausschlag, < 50 % des geprüften passiven ROM
mM2–	Selektiver Bewegungsausschlag, > 50 % des geprüften passiven ROM
mM2	Selektiver, endgradiger Bewegungsausschlag

Kriterien zur Spastikkontrolle für die Bewertung mM0 bis mM2
- **Beim Testarm**
    - Keine einschießende, unkontrollierte extensorische Bewegung im Ellbogen.
    - Keine Abweichungen der Schulter-/Scapulaposition.
    - Finger/Hand bleiben entspannt. Anzeichen von Anspannung und Fixationen können bei Aufforderung korrigiert werden.

37.2 Prüfung mit Einwirkung der Schwerkraft (mM2+ bis mM5)

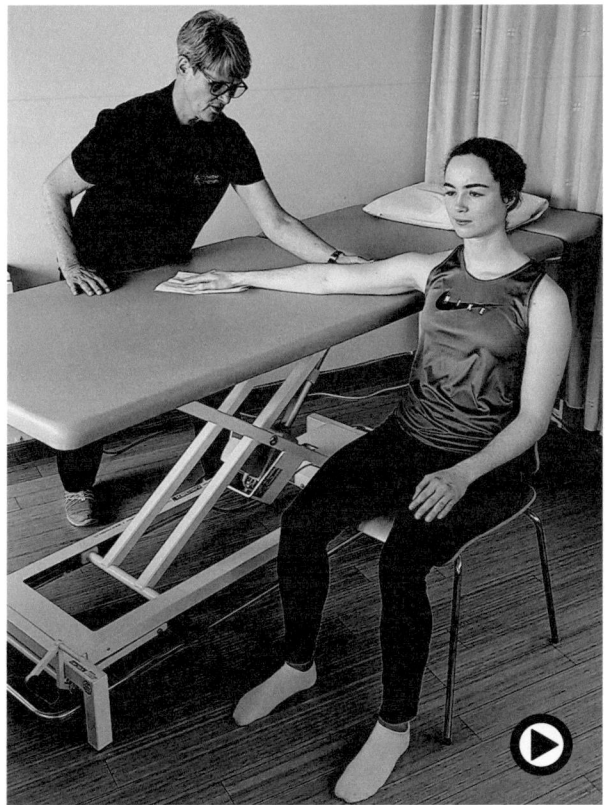

Abb. 37.2 Extension Ellbogen: Endstellung bei der Prüfungsdurchführung ohne Einwirkung der Schwerkraft (▶ https://doi.org/10.1007/000-c07)

- **Weitere Kriterien**
  - Die Stellung des Oberkörpers bleibt unverändert
  - Die Stellung der Füße bleibt unverändert, die Fersen behalten den Bodenkontakt.
  - Die Kniegelenke dürfen nicht nach medial abweichen, bzw. gegen den Ball bzw. das Kissen drücken.

37.2 Prüfung mit Einwirkung der Schwerkraft (mM2+ bis mM5)

Ausgangsstellung: Bauchlage (Abb. 37.3a)
- Der Kopf ist zu einer Seite gedreht oder hat mit der Stirn Kontakt mit der Behandlungsliege.
- Die Füße werden mit einem Kissen oder einer (Halb)rolle unterlagert.
- Bei einer Flexionskontraktur im Hüftgelenk wird der Bauch mit einem Kissen unterlagert.

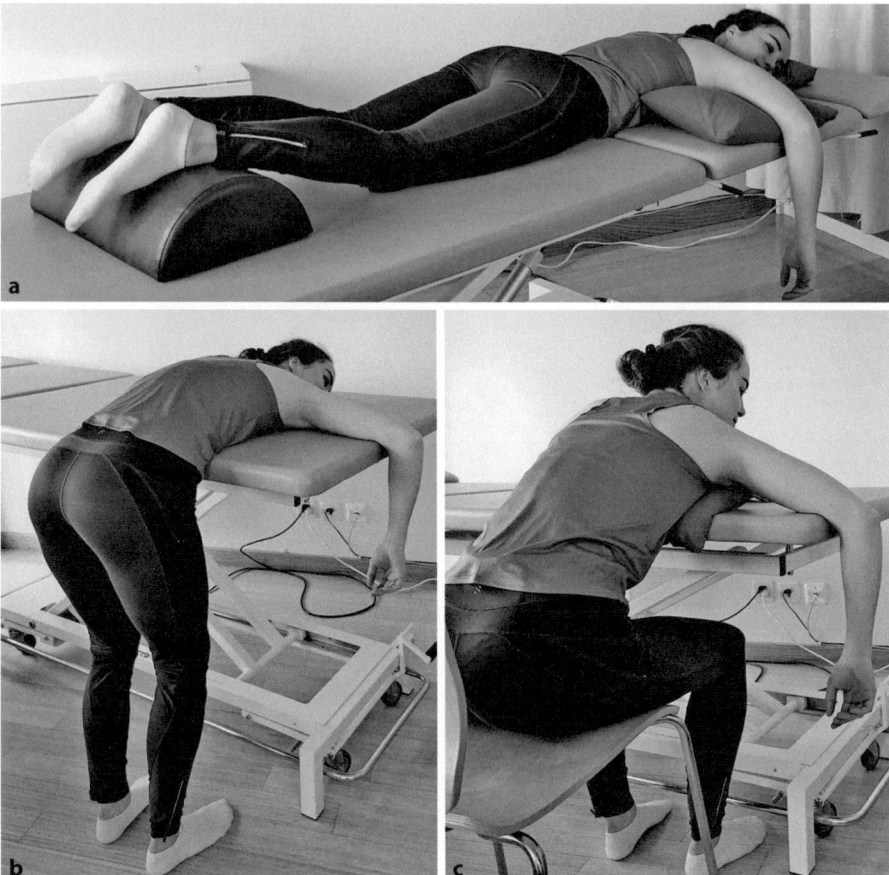

Abb. 37.3 Extension Ellbogen. **a** Ausgangsstellung zur Prüfung mit Einwirkung der Schwerkraft, **b, c** Mögliche Anpassung der Ausgangsstellung

- Der nicht zu prüfende Arm liegt entspannt neben dem Körper.
- Beim zu prüfenden Arm liegt der Oberarm, bei Bedarf unterstützt mit einem kleinen Kissen oder einem gefalteten Tuch, auf der Unterlage. Der Unterarm hängt vertikal über der Bettkante.

Anpassung der Ausgangsstellung, wenn Bauchlage nicht möglich ist (Abb. 37.3b, c)
- Stand oder Sitz vor der Behandlungsliege.
- Für die Ausgangsstellung im Stand ist die Höhe der Behandlungsliege auf Hüftgelenkhöhe eingestellt. Die Kniegelenke sind deblockiert. Der Oberköper und der nicht zu prüfende Arm liegen auf der Behandlungsliege, bei Bedarf mit Kissen unterlagert.

37.2 Prüfung mit Einwirkung der Schwerkraft (mM2+ bis mM5)

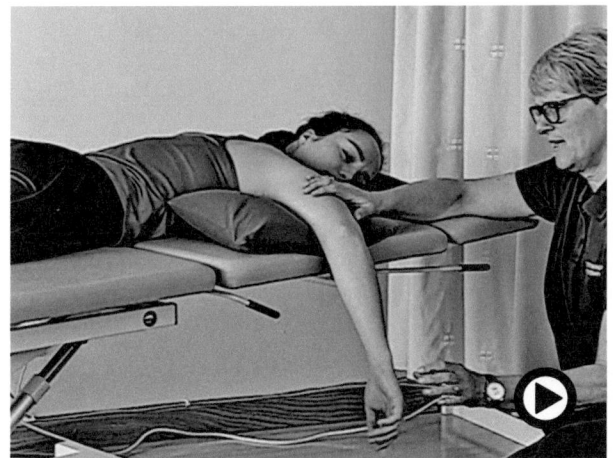

Abb. 37.4 Extension Ellbogen: Prüfung in der definierten Mittelstellung
(▶ https://doi.org/10.1007/000-c06)

- Im Sitz stehen die Fersen mindestens hüftgelenkbreit unter den Knien. Die Füße haben mit der ganzen Fußsohle Bodenkontakt. Der Oberköper wird bestmöglich nach vorne zur Behandlungsliege geneigt und mit Lagerungskissen unterstützt.
- Beim zu prüfenden Arm liegt der Oberarm, bei Bedarf unterstützt mit einem kleinen Kissen oder einem gefalteten Tuch, auf der Unterlage. Der Unterarm hängt vertikal.

▶ Im Sitz kann für eine bessere Stabilisation der Hüftgelenke ein Ball oder Kissen zwischen die Kniegelenke bzw. Oberschenkel platziert werden, sodass die Knie nicht nach medial abweichen.

Durchführung und Bewertung in der definierten Mittelstellung (mM2+, mM3−) (Abb. 37.4 und Video in Abb. 37.4)
Der *Unterarm* wird extensorisch im Ellbogen passiv nach oben geführt, bis er *in einem 45°-Winkel zur Vertikalen steht*. Der Patient soll danach diese Stellung aktiv halten.

Bewertung	
mM2+	Der Unterarm sinkt beim Halteversuch langsam nach unten
mM3−	Der Arm kann in der vorgegebenen Position für 3 s gehalten werden

Durchführung und Bewertung in der Endstellung (mM3 bis mM5) (Abb. 37.5 und Video in Abb. 37.5)
Der Unterarm wird passiv bis zum vollen Bewegungsausmaßes der Ellbogenextension nach oben geführt. Der Patient soll danach diese Stellung aktiv halten.
  Bei den Prüfungen mit Widerstand wird der Widerstand proximal vom Handgelenk gegeben.

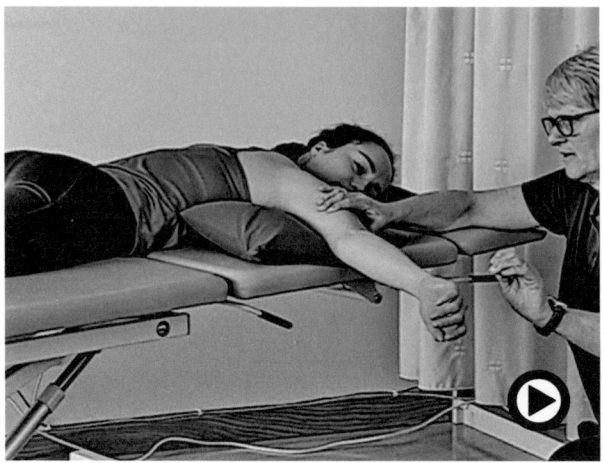

Abb. 37.5 Extension Ellbogen: Prüfung in der Endstellung (▶ https://doi.org/10.1007/000-c08)

▶ In der Endstellung muss eine gelenkspezifische minimale physiologische Abweichung toleriert werden.

Bewertung	
mM3	Der Arm kann in der Endstellung für 3 s gehalten werden
mM3+	Der Arm kann in der Endstellung bei leichtem Widerstand für 1 s gehalten werden
mM4	Der Arm kann in der Endstellung bei mittlerem Widerstand für 1 s gehalten werden
mM4+	Der Arm kann in der Endstellung bei starkem Widerstand für 1 s gehalten werden
mM5	Der Arm kann in der Endstellung bei maximalem Widerstand für 1 s gehalten werden

Kriterien zur Spastikkontrolle für die Bewertung mM2+ bis mM5
- **Beim Testarm**
  - Keine einschießende, unkontrollierte extensorische Bewegung im Ellbogen.
  - Keine Abweichungen der Schulter-/Scapulaposition.
  - Finger/Hand bleiben entspannt. Anzeichen von Anspannung und Fixationen können bei Aufforderung korrigiert werden.
- **Weitere Kriterien**
  - Die Stellung der Beine und des Oberkörpers bleibt unverändert.
  - Bei der Prüfung im Stand:
    Beide Kniegelenke bleiben deblockiert.
    Die Fersen behalten den Bodenkontakt.
  - Bei der Prüfung im Sitz:
    Die Stellung der Füße bleibt unverändert, die Fersen bleiben unter den Kniegelenken und behalten den Bodenkontakt.
    Die Kniegelenke dürfen nicht nach medial abweichen, bzw. gegen den Ball bzw. das Kissen drücken.

Flexion Ellbogen

38

▶ **Hauptmuskulatur** M. biceps brachii, M. brachialis und M. brachioradialis

38.1 Prüfung ohne Einwirkung der Schwerkraft (mM0 bis mM2)

Ausgangsstellung: Sitz neben einer Behandlungsliege (Abb. 38.1)
Als Unterstützung kann ein Gleittuch über die Behandlungsliege gelegt werden, damit der Reibungswiderstand möglichst gering ist.

- Der Arm liegt in der Scapulaebene auf der Behandlungsliege, im Humeroscapulargelenk in 90°-Abduktion, der Ellbogen ist in deblockierter Stellung gestreckt.
- Die Handfläche zeigt nach unten.
- Die Fersen stehen mindestens hüftgelenkbreit unter den Kniegelenken. Die ganzen Fußsohlen haben Bodenkontakt.
- Der nicht zu prüfende Arm liegt mit der Hand auf dem gleichseitigen Oberschenkel.

▶ Zur Unterstützung der Rumpfstabilität kann ein angelehnter Sitz gewählt werden.

▶ Für eine bessere Stabilisation der Hüftgelenke kann ein Ball oder Kissen zwischen die Kniegelenke bzw. Oberschenkel platziert werden, sodass die Knie nicht nach medial abweichen.

Ergänzende Information Die elektronische Version dieses Kapitels enthält Zusatzmaterial, auf das über folgenden Link zugegriffen werden kann https://doi.org/10.1007/978-3-662-68029-2_38. Die Videos lassen sich durch Anklicken des DOI Links in der Legende einer entsprechenden Abbildung abspielen, oder indem Sie diesen Link mit der SN More Media App scannen.

Abb. 38.1 Flexion Ellbogen: Ausgangsstellung zur Prüfung ohne Einwirkung der Schwerkraft

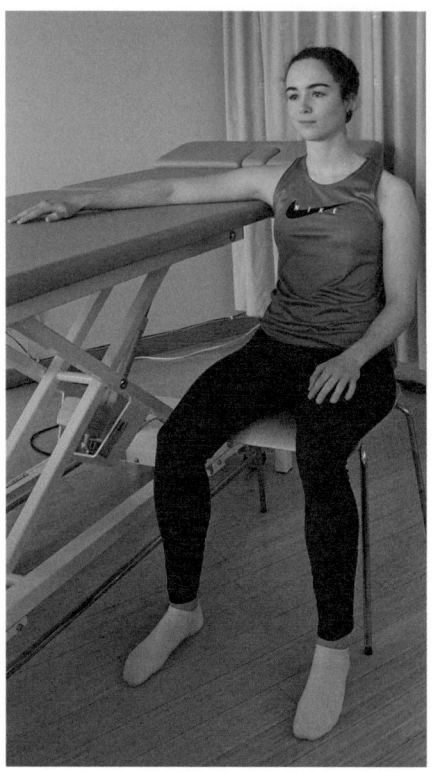

Durchführung und Bewertung (Abb. 38.2 und Video in Abb. 38.2)
Zur Beurteilung des passiven ROM der Ellbogenflexion und zur Bewegungswahrnehmung führt die Therapeutin die Bewegung zuerst passiv durch. Der Patient wird danach aufgefordert, beim zu prüfenden Arm aktiv eine Flexion im Ellbogen durchzuführen.

Bewertung	
mM0	Keine Muskelkontraktion palpabel oder sichtbar
mM1	Muskelkontraktion palpabel oder sichtbar, aber kein Bewegungsausschlag
mM1+	Selektiver Bewegungsausschlag, < 50 % des geprüften passiven ROM
mM2–	Selektiver Bewegungsausschlag, > 50 % des geprüften passiven ROM
mM2	Selektiver, endgradiger Bewegungsausschlag

Kriterien zur Spastikkontrolle für die Bewertung mM0 bis mM2
- **Beim Testarm**
  - Es kommt zu keiner Drehung im Unterarm, die Handfläche zeigt unverändert nach unten.
  - Keine Abweichungen der Schulter-/Scapulaposition.
  - Finger/Hand bleiben entspannt. Anzeichen von Anspannung und Fixationen können bei Aufforderung korrigiert werden.

38.2 Prüfung mit Einwirkung der Schwerkraft (mM2+ bis mM5)

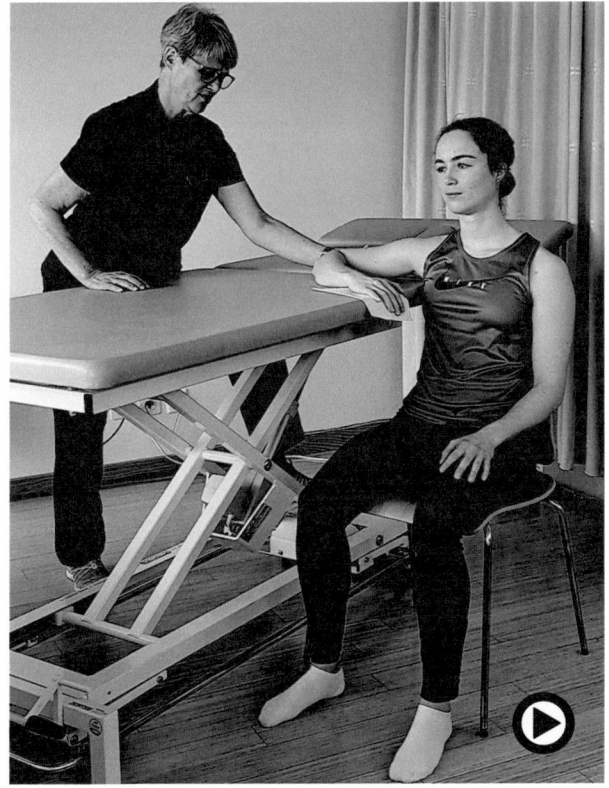

Abb. 38.2 Flexion Ellbogen: Endstellung bei der Prüfungsdurchführung ohne Einwirkung der Schwerkraft (▶ https://doi.org/10.1007/000-c0a)

- **Weitere Kriterien**
  - Die Stellung des Oberkörpers bleibt unverändert.
  - Die Stellung der Füße bleibt unverändert, die Fersen behalten den Bodenkontakt.
  - Die Kniegelenke dürfen nicht nach medial abweichen, bzw. gegen den Ball oder das Kissen drücken.

38.2 Prüfung mit Einwirkung der Schwerkraft (mM2+ bis mM5)

Ausgangsstellung: Sitz (Abb. 38.3)
- Die Körperlängsachse ist bestmöglich eingeordnet.
- Die Fersen stehen mindestens hüftgelenkbreit unter den Kniegelenken. Die Füße haben mit der ganzen Fußsohle Bodenkontakt.
- Der nicht zu prüfende Arm stützt seitlich oder liegt mit der Hand auf dem gleichseitigen Oberschenkel.
- Der zu prüfende Arm hängt frei.

Abb. 38.3 Flexion Ellbogen: Ausgangsstellung zur Prüfung mit Einwirkung der Schwerkraft

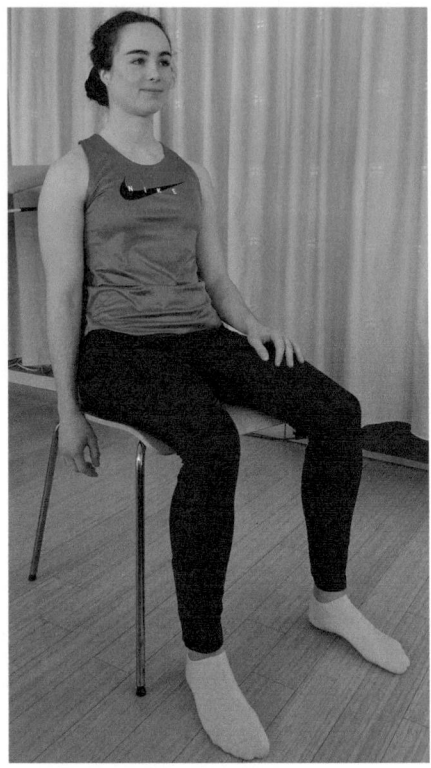

▶ Zur Unterstützung der Rumpfstabilität kann ein angelehnter Sitz gewählt werden.

▶ Für eine bessere Stabilisation der Hüftgelenke kann ein Ball oder Kissen zwischen die Kniegelenke bzw. Oberschenkel platziert werden, sodass die Knie nicht nach medial abweichen.

Durchführung und Bewertung in der definierten Mittelstellung (mM2+, mM3−) (Abb. 38.4 und Video in Abb. 38.4)
Die Therapeutin unterstützt den Oberarm in seiner Ausgangsposition von dorsal. Der *Unterarm* wird flexorisch im Ellbogen passiv nach oben geführt, bis er *horizontal steht*. Danach soll der Patient diese Stellung aktiv halten.

Bewertung	
mM2+	Der Unterarm sinkt beim Halteversuch langsam nach unten
mM3−	Der Arm kann in der vorgegebenen Position für 3 s gehalten werden

38.2 Prüfung mit Einwirkung der Schwerkraft (mM2+ bis mM5)

Abb. 38.4 Flexion Ellbogen: Prüfung in der definierten Mittelstellung
(▶ https://doi.org/10.1007/000-c09)

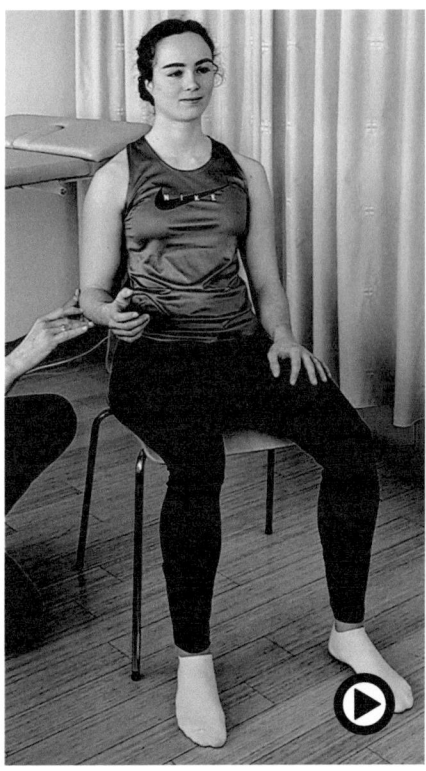

Durchführung und Bewertung in der Endstellung (mM3 bis mM5) (Abb. 38.5 und Video in Abb. 38.5)

Die Therapeutin unterstützt den Oberarm in seiner Ausgangsposition von dorsal. Der Unterarm wird im Ellbogen passiv bis zum vollen Bewegungsausmaß flektiert. Danach soll der Patient diese Stellung aktiv halten.

Bei den Prüfungen mit Widerstand wird der Widerstand am Unterarm in Handgelenksnähe gegeben.

▶ In der Endstellung muss eine gelenkspezifische minimale physiologische Abweichung toleriert werden.

Bewertung	
mM3	Der Arm kann in der Endstellung für 3 s gehalten werden
mM3+	Der Arm kann in der Endstellung bei leichtem Widerstand für 1 s gehalten werden
mM4	Der Arm kann in der Endstellung bei mittlerem Widerstand für 1 s gehalten werden
mM4+	Der Arm kann in der Endstellung bei starkem Widerstand für 1 s gehalten werden
mM5	Der Arm kann in der Endstellung bei maximalem Widerstand für 1 s gehalten werden

Abb. 38.5 Flexion Ellbogen:
Prüfung in der Endstellung
(▶ https://doi.org/10.1007/000-c0b)

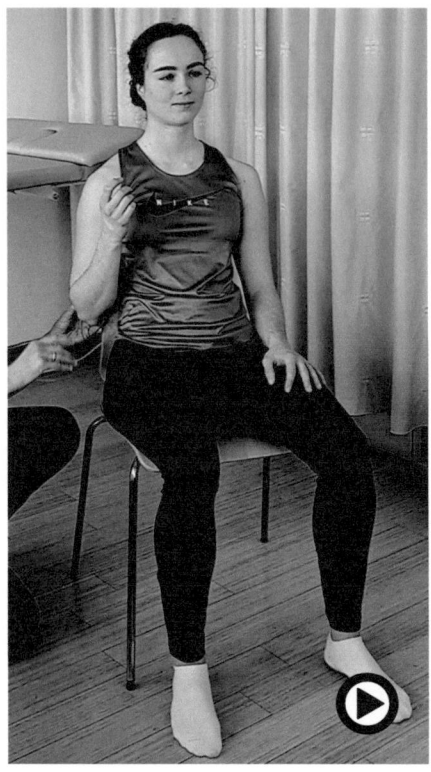

Kriterien zur Spastikkontrolle für die Bewertung mM2+ bis mM5
- **Beim Testarm**
    - Keine Abweichungen der Schulter-/Scapulaposition.
    - Keine Innenrotation im Humeroscapulargelenk.
    - Die Handinnenfläche zeigt unverändert nach medial.
    - Finger/Hand bleiben entspannt. Anzeichen von Anspannung und Fixationen können bei Aufforderung korrigiert werden.
- **Weitere Kriterien**
    - Die Stellung des Oberkörpers bleibt unverändert.
    - Die Stellung der Füße bleibt unverändert, die Fersen behalten den Bodenkontakt.
    - Die Kniegelenke dürfen nicht nach medial abweichen, bzw. gegen den Ball bzw. das Kissen drücken.

Pronation Unterarm

39

▶ **Hauptmuskulatur** M. pronator teres und M. pronator quadratus

39.1 Prüfung ohne Einwirkung der Schwerkraft (mM0 bis mM2)

Ausgangsstellung: Sitz auf einem Stuhl (Abb. 39.1)
- Die Körperlängsachse ist bestmöglich eingeordnet.
- Die Fersen stehen mindestens hüftgelenkbreit unter den Knien. Die Füße haben mit der ganzen Fußsohle Bodenkontakt.
- Der nicht zu prüfende Arm liegt mit der Hand auf dem gleichseitigen Oberschenkel.
- Der zu prüfende Arm hängt frei, der Daumen zeigt nach vorne.

▶ Zur Unterstützung der Rumpfstabilität kann ein angelehnter Sitz gewählt werden.

▶ Für eine bessere Stabilisation der Hüftgelenke kann ein Ball oder Kissen zwischen die Kniegelenke bzw. Oberschenkel platziert werden, sodass die Knie nicht nach medial abweichen.

Durchführung und Bewertung (Abb. 39.2 und Video in Abb. 39.2)
Zur Beurteilung des passiven ROM der Pronation im Unterarm und zur Bewegungswahrnehmung führt die Therapeutin die Bewegung zuerst passiv durch. Der Patient wird danach aufgefordert, beim zu prüfenden Arm aktiv eine Pronation im Unterarm durchzuführen. Die Therapeutin fixiert distal am Oberarm, damit es zu keiner Innenrotation im Humeroscapulargelenk kommt.

Ergänzende Information Die elektronische Version dieses Kapitels enthält Zusatzmaterial, auf das über folgenden Link zugegriffen werden kann https://doi.org/10.1007/978-3-662-68029-2_39. Die Videos lassen sich durch Anklicken des DOI Links in der Legende einer entsprechenden Abbildung abspielen, oder indem Sie diesen Link mit der SN More Media App scannen.

© Der/die Autor(en), exklusiv lizenziert an Springer-Verlag GmbH, DE, ein Teil von Springer Nature 2024
R. Steinlin Egli, *Modifizierte Muskelfunktionsprüfung bei Multipler Sklerose*,
https://doi.org/10.1007/978-3-662-68029-2_39

Abb. 39.1 Pronation Unterarm: Ausgangsstellung zur Prüfung ohne Einwirkung der Schwerkraft

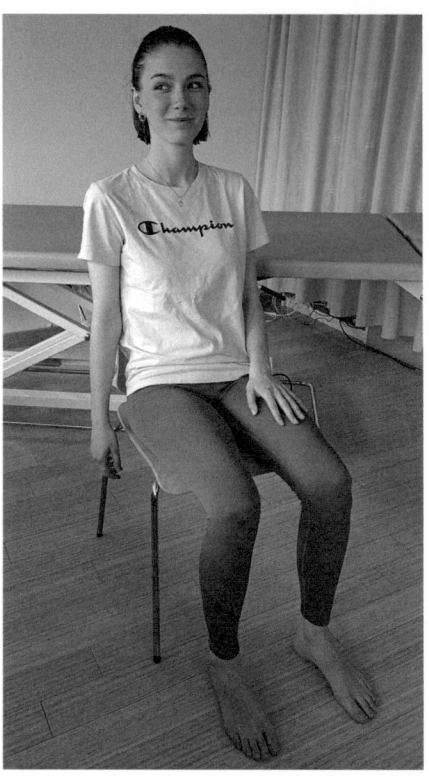

Bewertung	
mM0	Keine Muskelkontraktion palpabel oder sichtbar
mM1	Muskelkontraktion palpabel oder sichtbar, aber kein Bewegungsausschlag
mM1+	Selektiver Bewegungsausschlag, < 50 % des geprüften passiven ROM
mM2−	Selektiver Bewegungsausschlag, > 50 % des geprüften passiven ROM
mM2	Selektiver, endgradiger Bewegungsausschlag

Kriterien zur Spastikkontrolle für die Bewertung mM0 bis mM2
- **Beim Testarm**
    - Die Stellung im Ellbogen bleibt unverändert, der Unterarm bleibt vertikal.
    - Finger/Hand bleiben entspannt. Anzeichen von Anspannung und Fixationen können bei Aufforderung korrigiert werden.
- **Weitere Kriterien**
    - Die Stellung des Oberkörpers bleibt unverändert.
    - Die Stellung der Füße bleibt unverändert, die Fersen behalten den Bodenkontakt.
    - Die Kniegelenke dürfen nicht nach medial abweichen, bzw. gegen den Ball oder das Kissen drücken.

Abb. 39.2 Pronation Unterarm: Endstellung bei der Prüfungsdurchführung ohne Einwirkung der Schwerkraft
(▶ https://doi.org/10.1007/000-c0d)

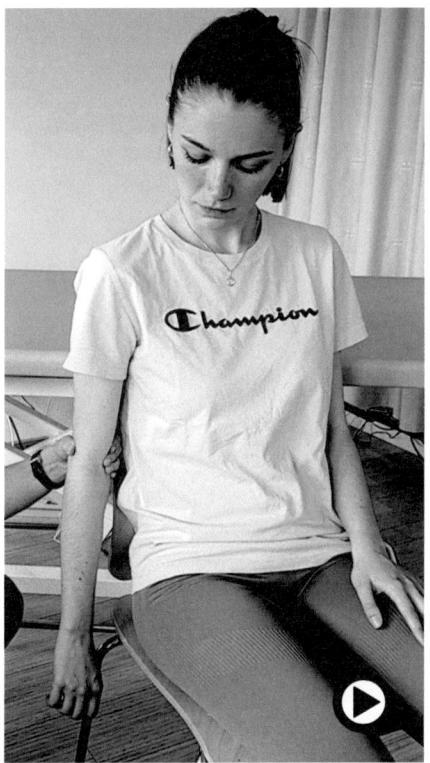

39.2 Prüfung mit Einwirkung der Schwerkraft (mM2+ bis mM5)

Ausgangsstellung: Sitz vor einer Behandlungsliege (Abb. 39.3)
- Die Fersen stehen mindestens hüftgelenkbreit unter den Knien. Die Füße haben mit der ganzen Fußsohle Bodenkontakt.
- Zur verbesserten Stabilität kann das Gewicht des Rumpfes mit einem Lagerungskissen vor dem Bauch abgegeben werden.
- Der zu prüfende Arm ist im Humeroscapulargelenk adduziert, der Ellbogen ist flektiert und der Unterarm ist supiniert.
- Beim nicht zu prüfenden Arm liegt der Unterarm ebenfalls auf der Behandlungsliege oder die Hand liegt auf dem gleichseitigen Oberschenkel.

▶ Für eine bessere Stabilisation der Hüftgelenke kann ein Ball oder Kissen zwischen die Kniegelenke bzw. Oberschenkel platziert werden, sodass die Knie nicht nach medial abweichen.

Abb. 39.3 Pronation Unterarm: Ausgangsstellung zur Prüfung mit Einwirkung der Schwerkraft

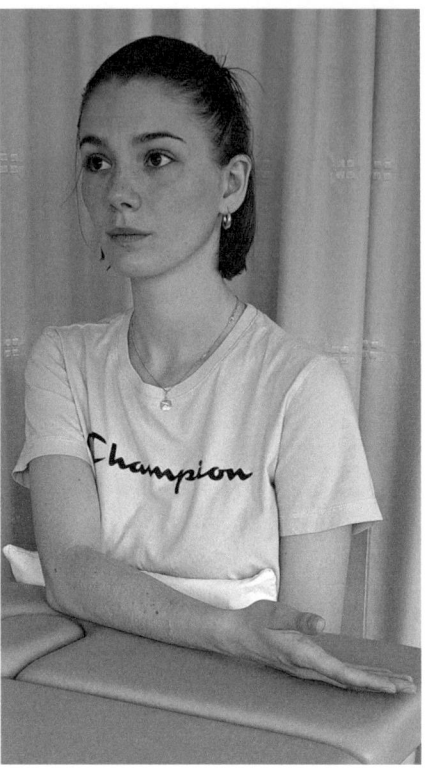

Durchführung und Bewertung in der definierten Mittelstellung (mM2+, mM3−) (Abb. 39.4 und Video in Abb. 39.4)
Der *Unterarm* wird passiv aus einer Supinationsstellung proniert, bis *die Hand in einem 45°-Winkel zur Vertikalen steht*. Danach soll der Patient diese Stellung aktiv halten.

Bewertung	
mM2+	Der Unterarm dreht beim Halteversuch langsam zurück Richtung Ausgangsstellung
mM3−	Der Arm kann in der vorgegebenen Position für 3 s gehalten werden

Durchführung und Bewertung in der Endstellung (mM3 bis mM5) (Abb. 39.5 und Video in Abb. 39.5)
Der Unterarm wird bis kurz vor die Vertikalstellung der Flexions-Extensions-Achse des Handgelenks geführt. Danach soll der Patient diese Stellung aktiv halten.

▶ Damit die Halteaktivität in Pronation noch gegen die Schwerkraft erfolgt, kann der Unterarm kann nicht bis zur Endstellung der Pronation geführt werden. Als Endstellung wird deshalb die Pronation bis kurz vor

39.2 Prüfung mit Einwirkung der Schwerkraft (mM2+ bis mM5)

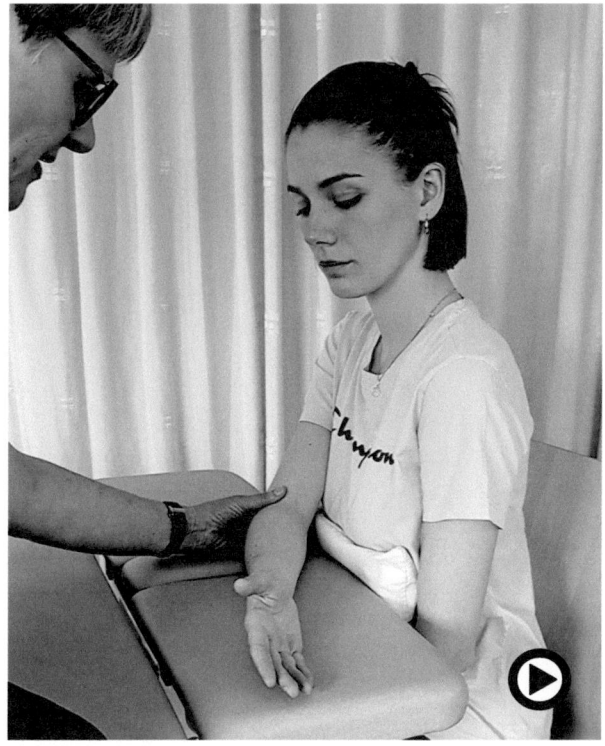

Abb. 39.4 Pronation Unterarm: Prüfung in der definierten Mittelstellung
(▶ https://doi.org/10.1007/000-c0c)

der Vertikalstellung der Flexions-Extensions-Achse des Handgelenks definiert.

Bei den Prüfungen mit Widerstand wird der Widerstand im Bereich des Handgelenks in Richtung Supination gegeben.

Das Prinzip der Abstufung des Widerstandes mit den Fingern bzw. der ganzen Hand kann auf Grund der drehenden Komponente beim Widerstand nicht angewendet werden.

▶ Da keine Gelenksendstellung eingenommen wird, muss keine gelenkspezifische minimale physiologische Abweichung toleriert werden.

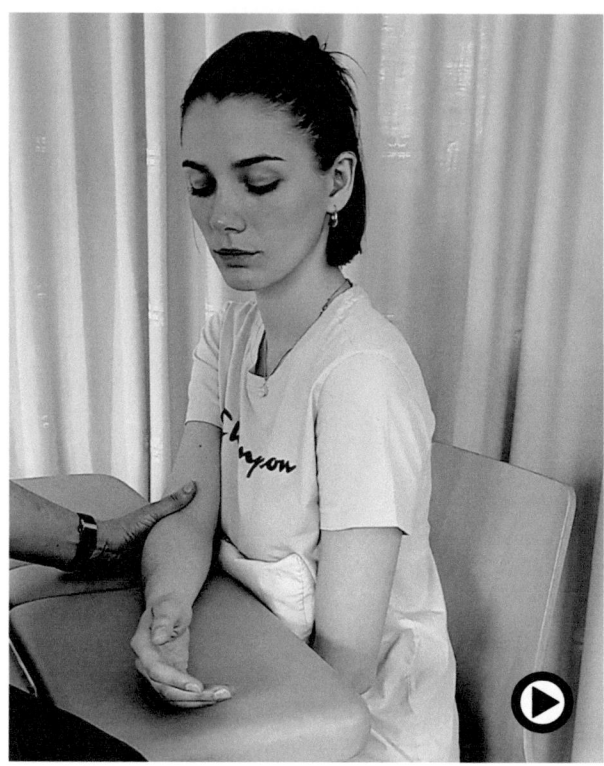

Abb. 39.5 Pronation Unterarm: Prüfung in der Endstellung (▶ https://doi.org/10.1007/000-c0e)

Bewertung	
mM3	Der Unterarm kann in der vorgegebenen Position für 3 s gehalten werden
mM3+	Der Unterarm kann in der vorgegebenen Position bei leichtem Widerstand für 1 s gehalten werden
mM4	Der Unterarm kann in der vorgegebenen Position bei mittlerem Widerstand für 1 s gehalten werden
mM4+	Der Unterarm kann in der vorgegebenen Position bei starkem Widerstand für 1 s gehalten werden
mM5	Der Unterarm kann in der vorgegebenen Position bei maximalem Widerstand für 1 s gehalten werden

Kriterien zur Spastikkontrolle für die Bewertung mM2+ bis mM5
- **Beim Testarm**
    - Das Handgelenk bleibt bezüglich Flexion/Extension in der Nullstellung.
    - Die Stellung im Ellbogen bleibt unverändert.
    - Finger/Hand zeigen keine Anzeichen von übermäßiger Anspannung und Fixationen können bei Aufforderung korrigiert werden.

- **Weitere Kriterien**
  - Die Stellung des Oberkörpers bleibt unverändert.
  - Die Stellung der Füße bleibt unverändert, die Fersen behalten den Bodenkontakt.
  - Die Kniegelenke dürfen nicht nach medial abweichen, bzw. gegen den Ball oder das Kissen drücken.

Supination Unterarm

40

▶ **Hauptmuskulatur** M. supinator und M. biceps brachiis

40.1 Prüfung ohne Einwirkung der Schwerkraft (mM0 bis mM2)

Ausgangsstellung: Sitz neben einer Behandlungsliege (Abb. 40.1)
- Die Körperlängsachse ist bestmöglich eingeordnet.
- Die Fersen stehen mindestens hüftgelenkbreit unter den Knien. Die Füße haben mit der ganzen Fußsohle Bodenkontakt.
- Der nicht zu prüfende Arm liegt mit der Hand auf dem gleichseitigen Oberschenkel.
- Der zu prüfende Arm hängt frei, der Daumen zeigt nach vorne.

▶ Zur Unterstützung der Rumpfstabilität kann ein angelehnter Sitz gewählt werden.

▶ Für eine bessere Stabilisation der Hüftgelenke kann ein Ball oder Kissen zwischen die Kniegelenke bzw. Oberschenkel platziert werden, sodass die Knie nicht nach medial abweichen.

Durchführung und Bewertung (Abb. 40.2 und Video in Abb. 40.2)
Zur Beurteilung des passiven ROM der Supination im Unterarm und zur Bewegungswahrnehmung führt die Therapeutin die Bewegung zuerst passiv durch. Der Patient wird danach aufgefordert, beim zu prüfenden Arm aktiv eine Supination im Unterarm durchzuführen. Die Therapeutin fixiert distal am Oberarm, damit es zu keiner Außenrotation im Humeroscapulargelenk kommt.

Ergänzende Information Die elektronische Version dieses Kapitels enthält Zusatzmaterial, auf das über folgenden Link zugegriffen werden kann https://doi.org/10.1007/978-3-662-68029-2_40. Die Videos lassen sich durch Anklicken des DOI Links in der Legende einer entsprechenden Abbildung abspielen, oder indem Sie diesen Link mit der SN More Media App scannen.

Abb. 40.1 Supination Unterarm: Ausgangsstellung zur Prüfung ohne Einwirkung der Schwerkraft

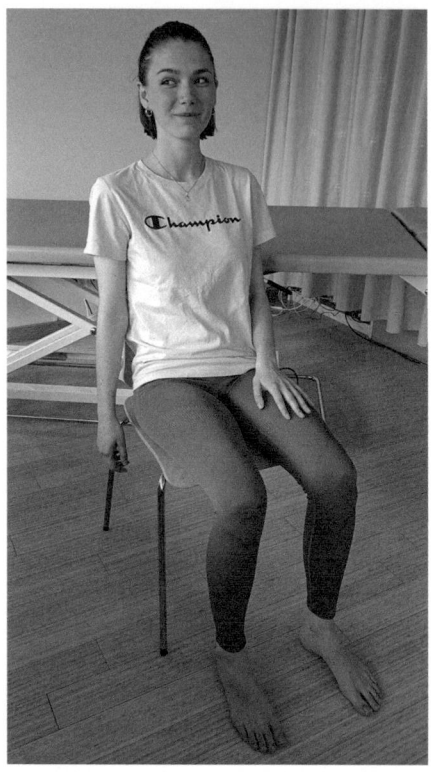

Bewertung	
mM0	Keine Muskelkontraktion palpabel oder sichtbar
mM1	Muskelkontraktion palpabel oder sichtbar, aber kein Bewegungsausschlag
mM1+	Selektiver Bewegungsausschlag, < 50 % des geprüften passiven ROM
mM2−	Selektiver Bewegungsausschlag, > 50 % des geprüften passiven ROM
mM2	Selektiver, endgradiger Bewegungsausschlag

Kriterien zur Spastikkontrolle für die Bewertung mM0 bis mM2
- **Beim Testarm**
  - Die Stellung im Ellbogen bleibt unverändert, der Unterarm bleibt vertikal.
  - Finger/Hand bleiben entspannt. Anzeichen von Anspannung und Fixationen können bei Aufforderung korrigiert werden.
- **Weitere Kriterien**
  - Die Stellung des Oberkörpers bleibt unverändert.
  - Die Stellung der Füße bleibt unverändert, die Fersen behalten den Bodenkontakt.
  - Die Kniegelenke dürfen nicht nach medial abweichen, bzw. gegen den Ball bzw. das Kissen drücken.

Abb. 40.2 Supination Unterarm: Endstellung bei der Prüfungsdurchführung ohne Einwirkung der Schwerkraft
(▶ https://doi.org/10.1007/000-c0g)

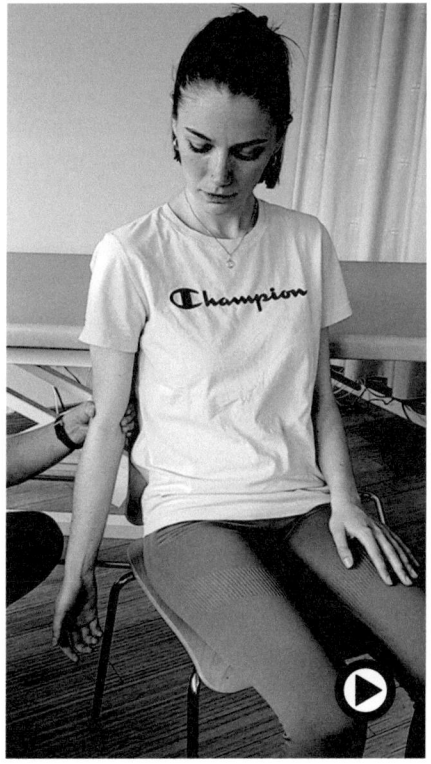

40.2 Prüfung mit Einwirkung der Schwerkraft (mM2+ bis mM5)

Ausgangsstellung: Sitz neben einer Behandlungsliege (Abb. 40.3)
- Die Körperlängsachse ist bestmöglich eingeordnet.
- Die Fersen stehen mindestens hüftgelenkbreit unter den Knien. Die Füße haben mit der ganzen Fußsohle Bodenkontakt.
- Beim nicht zu prüfenden Arm liegt die Hand auf dem gleichseitigen Oberschenkel.
- Der zu prüfende Arm liegt in 90° Abduktion im Humeroscapulargelenk auf der Behandlungsliege. Der Ellbogen ist 90° flektiert, der Unterarm ist proniert.

▶ Zur Unterstützung der Rumpfstabilität kann ein angelehnter Sitz gewählt werden.

▶ Für eine bessere Stabilisation der Hüftgelenke kann ein Ball oder Kissen zwischen die Kniegelenke bzw. Oberschenkel platziert werden, sodass die Knie nicht nach medial abweichen.

Abb. 40.3 Supination Unterarm: Ausgangsstellung zur Prüfung mit Einwirkung der Schwerkraft

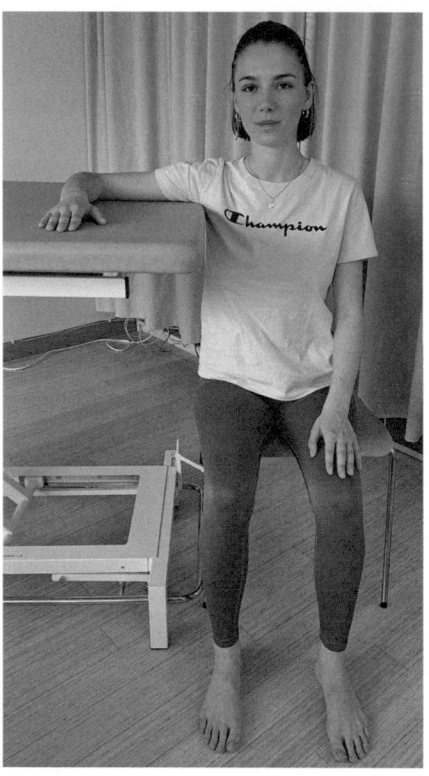

Durchführung und Bewertung in der definierten Mittelstellung (mM2+, mM3−) (Abb. 40.4 und Video in Abb. 40.4)
Der *Unterarm* wird passiv supiniert, bis die *Hand in einem 45°-Winkel zur Vertikalen steht*. Danach soll der Patient diese Stellung aktiv halten.

Bewertung	
mM2+	Der Unterarm dreht beim Halteversuch langsam zurück Richtung Ausgangsstellung
mM3−	Der Arm kann in der vorgegebenen Position für 3 s gehalten werden

Durchführung und Bewertung in der Endstellung (mM3 bis mM5) (Abb. 40.5 und Video in Abb. 40.5)
Der Unterarm wird bis zum vollen Bewegungsausmaß der Supination geführt. Danach soll der Patient diese Stellung aktiv halten.

Bei den Prüfungen mit Widerstand wird der Widerstand im Bereich des Handgelenkes in Richtung Pronation gegeben.

▶ Das Prinzip der Abstufung des Widerstandes mit den Fingern bzw. der ganzen Hand kann auf Grund der drehenden Komponente beim Widerstand nicht angewendet werden.

40.2 Prüfung mit Einwirkung der Schwerkraft (mM2+ bis mM5)

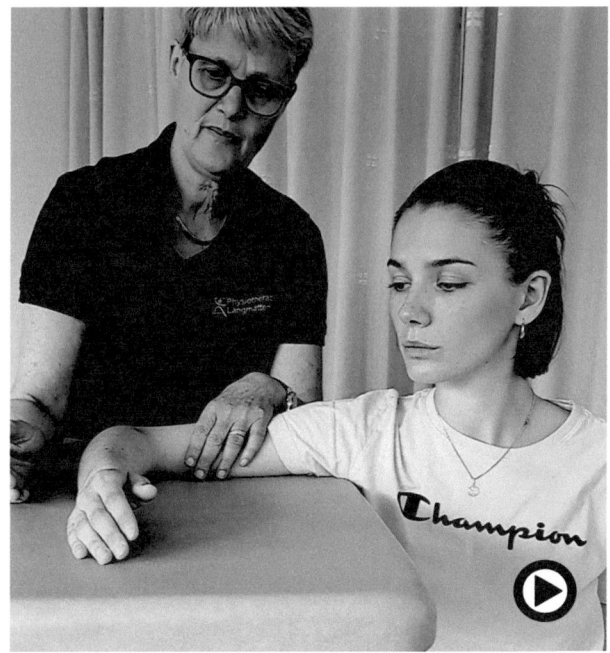

Abb. 40.4 Supination Unterarm: Prüfung in der definierten Mittelstellung
(▶ https://doi.org/10.1007/000-c0f)

▶ In der Endstellung muss eine gelenkspezifische minimale physiologische Abweichung toleriert werden.

Bewertung	
mM3	Der Unterarm kann in der vorgegebenen Position für 3 s gehalten werden
mM3+	Der Unterarm kann in der vorgegebenen Position bei leichtem Widerstand für 1 s gehalten werden
mM4	Der Unterarm kann in der vorgegebenen Position bei mittlerem Widerstand für 1 s gehalten werden
mM4+	Der Unterarm kann in der vorgegebenen Position bei starkem Widerstand für 1 s gehalten werden
mM5	Der Unterarm kann in der vorgegebenen Position bei maximalem Widerstand für 1 s gehalten werden

Kriterien zur Spastikkontrolle für die Bewertung mM2+ bis mM5
- **Beim Testarm**
  - Das Handgelenk bleibt bezüglich Flexion/Extension in der Nullstellung.
  - Die Stellung im Ellbogen bleibt unverändert.
  - Finger/Hand zeigen keine Anzeichen von übermäßiger Anspannung und Fixationen können bei Aufforderung korrigiert werden.

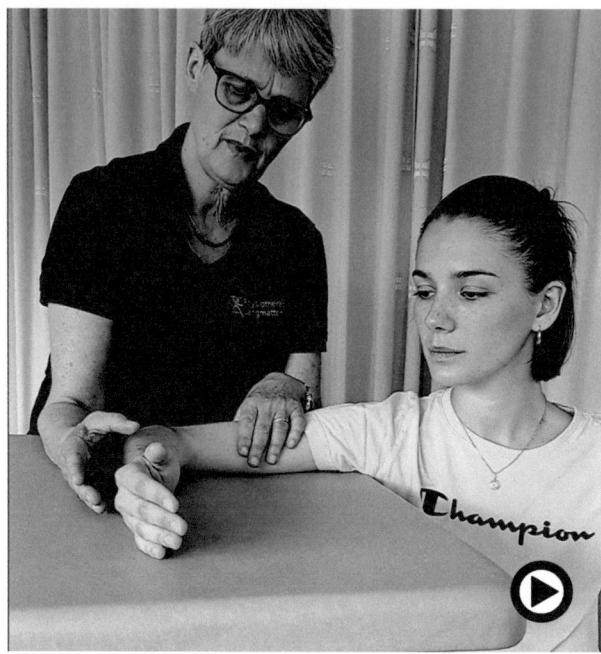

Abb. 40.5 Supination Unterarm: Prüfung in der Endstellung (▶ https://doi.org/10.1007/000-c0h)

- **Weitere Kriterien**
  - Die Stellung des Oberkörpers bleibt unverändert.
  - Die Stellung der Füße bleibt unverändert, die Fersen behalten den Bodenkontakt.
  - Die Kniegelenke dürfen nicht nach medial abweichen bzw. gegen den Ball oder das Kissen drücken.

Teil VII
Handgelenk und Finger

Auf ein isoliertes Testen aller Fingerfunktionen wird verzichtet. Es werden primär jene Muskelgruppen geprüft, welche für eine gute Greiffunktion funktionell wichtig sind.

Dorsalextension Handgelenk 41

▶ **Hauptmuskulatur** M. extensor carpi radialis longus, M. extensor carpi radialis brevis und M. extensor carpi ulnaris

41.1 Prüfung ohne Einwirkung der Schwerkraft (mM0 bis mM2)

Ausgangsstellung: Sitz neben einer Behandlungsliege (Abb. 41.1)
- Die Körperlängsachse ist bestmöglich eingeordnet.
- Die Fersen stehen mindestens hüftgelenkbreit unter den Knien. Die Füße haben mit der ganzen Fußsohle Bodenkontakt.
- Beim zu prüfenden Arm liegt der Unterarm mit seiner ulnaren Seite auf der Behandlungsliege, die Flexions-Extensions-Achse des Handgelenkes steht vertikal. Der Ellbogen ist flektiert. Die Handfläche zeigt nach medial.
- Beim nicht zu prüfenden Arm liegt die Hand auf dem gleichseitigen Oberschenkel.

▶ Zur Unterstützung der Rumpfstabilität kann ein angelehnter Sitz gewählt werden.

▶ Für eine bessere Stabilisation der Hüftgelenke kann ein Ball oder Kissen zwischen die Kniegelenke bzw. Oberschenkel platziert werden, sodass die Knie nicht nach medial abweichen.

Durchführung und Bewertung (Abb. 41.2 und Video in Abb. 41.2)
Zur Beurteilung des passiven ROM der Dorsalextension im Handgelenk und zur Bewegungswahrnehmung führt die Therapeutin die Bewegung zuerst passiv durch.

Ergänzende Information Die elektronische Version dieses Kapitels enthält Zusatzmaterial, auf das über folgenden Link zugegriffen werden kann https://doi.org/10.1007/978-3-662-68029-2_41. Die Videos lassen sich durch Anklicken des DOI Links in der Legende einer entsprechenden Abbildung abspielen, oder indem Sie diesen Link mit der SN More Media App scannen.

Abb. 41.1 Dorsalextension Handgelenk: Ausgangsstellung zur Prüfung ohne Einwirkung der Schwerkraft

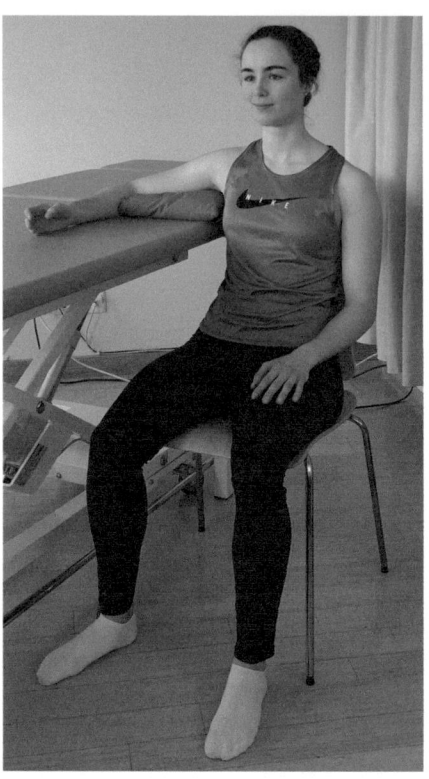

Der Patient wird danach aufgefordert, beim zu prüfenden Arm aktiv eine Dorsalextension im Handgelenk durchzuführen.

Bewertung	
mM0	Keine Muskelkontraktion palpabel oder sichtbar
mM1	Muskelkontraktion palpabel oder sichtbar, aber kein Bewegungsausschlag
mM1+	Selektiver Bewegungsausschlag, < 50 % des geprüften passiven ROM
mM2−	Selektiver Bewegungsausschlag, > 50 % des geprüften passiven ROM
mM2	Selektiver, endgradiger Bewegungsausschlag

Kriterien zur Spastikkontrolle für die Bewertung mM0 bis mM2
- **Beim Testarm**
  - Die Stellung von Ellbogen und Unterarm bleibt unverändert. Die Flexions-Extensions-Achse des Handgelenkes bleibt vertikal.
  - Die Finger bleiben entspannt. Anzeichen von Anspannung und Fixationen können bei Aufforderung korrigiert werden.

41.2 Prüfung mit Einwirkung der Schwerkraft (mM2+ bis mM5)

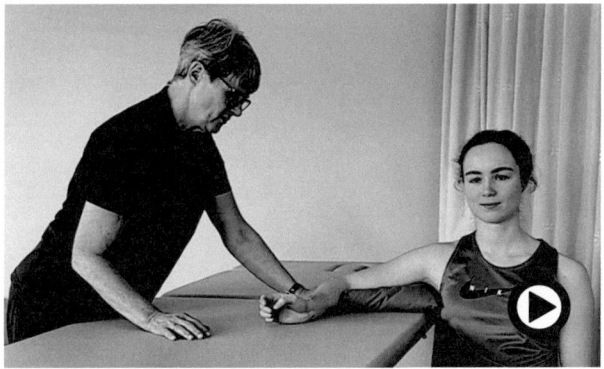

Abb. 41.2 Dorsalextension Handgelenk: Endstellung bei der Prüfungsdurchführung ohne Einwirkung der Schwerkraft (▶ https://doi.org/10.1007/000-c0k)

- **Weitere Kriterien**
  - Die Stellung des Oberkörpers bleibt unverändert.
  - Die Stellung der Füße bleibt unverändert, die Fersen behalten den Bodenkontakt.
  - Die Kniegelenke dürfen nicht nach medial abweichen bzw. gegen den Ball oder das Kissen drücken.

41.2 Prüfung mit Einwirkung der Schwerkraft (mM2+ bis mM5)

Ausgangsstellung: Sitz neben einer Behandlungsliege (Abb. 41.3)
- Die Körperlängsachse ist bestmöglich eingeordnet.
- Die Fersen stehen mindestens hüftgelenkbreit unter den Knien. Die Füße haben mit der ganzen Fußsohle Bodenkontakt.
- Beim zu prüfenden Arm liegt der Unterarm auf der Behandlungsliege, der Ellbogen ist flektiert. Die Handfläche zeigt nach unten.
- Beim nicht zu prüfenden Arm liegt die Hand auf dem gleichseitigen Oberschenkel.

▶ Zur Unterstützung der Rumpfstabilität kann ein angelehnter Sitz gewählt werden.

▶ Für eine bessere Stabilisation der Hüftgelenke kann ein Ball oder Kissen zwischen die Kniegelenke bzw. Oberschenkel platziert werden, sodass die Knie nicht nach medial abweichen.

Abb. 41.3 Dorsalextension Handgelenk: Ausgangsstellung zur Prüfung mit Einwirkung der Schwerkraft

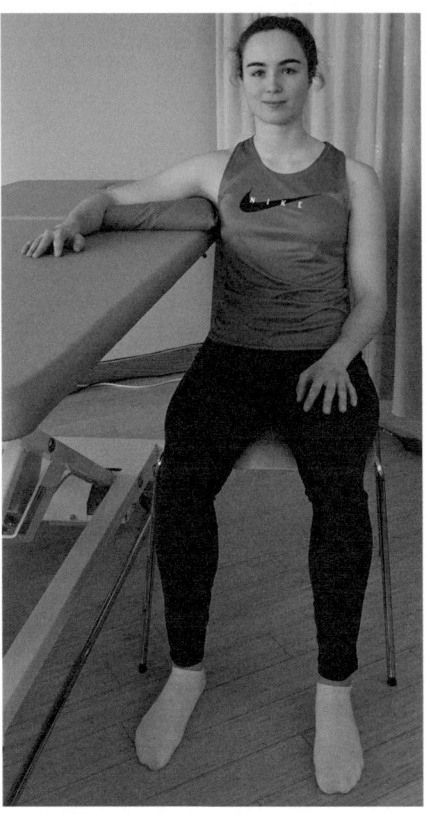

Durchführung und Bewertung in der definierten Mittelstellung (mM2+, mM3−) (Abb. 41.4 und Video in Abb. 41.4)

Das *Handgelenk* wird passiv extendiert, bis der *Handballen den Kontakt mit der Unterlage verloren hat*. Das Handgelenk muss den Kontakt mit der Unterlage beibehalten. Danach soll der Patient diese Stellung aktiv halten.

Bewertung	
mM2+	Die Hand sinkt beim Halteversuch langsam nach unten
mM3−	Die Hand kann in der vorgegebenen Position für 3 s gehalten werden

Durchführung und Bewertung in der Endstellung (mM3 bzw. mM5) (Abb. 41.5 und Video in Abb. 41.5)

Das Handgelenk wird passiv bis in die Endstellung der Dorsalextension geführt. Danach soll der Patient diese Stellung aktiv halten.

Bei den Prüfungen mit Widerstand wird der Widerstand am Handrücken gegeben.

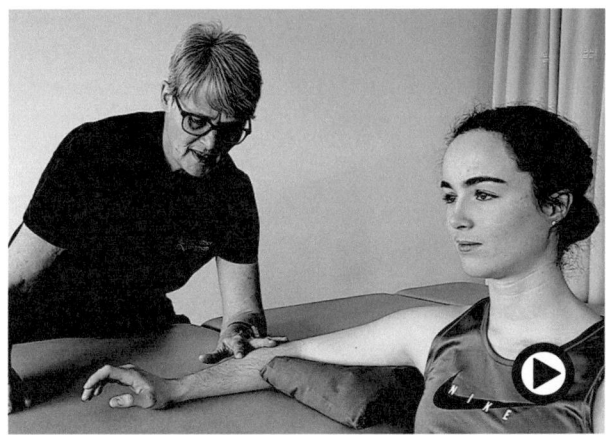

Abb. 41.4 Dorsalextension Handgelenk: Prüfung in der definierten Mittelstellung
(▶ https://doi.org/10.1007/000-c0j)

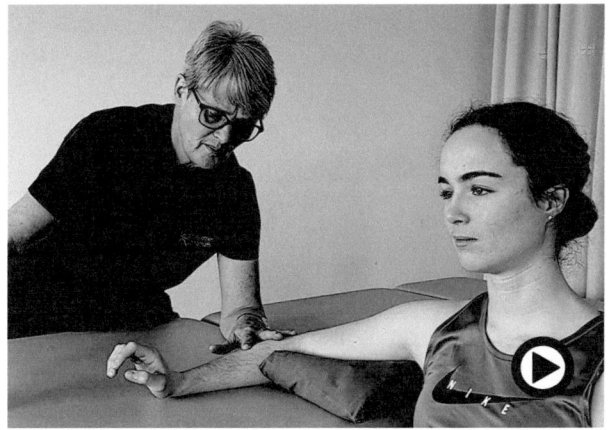

Abb. 41.5 Dorsalextension Handgelenk: Prüfung in der Endstellung
(▶ https://doi.org/10.1007/000-c0m)

▶ In der Endstellung muss eine gelenkspezifische minimale physiologische Abweichung toleriert werden.

Bewertung	
mM3	Die Hand kann in der Endstellung für 3 s gehalten werden
mM3+	Die Hand kann in der Endstellung bei leichtem Widerstand für 1 s gehalten werden
mM4	Die Hand kann in der Endstellung bei mittlerem Widerstand für 1 s gehalten werden
mM4+	Die Hand kann in der Endstellung bei starkem Widerstand für 1 s gehalten werden
mM5	Die Hand kann in der Endstellung bei maximalem Widerstand für 1 s gehalten werden

Kriterien zur Spastikkontrolle für die Bewertung mM2+ bis mM5
- **Beim Testarm**
  - Die Stellung von Ellbogen und Unterarm bleibt unverändert.
  - Finger/Hand zeigen keine Anzeichen von übermäßiger Anspannung und Fixationen können bei Aufforderung korrigiert werden.
- **Weitere Kriterien**
  - Die Stellung des Oberkörpers bleibt unverändert.
  - Die Stellung der Füße bleibt unverändert, die Fersen behalten den Bodenkontakt.
  - Die Kniegelenke dürfen nicht nach medial abweichen bzw. gegen den Ball oder das Kissen drücken.

Palmarflexion Handgelenk

42

▶ **Hauptmuskulatur** M. flexor carpi radialis und M. flexor carpi ulnaris

42.1 Prüfung ohne Einwirkung der Schwerkraft (mM0 bis mM2)

Ausgangsstellung: Sitz neben einer Behandlungsliege (Abb. 42.1)
- Die Körperlängsachse ist bestmöglich eingeordnet.
- Die Fersen stehen mindestens hüftgelenkbreit unter den Knien. Die Füße haben mit der ganzen Fußsohle Bodenkontakt.
- Beim zu prüfenden Arm liegt der Unterarm mit seiner ulnaren Seite auf der Behandlungsliege, die Flexions-Extensions-Achse des Handgelenkes steht vertikal. Der Ellbogen ist flektiert. Die Handfläche zeigt nach medial.
- Beim nicht zu prüfenden Arm liegt die Hand auf dem gleichseitigen Oberschenkel.

▶ Zur Unterstützung der Rumpfstabilität kann ein angelehnter Sitz gewählt werden.

▶ Für eine bessere Stabilisation der Hüftgelenke kann ein Ball oder Kissen zwischen die Kniegelenke bzw. Oberschenkel platziert werden, sodass die Knie nicht nach medial abweichen.

Durchführung und Bewertung (Abb. 42.2 und Video in Abb. 42.2)
Zur Beurteilung des passiven ROM der Palmarflexion im Handgelenk und zur Bewegungswahrnehmung führt die Therapeutin die Bewegung zuerst passiv durch.

Ergänzende Information Die elektronische Version dieses Kapitels enthält Zusatzmaterial, auf das über folgenden Link zugegriffen werden kann https://doi.org/10.1007/978-3-662-68029-2_42. Die Videos lassen sich durch Anklicken des DOI Links in der Legende einer entsprechenden Abbildung abspielen, oder indem Sie diesen Link mit der SN More Media App scannen.

Abb. 42.1 Palmarflexion Handgelenk: Ausgangsstellung zur Prüfung ohne Einwirkung der Schwerkraft

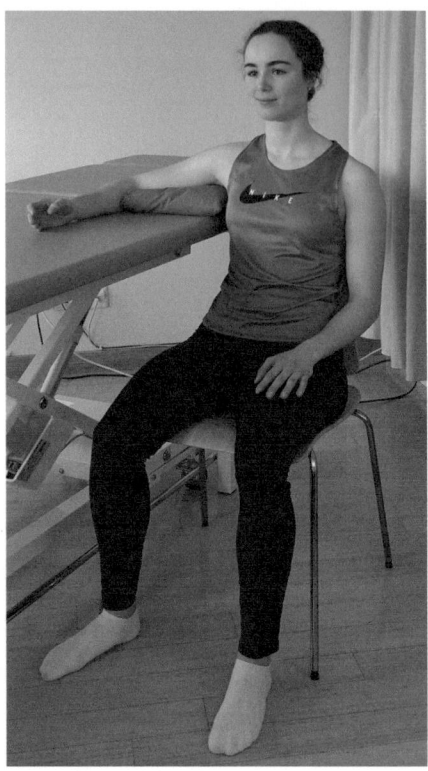

Der Patient wird danach aufgefordert, beim zu prüfenden Arm aktiv eine Palmarflexion im Handgelenk durchzuführen.

Bewertung	
mM0	Keine Muskelkontraktion palpabel oder sichtbar
mM1	Muskelkontraktion palpabel oder sichtbar, aber kein Bewegungsausschlag
mM1+	Selektiver Bewegungsausschlag, < 50 % des geprüften passiven ROM
mM2−	Selektiver Bewegungsausschlag, > 50 % des geprüften passiven ROM
mM2	Selektiver, endgradiger Bewegungsausschlag

Kriterien zur Spastikkontrolle für die Bewertung mM0 bis mM2
- **Beim Testarm**
    - Die Stellung von Ellbogen und Unterarm bleibt unverändert. Die Flexions-Extensions-Achse des Handgelenkes bleibt vertikal.
    - Die Finger bleiben entspannt. Anzeichen von Anspannung und Fixationen können bei Aufforderung korrigiert werden.

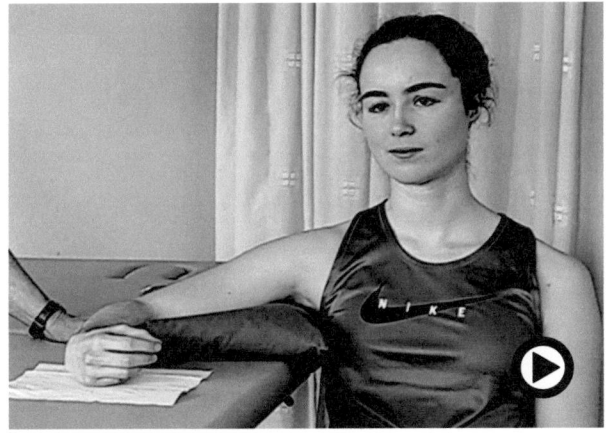

Abb. 42.2 Palmarflexion Handgelenk: Endstellung bei der Prüfungsdurchführung ohne Einwirkung der Schwerkraft (▶ https://doi.org/10.1007/000-c0p)

- **Weitere Kriterien**
  - Die Stellung des Oberkörpers bleibt unverändert.
  - Die Stellung der Füße bleibt unverändert, die Fersen behalten den Bodenkontakt.
  - Die Kniegelenke dürfen nicht nach medial abweichen bzw. gegen den Ball oder das Kissen drücken.

42.2 Prüfung mit Einwirkung der Schwerkraft (mM2+ bis mM5)

Ausgangsstellung: Sitz neben einer Behandlungsliege (Abb. 42.3)
- Die Körperlängsachse ist bestmöglich eingeordnet.
- Die Fersen stehen mindestens hüftgelenkbreit unter den Knien. Die Füße haben mit der ganzen Fußsohle Bodenkontakt.
- Der Unterarm der zu prüfenden Hand liegt in Supination, der Unterarm hat dorsalen Kontakt mit der Unterlage, bei Bedarf mit einem kleinen Tuch unterlagert. Der Ellbogen ist flektiert.
- Die Handfläche zeigt nach oben.
- Beim nicht zu prüfenden Arm liegt die Hand auf dem gleichseitigen Oberschenkel.

▶ Zur Unterstützung der Rumpfstabilität kann ein angelehnter Sitz gewählt werden.

▶ Für eine bessere Stabilisation der Hüftgelenke kann ein Ball oder Kissen zwischen die Kniegelenke/Oberschenkel platziert werden, sodass die Knie nicht nach medial abweichen.

Abb. 42.3 Palmarflexion Handgelenk: Ausgangsstellung zur Prüfung mit Einwirkung der Schwerkraft

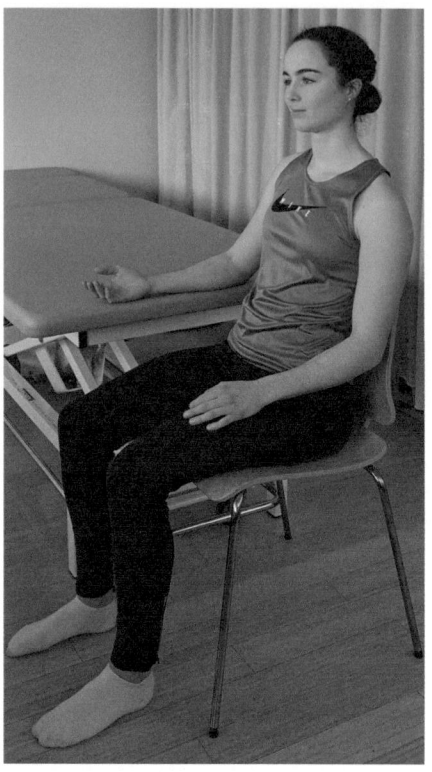

Durchführung und Bewertung in der definierten Mittelstellung (mM2+, mM3−) (Abb. 42.4 und Video in Abb. 42.4)
Das *Handgelenk* wird passiv palmarflektiert, bis der *Handrücken keinen Kontakt mehr mit der Unterlage hat*. Danach soll der Patient diese Stellung aktiv halten.

Bewertung	
mM2+	Die Hand sinkt beim Halteversuch langsam nach unten
mM3−	Die Hand kann in der vorgegebenen Position für 3 s gehalten werden

Durchführung und Bewertung in der Endstellung (mM3 bis mM5) (Abb. 42.5 und Video in Abb. 42.5)
Das Handgelenk wird passiv in die Endstellung der Palmarflexion geführt. Danach soll der Patient diese Stellung aktiv halten.

Bei den Prüfungen mit Widerstand wird der Widerstand in der Innenhand gegeben.

▶ In der Endstellung muss eine gelenkspezifische minimale physiologische Abweichung toleriert werden.

42.2 Prüfung mit Einwirkung der Schwerkraft (mM2+ bis mM5)

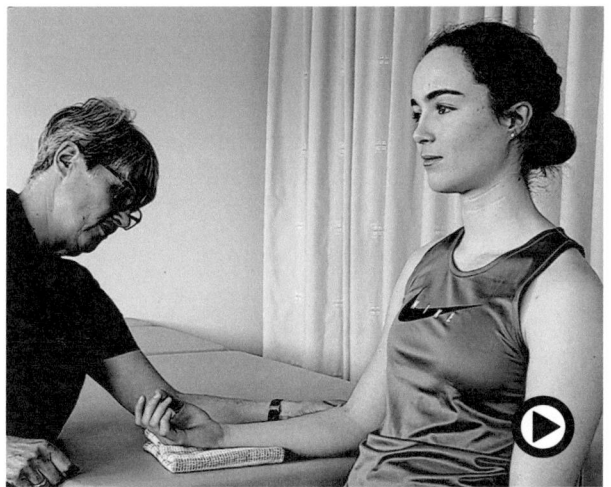

Abb. 42.4 Palmarflexion Handgelenk: Prüfung in der definierten Mittelstellung
(▶ https://doi.org/10.1007/000-c0n)

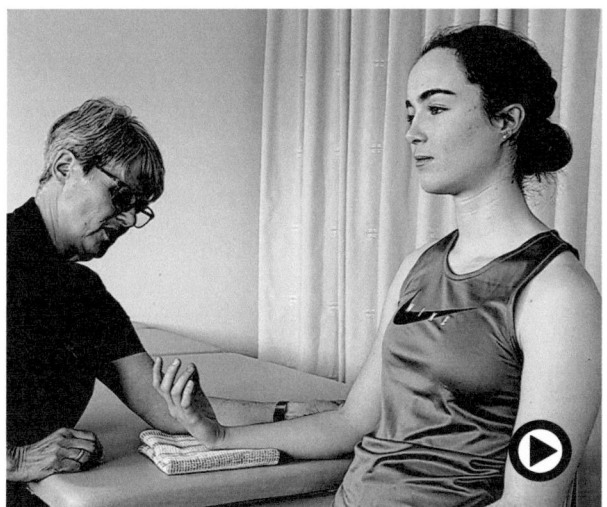

Abb. 42.5 Palmarflexion Handgelenk: Prüfung in der Endstellung
(▶ https://doi.org/10.1007/000-c0q)

Bewertung	
mM3	Die Hand kann in der Endstellung für 3 s gehalten werden
mM3+	Die Hand kann in der Endstellung bei leichtem Widerstand für 1 s gehalten werden
mM4	Die Hand kann in der Endstellung bei mittlerem Widerstand für 1 s gehalten werden
mM4+	Die Hand kann in der Endstellung bei starkem Widerstand für 1 s gehalten werden
mM5	Die Hand kann in der Endstellung bei maximalem Widerstand für 1 s gehalten werden

Kriterien zur Spastikkontrolle für die Bewertung mM2+ bis mM5
- **Beim Testarm**
  - Die Stellung von Ellbogen und Unterarm bleibt unverändert.
  - Die Finger bleiben entspannt. Anzeichen von Anspannung und Fixationen können bei Aufforderung korrigiert werden.
- **Weitere Kriterien**
  - Die Stellung des Oberkörpers bleibt unverändert.
  - Die Stellung der Füße bleibt unverändert, die Fersen behalten den Bodenkontakt.
  - Die Kniegelenke dürfen nicht nach medial abweichen bzw. gegen den Ball oder das Kissen drücken.

Flexion Finger in MCP-Gelenken und Extension in IP-Gelenken

43

▶ **Hauptmuskulatur** Mm. lumbricales und Mm. interossei

▶ Die Flexion in den MCP-Gelenken wird für alle Finger gemeinsam geprüft. Auf ein isoliertes Testen der einzelnen Finger wird verzichtet, da bei MS-Patienten funktionell die Möglichkeit einer guten Greiffunktion abgeklärt werden soll. Gibt es deutliche Kraftunterschiede in den Fingern, so können sie bei Bedarf auch einzeln geprüft werden.

43.1 Prüfung ohne Einwirkung der Schwerkraft (mM0 bis mM2)

Ausgangsstellung: Sitz neben einer Behandlungsliege (Abb. 43.1)
- Die Körperlängsachse ist bestmöglich eingeordnet.
- Die Fersen stehen mindestens hüftgelenkbreit unter den Knien. Die Füße haben mit der ganzen Fußsohle Bodenkontakt.
- Der Unterarm der zu prüfenden Hand liegt mit seiner ulnaren Seite auf der Behandlungsliege, der Ellbogen ist flektiert.
- Das Handgelenk befindet sich bezüglich Flexion/Extension in einer entspannten Mittelstellung.
- Die ulnare Grundphalanx der Hand wird mit einem gefalteten Tuch unterlagert oder mit der Hand der Therapeutin unterstützt, sodass die Finger keinen Kontakt mit der Unterlage haben.
- Die Finger der zu prüfenden Hand sind entspannt.
- Die nicht zu prüfende Hand liegt auf dem gleichseitigen Oberschenkel.

Ergänzende Information Die elektronische Version dieses Kapitels enthält Zusatzmaterial, auf das über folgenden Link zugegriffen werden kann https://doi.org/10.1007/978-3-662-68029-2_43. Die Videos lassen sich durch Anklicken des DOI Links in der Legende einer entsprechenden Abbildung abspielen, oder indem Sie diesen Link mit der SN More Media App scannen.

Abb. 43.1 Flexion Finger in MCP-Gelenken und Extension in den IP-Gelenken: Ausgangsstellung zur Prüfung ohne Einwirkung der Schwerkraft

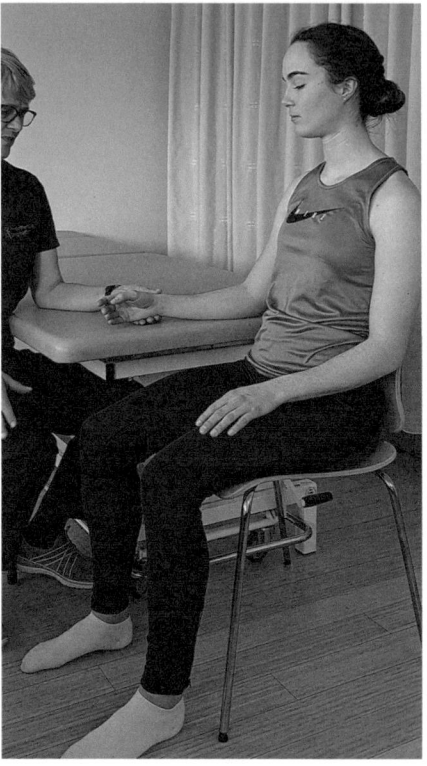

▶ Zur Unterstützung der Rumpfstabilität kann ein angelehnter Sitz gewählt werden.

▶ Für eine bessere Stabilisation der Hüftgelenke kann ein Ball oder Kissen zwischen die Kniegelenke bzw. Oberschenkel platziert werden, sodass die Knie nicht nach medial abweichen.

Durchführung und Bewertung (Abb. 43.2 und Video in Abb. 43.2)
Zur Beurteilung des passiven ROM und zur Bewegungswahrnehmung führt die Therapeutin die Bewegung zuerst passiv durch. Der Patient wird danach aufgefordert, bei der zu prüfenden Hand aktiv eine Flexion in den MCP-Gelenke durchzuführen und gleichzeitig die IP-Gelenke zu extendieren.

Bewertung	
mM0	Keine Muskelkontraktion palpabel oder sichtbar
mM1	Muskelkontraktion palpabel oder sichtbar, aber kein Bewegungsausschlag
mM1+	Selektiver Bewegungsausschlag, < 50 % des geprüften passiven ROM
mM2−	Selektiver Bewegungsausschlag, > 50 % des geprüften passiven ROM
mM2	Selektiver, endgradiger Bewegungsausschlag

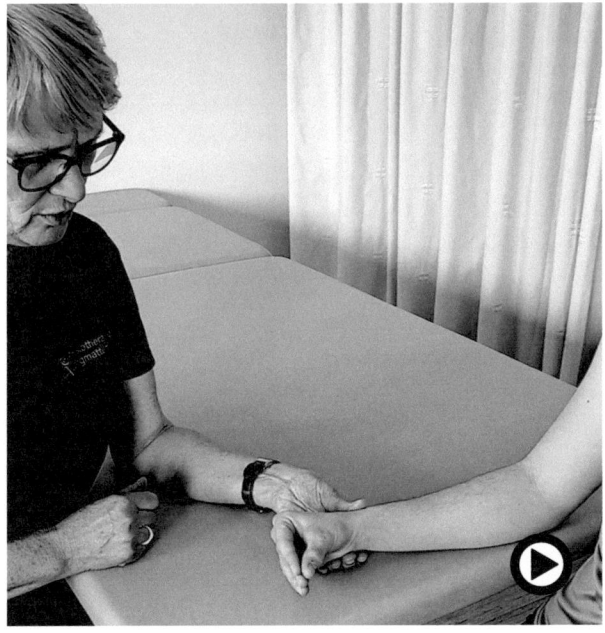

Abb. 43.2 Flexion Finger in MCP-Gelenken und Extension in den IP-Gelenken: Endstellung bei der Prüfungsdurchführung ohne Einwirkung der Schwerkraft (▶ https://doi.org/10.1007/000-c0s)

Kriterien zur Spastikkontrolle für die Bewertung mM0 bis mM2
- **Beim Testarm**
  - Keine flexorische Bewegung in den IP-Gelenken.
  - Die Stellung im Handgelenk bleibt unverändert.
  - Keine Pronation im Unterarm.
  - Keine Adduktion des Daumens, welche auf Aufforderung nicht korrigiert werden kann.
- **Weitere Kriterien**
  - Die Stellung des Oberkörpers bleibt unverändert.
  - Die Stellung der Füße bleibt unverändert, die Fersen behalten den Bodenkontakt.
  - Die Kniegelenke dürfen nicht nach medial abweichen, bzw. gegen den Ball oder das Kissen drücken.

43.2 Prüfung mit Einwirkung der Schwerkraft (mM2+ bis mM5)

Ausgangsstellung: Sitz neben einer Behandlungsliege (Abb. 43.3)
- Die Körperlängsachse ist bestmöglich eingeordnet.
- Die Fersen stehen mindestens hüftgelenkbreit unter den Knien. Die Füße haben mit der ganzen Fußsohle Bodenkontakt.

Abb. 43.3 Flexion Finger in MCP-Gelenken und Extension in den IP-Gelenken: Ausgangsstellung zur Prüfung mit Einwirkung der Schwerkraft

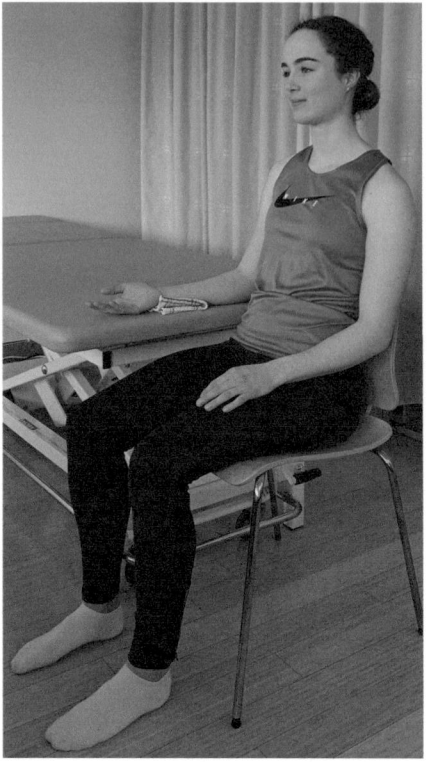

- Der Unterarm der zu prüfenden Hand liegt in Supination, der Unterarm hat dorsalen Kontakt mit der Unterlage. Der Ellbogen ist flektiert.
- Das Handgelenk ist in entspannter Stellung, bei Bedarf mit einem kleinen Tuch unterlagert.
- Die nicht zu prüfende Hand liegt auf dem gleichseitigen Oberschenkel.

▶ Zur Unterstützung der Rumpfstabilität kann ein angelehnter Sitz gewählt werden.

▶ Für eine bessere Stabilisation der Hüftgelenke kann ein Ball oder Kissen zwischen die Kniegelenke bzw. Oberschenkel platziert werden, sodass die Knie nicht nach medial abweichen.

Durchführung und Bewertung in der definierten Mittelstellung (mM2+, mM3−) (Abb. 43.4 und Video in Abb. 43.4)
Die *Finger* werden bei extendierten IP-Gelenken passiv nach oben geführt, bis sie *in einem 45°-Winkel zur Vertikalen stehen*. Danach soll der Patient diese Stellung aktiv halten.

43.2 Prüfung mit Einwirkung der Schwerkraft (mM2+ bis mM5)

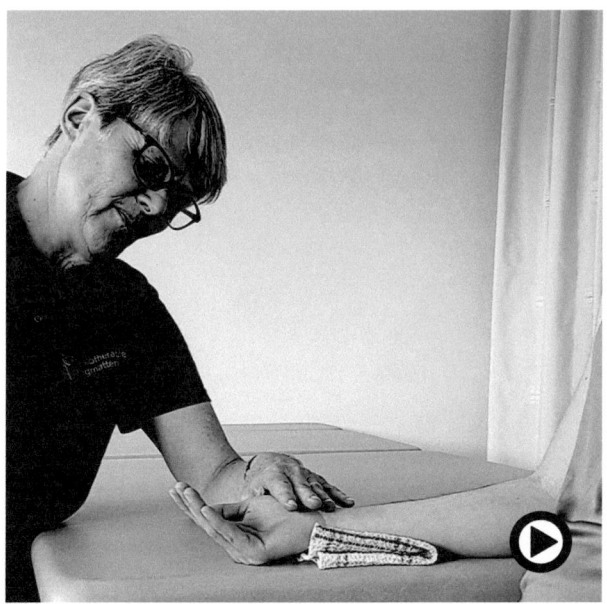

Abb. 43.4 Flexion Finger in MCP-Gelenken und Extension in den IP-Gelenken: Prüfung in der definierten Mittelstellung (▶ https://doi.org/10.1007/000-c0r)

Bewertung	
mM2+	Die Finger sinken beim Halteversuch langsam nach unten
mM3−	Die Finger können in der vorgegebenen Position für 3 s gehalten werden

Durchführung und Bewertung in der Endstellung (mM3 bis mM5) (Abb. 43.5 und Video in Abb. 43.5)

Die Finger werden bei extendierten IP-Gelenken passiv bis zur Endstellung der Flexion in den MCP-Gelenken nach oben geführt. Danach soll der Patient diese Stellung aktiv halten.

Bei den Prüfungen mit Widerstand wird an der volaren Fläche der proximalen Reihe der Phalangen in Richtung Extension der MCP-Gelenke Widerstand gegeben.

▶ In der Endstellung muss eine gelenkspezifische minimale physiologische Abweichung toleriert werden.

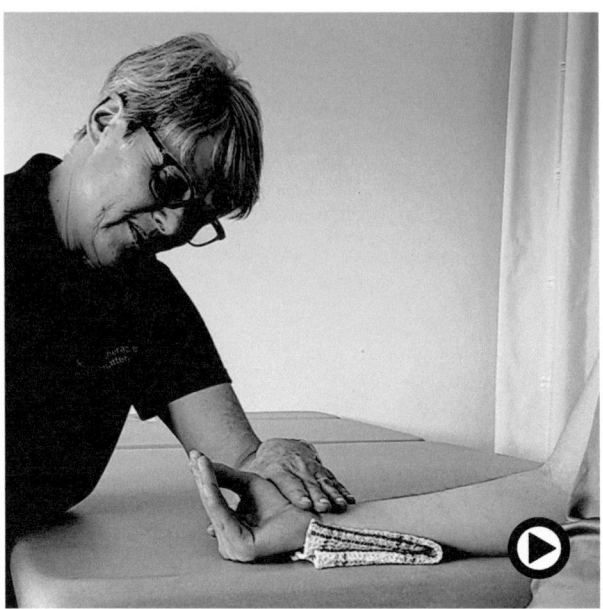

Abb. 43.5 Flexion Finger in MCP-Gelenken und Extension in den IP-Gelenken: Prüfung in der Endstellung (▶ https://doi.org/10.1007/000-c0t)

Bewertung	
mM3	Die Finger können in der Endstellung für 3 s gehalten werden
mM3+	Die Finger können in der Endstellung bei leichtem Widerstand für 1 s gehalten werden
mM4	Die Finger können in der Endstellung bei mittlerem Widerstand für 1 s gehalten werden
mM4+	Die Finger können in der Endstellung bei starkem Widerstand für 1 s gehalten werden
mM5	Die Finger können in der Endstellung bei maximalem Widerstand für 1 s gehalten werden

Kriterien zur Spastikkontrolle für die Bewertung (mM2+ bis mM5)
- **Beim Testarm**
  - Der Unterarm behält den Kontakt mit der Unterlage.
  - Keine flexorische Bewegung in den IP-Gelenken.
  - Die Stellung im Handgelenk bleibt unverändert.
  - Keine Pronation im Unterarm.
  - Keine Adduktion des Daumens, welche auf Aufforderung nicht korrigiert werden kann.

- **Weitere Kriterien**
  - Die Stellung des Oberkörpers bleibt unverändert.
  - Die Stellung der Füße bleibt unverändert, die Fersen behalten den Bodenkontakt.
  - Die Kniegelenke dürfen nicht nach medial abweichen bzw. gegen den Ball oder das Kissen drücken.

Flexion Finger in DIP- und PIP-Gelenken 44

▶ **Hauptmuskulatur** M. flexor digitorum superficialis und M. flexor digitorum profundus

44.1 Prüfung ohne Einwirkung der Schwerkraft (mM0 bis mM2)

Ausgangsstellung: Sitz neben einer Behandlungsliege (Abb. 44.1)
- Die Körperlängsachse ist bestmöglich eingeordnet.
- Die Fersen stehen mindestens hüftgelenkbreit unter den Knien. Die Füße haben mit der ganzen Fußsohle Bodenkontakt.
- Der Unterarm der zu prüfenden Hand liegt mit seiner ulnaren Seite auf der Behandlungsliege, der Ellbogen ist flektiert.
- Das Handgelenk befindet sich bezüglich Flexion/Extension in einer entspannten Mittelstellung.
- Die ulnare Grundphalanx der Hand wird mit einem gefalteten Tuch unterlagert oder mit der Hand der Therapeutin unterstützt, sodass die Finger keinen Kontakt mit der Unterlage haben.
- Die Finger sind entspannt, im MCP-Gelenk leicht flektiert.
- Die nicht zu prüfende Hand liegt auf dem gleichseitigen Oberschenkel.

▶ Zur Unterstützung der Rumpfstabilität kann ein angelehnter Sitz gewählt werden.

▶ Für eine bessere Stabilisation der Hüftgelenke kann ein Ball oder Kissen zwischen die Kniegelenke bzw. Oberschenkel platziert werden, sodass die Knie nicht nach medial abweichen.

Ergänzende Information Die elektronische Version dieses Kapitels enthält Zusatzmaterial, auf das über folgenden Link zugegriffen werden kann https://doi.org/10.1007/978-3-662-68029-2_44. Die Videos lassen sich durch Anklicken des DOI Links in der Legende einer entsprechenden Abbildung abspielen, oder indem Sie diesen Link mit der SN More Media App scannen.

Abb. 44.1 Flexion Finger in DIP- und PIP-Gelenken: Ausgangsstellung zur Prüfung ohne Einwirkung der Schwerkraft

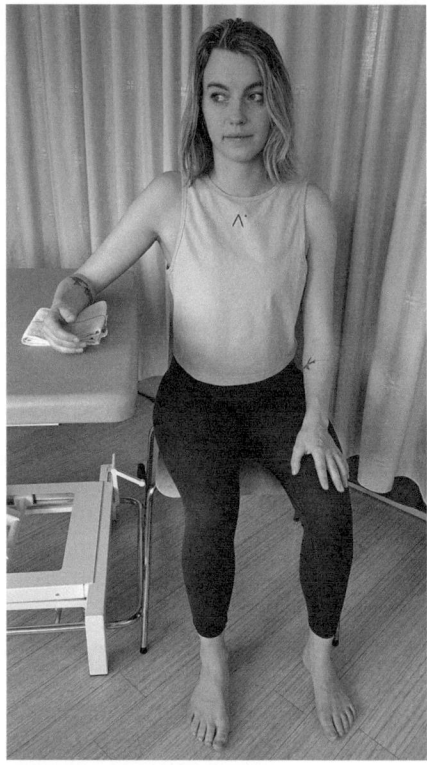

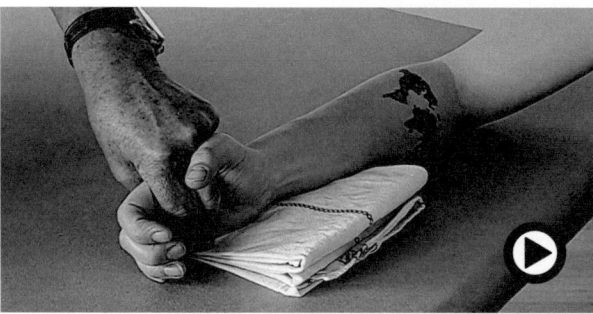

Abb. 44.2 Flexion Finger in DIP- und PIP-Gelenken: Endstellung bei der Prüfungsdurchführung ohne Einwirkung der Schwerkraft (▶ https://doi.org/10.1007/000-c0w)

Durchführung und Bewertung (Abb. 44.2 und Video in Abb. 44.2)

Zur Beurteilung des passiven ROM der Fingerflexion und zur Bewegungswahrnehmung führt die Therapeutin die Bewegung zuerst passiv durch. Der Patient wird danach aufgefordert, bei der zu prüfenden Hand aktiv eine Flexion in den DIP- und PIP-Gelenke durchzuführen. Gleichzeitig fixiert die Therapeutin die MCP-Gelenke.

▶ Die Finger werden gemeinsam geprüft, da eine isolierte Schwäche einzelner Finger selten vorkommt.

Bei einer isolierten Prüfung müssten die nicht geprüften Finger in allen Gelenken in Extension fixiert werden.

Bewertung	
mM0	Keine Muskelkontraktion palpabel oder sichtbar
mM1	Muskelkontraktion palpabel oder sichtbar, aber kein Bewegungsausschlag
mM1+	Selektiver Bewegungsausschlag, < 50 % des geprüften passiven ROM
mM2−	Selektiver Bewegungsausschlag, > 50 % des geprüften passiven ROM
mM2	Selektiver, endgradiger Bewegungsausschlag

Kriterien zur Spastikkontrolle für die Bewertung mM0 bis mM2
- **Beim Testarm**
  - Die Stellung im Handgelenk bleibt unverändert.
  - Keine Pronation im Unterarm.
  - Keine Adduktion des Daumens, welche auf Aufforderung nicht korrigiert werden kann.
- **Weitere Kriterien**
  - Die Stellung des Oberkörpers bleibt unverändert.
  - Die Stellung der Füße bleibt unverändert, die Fersen behalten den Bodenkontakt.
  - Die Kniegelenke dürfen nicht nach medial abweichen, bzw. gegen den Ball oder das Kissen drücken.

44.2 Prüfung mit Einwirkung der Schwerkraft (mM2+ bis mM5)

Ausgangsstellung: Sitz auf einem Stuhl (Abb. 44.3)
- Die Körperlängsachse ist bestmöglich eingeordnet.
- Die Fersen stehen mindestens hüftgelenkbreit unter den Knien. Die Füße haben mit der ganzen Fußsohle Bodenkontakt.
- Der Arm der zu prüfenden Hand hängt frei.
- Die nicht zu prüfende Hand liegt auf dem gleichseitigen Oberschenkel.

▶ Zur Unterstützung der Rumpfstabilität kann ein angelehnter Sitz gewählt werden.

▶ Für eine bessere Stabilisation der Hüftgelenke kann ein Ball oder Kissen zwischen die Kniegelenke bzw. Oberschenkel platziert werden, sodass die Knie nicht nach medial abweichen.

Abb. 44.3 Flexion Finger in DIP- und PIP-Gelenken: Ausgangsstellung zur Prüfung mit Einwirkung der Schwerkraft

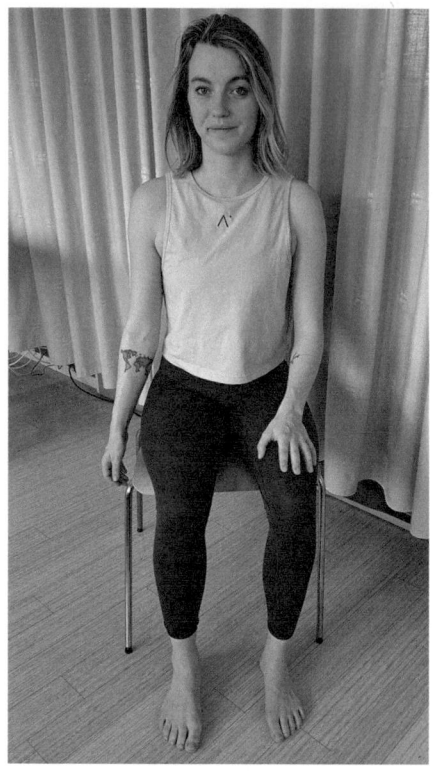

Durchführung und Bewertung in der definierten Mittelstellung (mM2+, mM3−) (Abb. 44.4 und Video in Abb. 44.4)
Die *Finger* werden in den DIP- und PIP-Gelenken passiv flektiert, bis die *Mittelphalangen eine horizontale Ausrichtung haben*. Gleichzeitig fixiert die Therapeutin die MCP-Gelenke. Danach soll der Patient diese Stellung aktiv halten.

Bewertung	
mM2+	Die Finger sinken beim Halteversuch langsam nach unten
mM3−	Die Finger können in der vorgegebenen Position für 3 s gehalten werden

Durchführung und Bewertung in der Endstellung (mM3 bis mM5) (Abb. 44.5 und Video in Abb. 44.5)
Die Finger werden in den DIP- und PIP-Gelenken passiv bis zur Endstellung flektiert. Gleichzeitig fixiert die Therapeutin die MCP-Gelenke. Danach soll der Patient diese Stellung aktiv halten.

Bei den Prüfungen mit Widerstand wird der Widerstand an der Palmarfläche der Endphalangen gegeben.

Abb. 44.4 Flexion Finger in DIP- und PIP-Gelenken: Prüfung in der definierten Mittelstellung (▶ https://doi.org/10.1007/000-c0v)

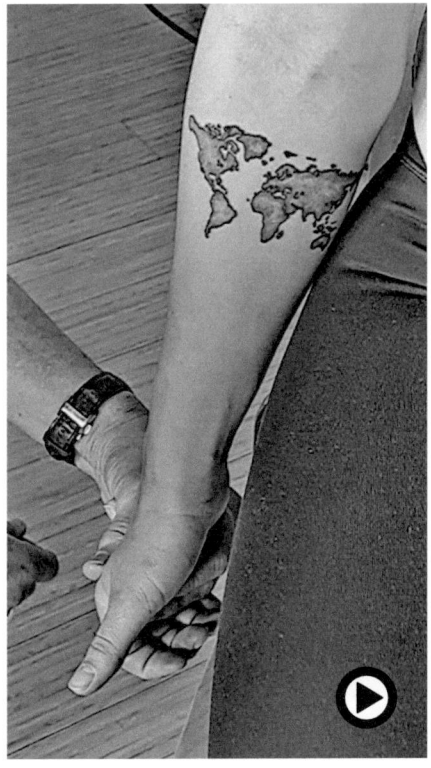

▶ In der Endstellung muss eine gelenkspezifische minimale physiologische Abweichung toleriert werden.

Bewertung	
mM3	Die Finger können in der Endstellung für 3 s gehalten werden
mM3+	Die Finger können in der Endstellung bei leichtem Widerstand für 1 s gehalten werden
mM4	Die Finger können in der Endstellung bei mittlerem Widerstand für 1 s gehalten werden
mM4+	Die Finger können in der Endstellung bei starkem Widerstand für 1 s gehalten werden
mM5	Die Finger können in der Endstellung bei maximalem Widerstand für 1 s gehalten werden

Abb. 44.5 Flexion Finger in DIP- und PIP-Gelenken: Prüfung in der Endstellung
(▶ https://doi.org/10.1007/000-c0x)

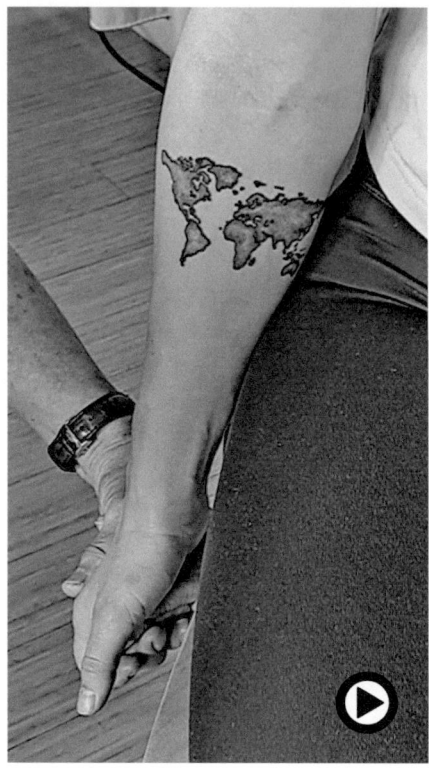

Kriterien zur Spastikkontrolle für die Bewertung (mM2+ bis mM5)
- **Beim Testarm**
  - Die Stellung im Handgelenk bleibt unverändert.
  - Keine Pronation im Unterarm.
  - Keine Adduktion des Daumens, welche auf Aufforderung nicht korrigiert werden kann.
- **Weitere Kriterien**
  - Die Stellung des Oberkörpers bleibt unverändert.
  - Die Stellung der Füße bleibt unverändert, die Fersen behalten den Bodenkontakt.
  - Die Kniegelenke dürfen nicht nach medial abweichen bzw. gegen den Ball oder das Kissen drücken.

Extension Finger in MCP-Gelenken 45

▶ **Hauptmuskulatur** M. extensor digitorum, M. extensor indicis und M. extensor digiti minimi

▶ Die Extension der Fingergrundgelenke wird für alle Finger gemeinsam geprüft. Zeigen sich deutliche Kraftunterschiede bei den Fingern, können sie bei Bedarf auch einzeln geprüft werden.

45.1 Prüfung ohne Einwirkung der Schwerkraft (mM0 bis mM2)

Ausgangsstellung: Sitz neben einer Behandlungsliege (Abb. 45.1)
- Die Körperlängsachse ist bestmöglich eingeordnet.
- Die Fersen stehen mindestens hüftgelenkbreit unter den Knien. Die Füße haben mit der ganzen Fußsohle Bodenkontakt.
- Der Unterarm der zu prüfenden Hand liegt mit seiner ulnaren Seite auf der Behandlungsliege, der Ellbogen ist flektiert.
- Das Handgelenk befindet sich bezüglich Flexion/Extension in einer entspannten Mittelstellung.
- Die ulnare Grundphalanx der Hand wird mit einem gefalteten Tuch unterlagert, sodass die Finger keinen Kontakt mit der Unterlage haben.
- Die MCP- und IP-Gelenke sind in entspannter Flexionshaltung.
- Die nicht zu prüfende Hand liegt auf dem gleichseitigen Oberschenkel.

▶ Zur Unterstützung der Rumpfstabilität kann ein angelehnter Sitz gewählt werden.

Ergänzende Information Die elektronische Version dieses Kapitels enthält Zusatzmaterial, auf das über folgenden Link zugegriffen werden kann https://doi.org/10.1007/978-3-662-68029-2_45. Die Videos lassen sich durch Anklicken des DOI Links in der Legende einer entsprechenden Abbildung abspielen, oder indem Sie diesen Link mit der SN More Media App scannen.

© Der/die Autor(en), exklusiv lizenziert an Springer-Verlag GmbH, DE, ein Teil von Springer Nature 2024
R. Steinlin Egli, *Modifizierte Muskelfunktionsprüfung bei Multipler Sklerose*,
https://doi.org/10.1007/978-3-662-68029-2_45

Abb. 45.1 Extension Finger in MCP-Gelenken: Ausgangsstellung zur Prüfung ohne Einwirkung der Schwerkraft

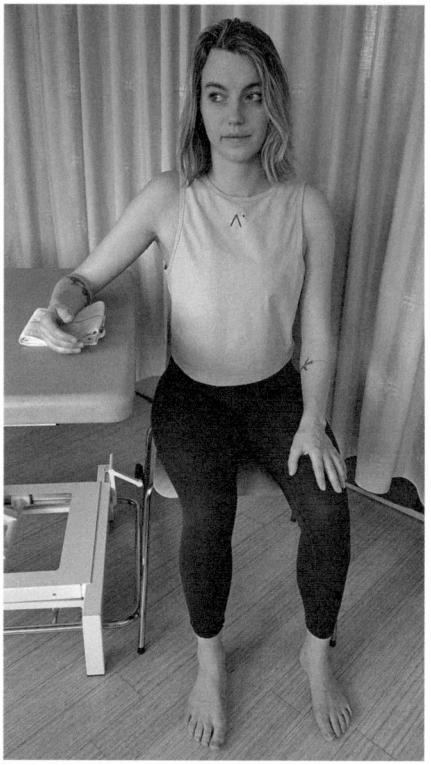

▶ Für eine bessere Stabilisation der Hüftgelenke kann ein Ball oder Kissen zwischen die Kniegelenke bzw. Oberschenkel platziert werden, sodass die Knie nicht nach medial abweichen.

Durchführung und Bewertung (Abb. 45.2 und Video in Abb. 45.2)
Zur Beurteilung des passiven ROM der Fingerextension in den MCP-Gelenken und zur Bewegungswahrnehmung führt die Therapeutin die Bewegung zuerst passiv durch. Der Patient wird danach aufgefordert, bei der zu prüfenden Hand aktiv in den MCP-Gelenken aller Finger gleichzeitig eine Extension durchzuführen. Die IP-Gelenke dürfen dabei leicht flektieren.

Bewertung	
mM0	Keine Muskelkontraktion palpabel oder sichtbar
mM1	Muskelkontraktion palpabel oder sichtbar, aber kein Bewegungsausschlag
mM1+	Selektiver Bewegungsausschlag, < 50 % des geprüften passiven ROM
mM2−	Selektiver Bewegungsausschlag, > 50 % des geprüften passiven ROM
mM2	Selektiver, endgradiger Bewegungsausschlag

45.2 Prüfung mit Einwirkung der Schwerkraft (mM2+ bis mM5)

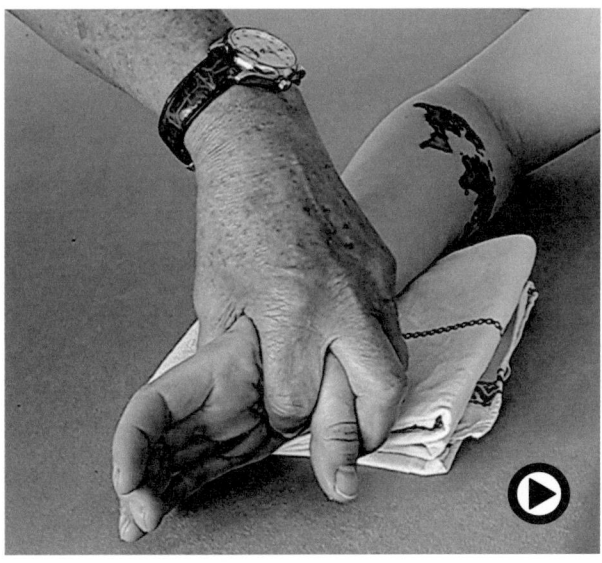

Abb. 45.2 Extension Finger in MCP-Gelenken: Endstellung bei der Prüfungsdurchführung ohne Einwirkung der Schwerkraft (▶ https://doi.org/10.1007/000-c0z)

Kriterien zur Spastikkontrolle für die Bewertung mM0 bis mM2
- **Beim Testarm**
  - Die Flexion in den IP-Gelenken kann bei Aufforderung aktiv verändert werden.
  - Die Stellung im Unterarm verändert sich nicht.
  - Keine Bewegung in Daumen- und Handgelenk, welche bei Aufforderung nicht aktiv verändert werden kann.
- **Weitere Kriterien**
  - Die Stellung des Oberkörpers bleibt unverändert.
  - Die Stellung der Füße bleibt unverändert, die Fersen behalten den Bodenkontakt.
  - Die Kniegelenke dürfen nicht nach medial abweichen bzw. gegen den Ball oder das Kissen drücken.

45.2 Prüfung mit Einwirkung der Schwerkraft (mM2+ bis mM5)

Ausgangsstellung: Sitz neben einer Behandlungsliege (Abb. 45.3)
- Die Körperlängsachse ist bestmöglich eingeordnet.
- Die Fersen stehen mindestens hüftgelenkbreit unter den Knien. Die Füße haben mit der ganzen Fußsohle Bodenkontakt.
- Der Unterarm der zu prüfenden Hand liegt in Pronation auf der Behandlungsliege, der Ellbogen ist flektiert, die Hand zeigt nach unten.

Abb. 45.3 Extension Finger in MCP-Gelenken: Ausgangsstellung zur Prüfung mit Einwirkung der Schwerkraft

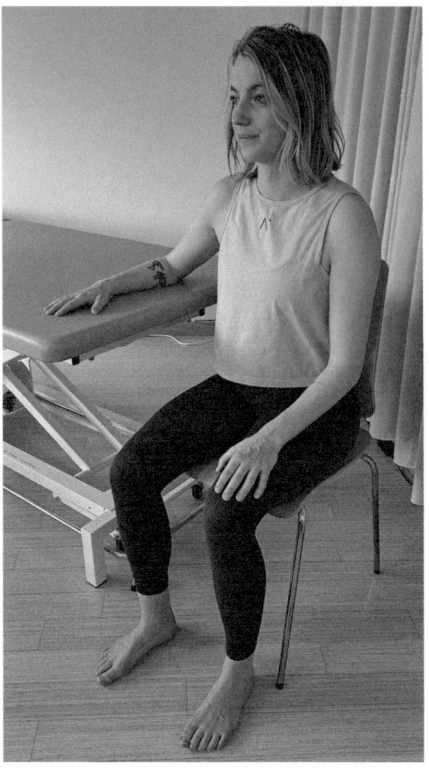

- Die Finger sind in den IP-Gelenken leicht flektiert.
- Die nicht zu prüfende Hand liegt auf dem gleichseitigen Oberschenkel.

▶ Zur Unterstützung der Rumpfstabilität kann ein angelehnter Sitz gewählt werden.

▶ Für eine bessere Stabilisation der Hüftgelenke kann ein Ball oder Kissen zwischen die Kniegelenke bzw. Oberschenkel platziert werden, sodass die Knie nicht nach medial abweichen.

Durchführung und Bewertung in der definierten Mittelstellung (mM2+, mM3−) (Abb. 45.4 und Video in Abb. 45.4)
Die *Finger* werden bei leicht flektierten IP-Gelenken passiv nach oben geführt, bis *die Grundphalangen II–V horizontal stehen*. Danach soll der Patient diese Stellung aktiv halten.

Bewertung	
mM2+	Die Finger sinken beim Halteversuch langsam nach unten
mM3−	Die Finger können in der vorgegebenen Position für 3 s gehalten werden

45.2 Prüfung mit Einwirkung der Schwerkraft (mM2+ bis mM5)

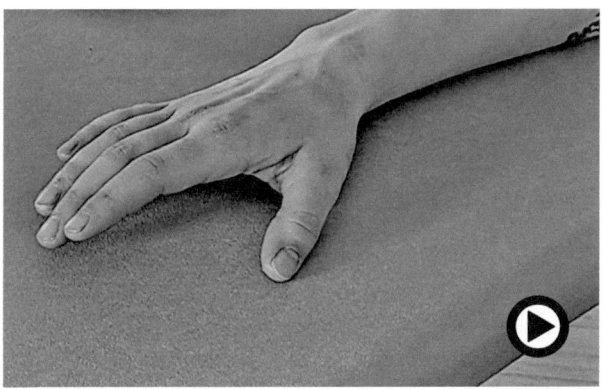

Abb. 45.4 Extension Finger in MCP-Gelenken: Prüfung in der definierten Mittelstellung
(▶ https://doi.org/10.1007/000-c0y)

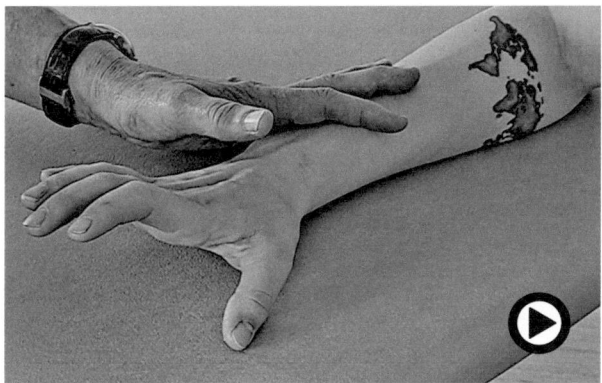

Abb. 45.5 Extension Finger in MCP-Gelenken: Prüfung in der Endstellung
(▶ https://doi.org/10.1007/000-c10)

Durchführung und Bewertung in der Endstellung (mM3 bis mM5) (Abb. 45.5 und Video in Abb. 45.5)

Die Finger werden bei leicht flektierten IP-Gelenken in den MCP-Gelenken passiv in die Endstellung der Extension nach oben geführt. Danach soll der Patient diese Stellung aktiv halten.

Bei den Prüfungen mit Widerstand wird der Widerstand an der Dorsalfläche der Fingergrundphalangen gegeben.

▶ In der Endstellung muss eine gelenkspezifische minimale physiologische Abweichung toleriert werden.

Bewertung	
mM3	Die Finger können in der Endstellung für 3 s gehalten werden
mM3+	Die Finger können in der Endstellung bei leichtem Widerstand für 1 s gehalten werden
mM4	Die Finger können in der Endstellung bei mittlerem Widerstand für 1 s gehalten werden
mM4+	Die Finger können in der Endstellung bei starkem Widerstand für 1 s gehalten werden
mM5	Die Finger können in der Endstellung bei maximalem Widerstand für 1 s gehalten werden

Kriterien zur Spastikkontrolle für die Bewertung (mM2 bis mM5)
- **Beim Testarm**
  - Die Flexion in den IP-Gelenken kann bei Aufforderung aktiv verändert werden.
  - Unterarm und Handgelenk behalten den Kontakt mit der Unterlage.
  - Keine Bewegung des Daumens, welche bei Aufforderung nicht aktiv verändert werden kann.
- **Weitere Kriterien**
  - Die Stellung des Oberkörpers bleibt unverändert.
  - Die Stellung der Füße bleibt unverändert, die Fersen behalten den Bodenkontakt.
  - Die Kniegelenke dürfen nicht nach medial abweichen, bzw. gegen den Ball oder das Kissen drücken.

Abduktion und Adduktion Finger II–V

46

▶ Hauptmuskulatur

- Für die **Abduktion**: M. interossei dorsales, M. abductor digiti minimi
- Für die **Adduktion**: Mm. interossei palmares

46.1 Prüfung mit Hilfe klassischer manueller Muskeltests

Da die Prüfung der Abduktion und Adduktion der Finger gegen die Schwerkraft nicht durch eine einheitliche Handstellung geprüft werden kann, ist die Prüfung mit dem modifizierten Muskelfunktionsprüfung nicht praktikabel. Die Prüfung und Bewertung wird deshalb mit Hilfe des klassischen manuellen Muskeltests durchgeführt, wobei die Kriterien der Spastikkontrolle ebenfalls berücksichtigt werden müssen.

Ausgangsstellung: Sitz (Abb. 46.1a)
Der Unterarm ist in Pronation, das Handgelenk bezüglich Radial-Ulnar-Abduktion in Neutralnullstellung.

▶ Zur Unterstützung der Rumpfstabilität kann ein angelehnter Sitz gewählt werden.

Durchführung für die Fingerabduktion mit Widerstand (nach Daniels und Worthingham; in Hislop und Montgomery 2007) (Abb. 46.1b und Video in Abb. 46.1b)
Getestet werden zwei benachbarte Finger. Die Therapeutin gibt Widerstand am distalen Glied auf der radialen Seite eines Fingers und auf der ulnaren Seite des

---

Ergänzende Information Die elektronische Version dieses Kapitels enthält Zusatzmaterial, auf das über folgenden Link zugegriffen werden kann https://doi.org/10.1007/978-3-662-68029-2_46. Die Videos lassen sich durch Anklicken des DOI Links in der Legende einer entsprechenden Abbildung abspielen, oder indem Sie diesen Link mit der SN More Media App scannen.

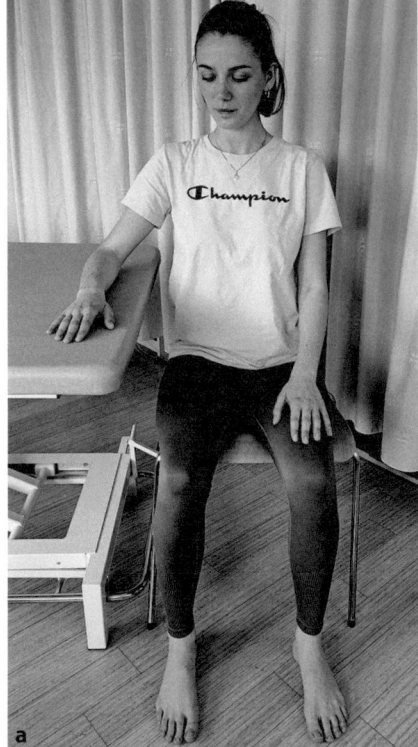
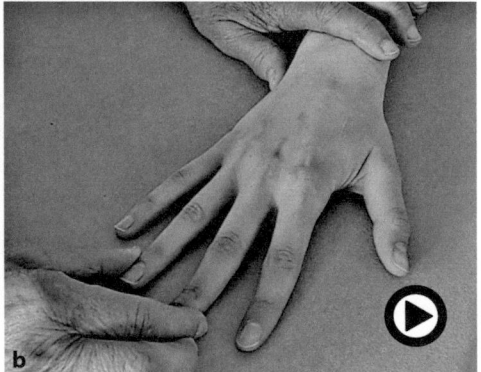

Abb. 46.1 Abduktion/Adduktion Finger II–V. **a** Abduktion/Adduktion Finger II–V: Ausgangsstellung zur Prüfung; **b** Prüfung der Abduktion Finger II–V ohne und mit Widerstand (▶ https://doi.org/10.1007/000-c12)

benachbarten Fingers. Die Richtung des Widerstandes drückt dabei jedes Fingerpaar zusammen.

Wird der Kleinfinger zusammen mit dem Ringfinger getestet, wird der M. abductor minimi zusammen mit dem M. interosseus dorsalis IV getestet.

Durchführung für die Fingeradduktion mit Widerstand (nach Daniels und Worthingham; in Hislop und Montgomery 2007) (Abb. 46.2 und Video in Abb. 46.2)

Getestet werden immer zwei benachbarte Finger. Die Therapeutin umfasst die zu testenden Finger und versucht die Finger auseinander zu ziehen. Widerstand soll für jeden Finger separat gegeben werden.

Da der Mittelfinger keinen M. interosseus palmaris besitzt, wird er nicht in Adduktion getestet

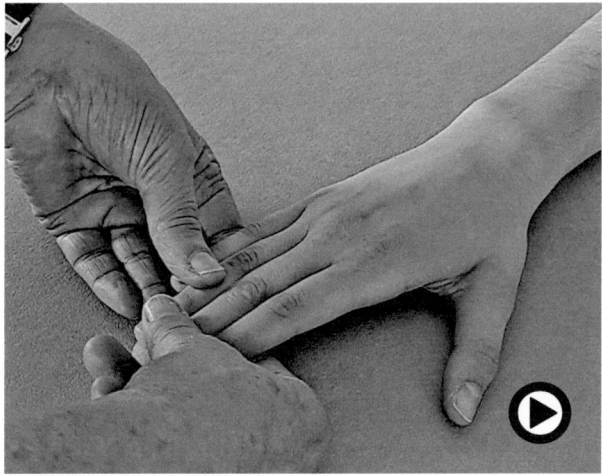

Abb. 46.2 Adduktion Finger II–V: Prüfung der Adduktion Finger II–V ohne und mit Widerstand (▶ https://doi.org/10.1007/000-c11)

Bewertung (nach Daniels und Worthingham; in Hislop und Montgomery 2007)	
Stufe 2	Der Patient kann jeden beliebigen Finger nur über einen Teil der Abduktionsbewegung/Adduktionsbewegung bewegen
Stufe 3	Der Patient kann jeden beliebigen Finger vollständig abduzieren/adduzieren
Stufe 4 und 5	Die Abduktion/Adduktion kann gegen geringen bzw. deutlichen Widerstand gehalten werden

Kriterien der Spastikkontrolle
- **Beim Testarm**
  - Keine Flexion in den IP-Gelenken, die bei Aufforderung nicht aktiv verändert werden kann.
  - Keine Bewegung des Daumens, die bei Aufforderung nicht aktiv verändert werden kann.
  - Unterarm und Handgelenk behalten den Kontakt mit der Unterlage.
- **Weitere Kriterien**
  - Die Stellung des Oberkörpers bleibt unverändert.
  - Die Stellung der Füße bleibt unverändert, die Fersen behalten den Bodenkontakt.
  - Die Kniegelenke dürfen nicht nach medial abweichen bzw. gegen den Ball oder das Kissen drücken.

Literatur

Hislop HJ, Montgomery J (2007) Manuelle Muskeltests, Untersuchungstechniken nach Daniels und Worthingham. 8. Aufl. Urban&Fischer in Elsevier, München

Abduktion Daumen 47

▶ **Hauptmuskulatur** Mm. abductor pollicis longus und brevis

47.1 Prüfung ohne Einwirkung der Schwerkraft (mM0 bis mM2)

Ausgangsstellung: Sitz neben einer Behandlungsliege (Abb. 47.1)
- Die Körperlängsachse ist bestmöglich eingeordnet.
- Die Fersen stehen mindestens hüftgelenkbreit unter den Knien. Die Füße haben mit der ganzen Fußsohle Bodenkontakt.
- Der Unterarm der zu prüfenden Hand liegt in Pronation mit seiner volaren Seite auf der Behandlungsliege, der Ellbogen ist flektiert. Die Handfläche zeigt nach unten. Die Finger sind entspannt. Der Daumen ist entspannt adduziert.
- Die nicht zu prüfende Hand liegt auf dem gleichseitigen Oberschenkel.

▶ Zur Unterstützung der Rumpfstabilität kann ein angelehnter Sitz gewählt werden.

▶ Für eine bessere Stabilisation der Hüftgelenke kann ein Ball oder Kissen zwischen die Kniegelenke bzw. Oberschenkel platziert werden, sodass die Knie nicht nach medial abweichen.

Durchführung und Bewertung (Abb. 47.2 und Video in Abb. 47.2)
Zur Beurteilung des passiven ROM der Daumenabduktion und zur Bewegungswahrnehmung führt die Therapeutin die Bewegung zuerst passiv durch. Der Patient wird danach aufgefordert, bei der zu prüfenden Hand aktiv eine Abduktion des Daumens durchzuführen.

Ergänzende Information Die elektronische Version dieses Kapitels enthält Zusatzmaterial, auf das über folgenden Link zugegriffen werden kann https://doi.org/10.1007/978-3-662-68029-2_47. Die Videos lassen sich durch Anklicken des DOI Links in der Legende einer entsprechenden Abbildung abspielen, oder indem Sie diesen Link mit der SN More Media App scannen.

Abb. 47.1 Abduktion Daumen: Ausgangsstellung zur Prüfung

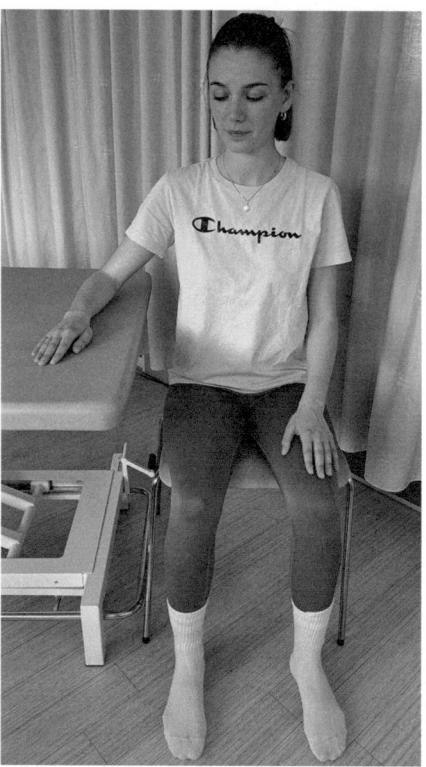

Bewertung	
mM0	Keine Muskelkontraktion palpabel oder sichtbar
mM1	Muskelkontraktion palpabel oder sichtbar, aber kein Bewegungsausschlag
mM1+	Selektiver Bewegungsausschlag, <50 % des geprüften passiven ROM
mM2−	Selektiver Bewegungsausschlag, >50 % des geprüften passiven ROM
mM2	Selektiver, endgradiger Bewegungsausschlag

Kriterien zur Spastikkontrolle für die Bewertung mM0 bis mM2
- **Beim Testarm**
  - Die Stellung von Ellbogen und Unterarm bleibt unverändert.
  - Finger/Hand bleiben entspannt. Anzeichen von Anspannung und Fixationen können bei Aufforderung korrigiert werden.
- **Weitere Kriterien**
  - Die Stellung des Oberkörpers bleibt unverändert.
  - Die Stellung der Füße bleibt unverändert, die Fersen behalten den Bodenkontakt.
  - Die Kniegelenke dürfen nicht nach medial abweichen bzw. gegen den Ball oder das Kissen drücken.

47.2 Prüfung mit Einwirkung der Schwerkraft (mM2+ bis mM5)

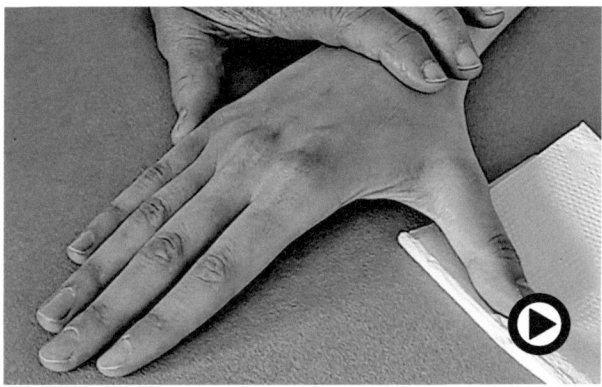

Abb. 47.2 Abduktion Daumen: Endstellung bei der Prüfungsdurchführung ohne Einwirkung der Schwerkraft (▶ https://doi.org/10.1007/000-c14)

47.2 Prüfung mit Einwirkung der Schwerkraft (mM2+ bis mM5)

Ausgangsstellung: Sitz neben einer Behandlungsliege (Abb. 47.3)
- Die Körperlängsachse ist bestmöglich eingeordnet.
- Die Fersen stehen mindestens hüftgelenkbreit unter den Knien. Die Füße haben mit der ganzen Fußsohle Bodenkontakt.
- Beim zu prüfenden Arm liegt der Unterarm mit seiner ulnaren Seite auf der Behandlungsliege, der Ellbogen ist flektiert. Die Handfläche zeigt nach medial. Die Finger sind entspannt, der Daumen ist entspannt.
- Die nicht zu prüfende Hand liegt auf dem gleichseitigen Oberschenkel.

Durchführung und Bewertung in der definierten Mittelstellung (mM2+, mM3−) (Abb. 47.4 und Video in Abb. 47.4)
Der Daumen wird passiv abduziert, bis das *Daumenendglied* in seiner Ruhestellung *in leichter Flexion eine horizontale Ausrichtung hat*. Danach soll der Patient diese Stellung aktiv halten.

Bewertung	
mM2+	Der Daumen sinkt beim Halteversuch langsam nach unten
mM3−	Der Daumen kann in der vorgegebenen Position für 3 s gehalten werden

Durchführung und Bewertung in der Endstellung (mM3 bis mM5) (Abb. 47.5 und Video in Abb. 47.5)
Der Daumen wird passiv bis in die Endstellung der Abduktion geführt. Danach soll der Patient diese Stellung aktiv halten.
Bei den Prüfungen mit Widerstand wird der Widerstand am 1. Metakarpalknochen gegeben.

Abb. 47.3 Abduktion Daumen: Ausgangsstellung zur Prüfung mit Einwirkung der Schwerkraft

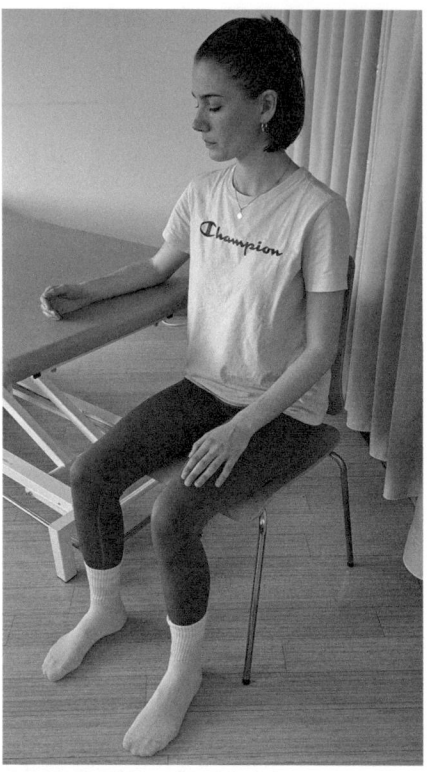

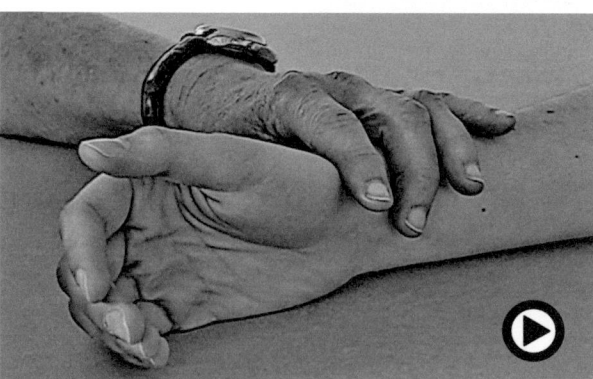

Abb. 47.4 Abduktion Daumen: Prüfung in der definierten Mittelstellung
(▶ https://doi.org/10.1007/000-c13)

▶ In der Endstellung muss eine gelenkspezifische minimale physiologische Abweichung toleriert werden.

47.2 Prüfung mit Einwirkung der Schwerkraft (mM2+ bis mM5)

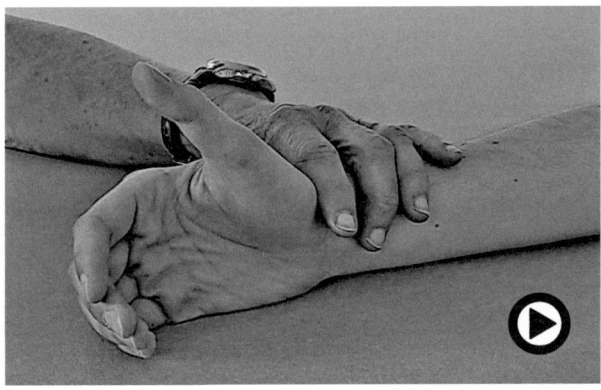

Abb. 47.5 Abduktion Daumen: Prüfung in der Endstellung (▶ https://doi.org/10.1007/000-c15)

Bewertung	
mM3	Der Daumen kann in der Endstellung für 3 s gehalten werden
mM3+	Der Daumen kann in der Endstellung bei leichtem Widerstand für 1 s gehalten werden
mM4	Der Daumen kann in der Endstellung bei mittlerem Widerstand für 1 s gehalten werden
mM4+	Der Daumen kann in der Endstellung bei starkem Widerstand für 1 s gehalten werden
mM5	Der Daumen kann in der Endstellung bei maximalem Widerstand für 1 s gehalten werden

Kriterien zur Spastikkontrolle für die Bewertung (mM2+ bis mM5)
- **Beim Testarm**
  - Die Stellung von Ellbogen, Unterarm und Handgelenk bleibt unverändert.
  - Die Finger bleiben entspannt. Anzeichen von Anspannung und Fixationen können bei Aufforderung korrigiert werden.
- **Weitere Kriterien**
  - Die Stellung des Oberkörpers bleibt unverändert.
  - Die Stellung der Füße bleibt unverändert, die Fersen behalten den Bodenkontakt.
  - Die Kniegelenke dürfen nicht nach medial abweichen bzw. gegen den Ball oder das Kissen drücken.

Opposition Daumen zum Kleinfinger 48

▶ **Hauptmuskulatur** M. opponens pollicis und M. opponens digiti minimi

48.1 Prüfung ohne Einwirkung der Schwerkraft (mM0 bis mM2)

Ausgangsstellung: Sitz seitlich neben der Behandlungsliege (Abb. 48.1)
- Die Körperlängsachse ist bestmöglich eingeordnet.
- Die Fersen stehen mindestens hüftgelenkbreit unter den Knien. Die Füße haben mit der ganzen Fußsohle Bodenkontakt.
- Der Unterarm der zu prüfenden Hand liegt in Pronation auf der Behandlungsliege, der Ellbogen ist flektiert.
- Zeige-, Mittel- und Ringfinger liegen mit den Fingerspitzen 2–3 cm erhöht z. B. auf einem Buch. Daumen und Kleinfinger liegen auf der Unterlage.
- Die nicht zu prüfende Hand liegt auf dem gleichseitigen Oberschenkel.

▶ Zur Unterstützung der Rumpfstabilität kann ein angelehnter Sitz gewählt werden.

▶ Für eine bessere Stabilisation der Hüftgelenke kann ein Ball oder Kissen zwischen die Kniegelenke/Oberschenkel platziert werden, sodass die Knie nicht nach medial abweichen.

Durchführung und Bewertung (Abb. 48.2 und Video in Abb. 48.2)
Zur Beurteilung des passiven ROM der Daumenopposition und zur Bewegungswahrnehmung führt die Therapeutin die Bewegung zuerst passiv durch. Der Patient

---

Ergänzende Information Die elektronische Version dieses Kapitels enthält Zusatzmaterial, auf das über folgenden Link zugegriffen werden kann https://doi.org/10.1007/978-3-662-68029-2_48. Die Videos lassen sich durch Anklicken des DOI Links in der Legende einer entsprechenden Abbildung abspielen, oder indem Sie diesen Link mit der SN More Media App scannen.

Abb. 48.1 Opposition Daumen zum Kleinfinger: Ausgangsstellung zur Prüfung

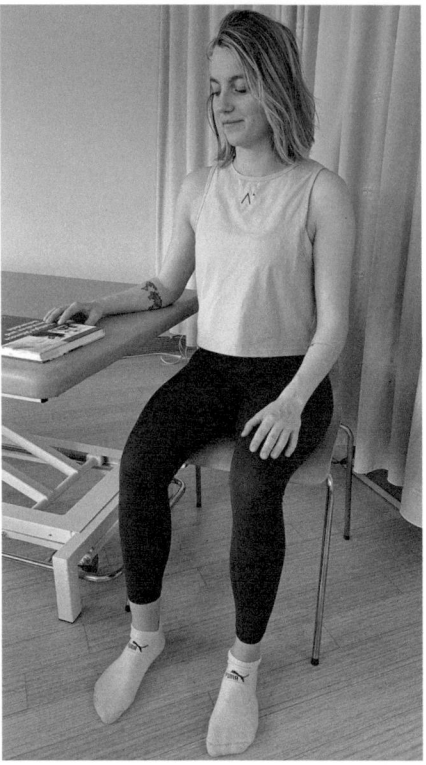

wird danach aufgefordert, bei der zu prüfenden Hand aktiv Daumen und Kleinfinger nach medial zu bewegen, bis sich beide Fingerkuppen berühren.

Bewertung	
mM0	Keine Muskelkontraktion palpabel oder sichtbar
mM1	Muskelkontraktion palpabel oder sichtbar, aber kein Bewegungsausschlag
mM1+	Selektiver Bewegungsausschlag, < 50 % des geprüften passiven ROM
mM2−	Selektiver Bewegungsausschlag, > 50 % des geprüften passiven ROM
mM2	Selektiver, endgradiger Bewegungsausschlag

Kriterien zur Spastikkontrolle für die Bewertung mM0 bis mM2
- **Beim Testarm**
    - Der ventrale Kontakt des Unterarms mit der Unterlage bleibt unverändert. Keine pronatorische Bewegung im Unterarm.
    - Die Stellung im Ellbogen bleibt unverändert.
    - Keine Abweichung der Finger II–IV in Bezug auf die vorbestehende Position. Anzeichen von Anspannung und Fixationen können bei Aufforderung korrigiert werden.

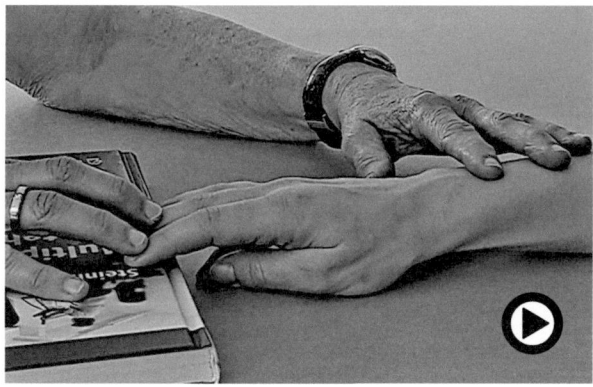

Abb. 48.2 Opposition Daumen zum Kleinfinger: Endstellung bei der Prüfungsdurchführung ohne Einwirkung der Schwerkraft (▶ https://doi.org/10.1007/000-c17)

- **Weitere Kriterien**
  - Die Stellung des Oberkörpers bleibt unverändert.
  - Die Stellung der Füße bleibt unverändert, die Fersen behalten den Bodenkontakt.
  - Die Kniegelenke dürfen nicht nach medial abweichen bzw. gegen den Ball oder das Kissen drücken.

48.2 Prüfung mit Einwirkung der Schwerkraft (mM2+ bis mM5)

Ausgangsstellung: Sitz neben einer Behandlungsliege (Abb. 48.3)
- Die Körperlängsachse ist bestmöglich eingeordnet.
- Die Fersen stehen mindestens hüftgelenkbreit unter den Knien. Die Füße haben mit der ganzen Fußsohle Bodenkontakt.
- Der Unterarm der zu prüfenden Hand liegt in Supination auf der Behandlungsliege, der Ellbogen ist flektiert. Das Handgelenk ist mit einer kleinen Tuchrolle unterlagert. Die Finger sind entspannt.
- Die nicht zu prüfende Hand liegt auf dem gleichseitigen Oberschenkel.

▶ Zur Unterstützung der Rumpfstabilität kann ein angelehnter Sitz gewählt werden.

▶ Für eine bessere Stabilisation der Hüftgelenke kann ein Ball oder Kissen zwischen die Kniegelenke bzw. Oberschenkel platziert werden, sodass die Knie nicht nach medial abweichen.

Abb. 48.3 Opposition Daumen zum Kleinfinger: Ausgangsstellung zur Prüfung mit Einwirkung der Schwerkraft

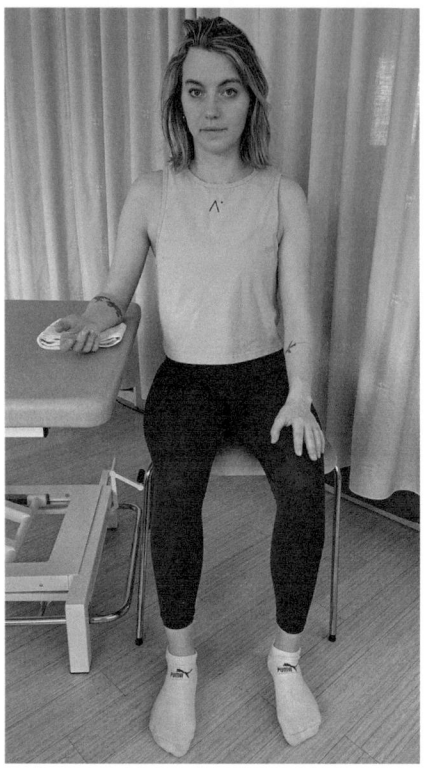

Durchführung und Bewertung in der definierten Mittelstellung (mM2+, mM3−) (Abb. 48.4 und Video in Abb. 48.4)

Daumen und *Kleinfinger* werden passiv nach medial geführt, *bis der Kleinfinger vor dem Ringfinger und der Daumen vor dem Zeigefinger steht.* Danach soll der Patient diese Stellung aktiv halten.

Bewertung	
mM2+	Der Daumen und/oder Kleinfinger sinken beim Halteversuch langsam nach unten
mM3−	Daumen und Kleinfinger können in der vorgegebenen Position für 3 s gehalten werden

Durchführung und Bewertung in der Endstellung (mM3 bis mM5) (Abb. 48.5 und Video in Abb. 48.5)

Daumen und Kleinfinger werden passiv nach medial geführt, sodass sich die Palmarflächen der Endphalangen berühren. Danach soll der Patient diese Stellung aktiv halten.

Bei den Prüfungen mit Widerstand wird der Widerstand für den Daumen und den Kleinfinger einzeln, palmar am 1. und 5. Mittelhandknochen gegeben.

48.2 Prüfung mit Einwirkung der Schwerkraft (mM2+ bis mM5)

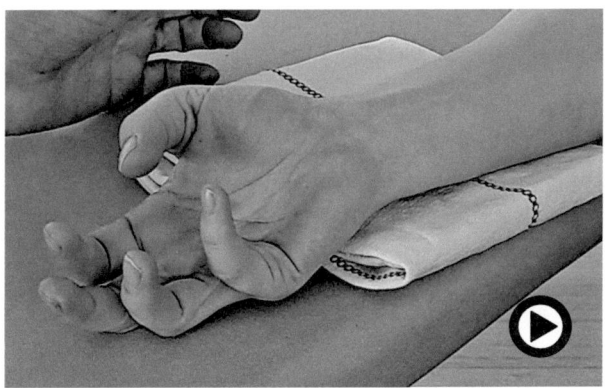

Abb. 48.4 Opposition Daumen zum Kleinfinger: Prüfung in der definierten Mittelstellung
(▶ https://doi.org/10.1007/000-c16)

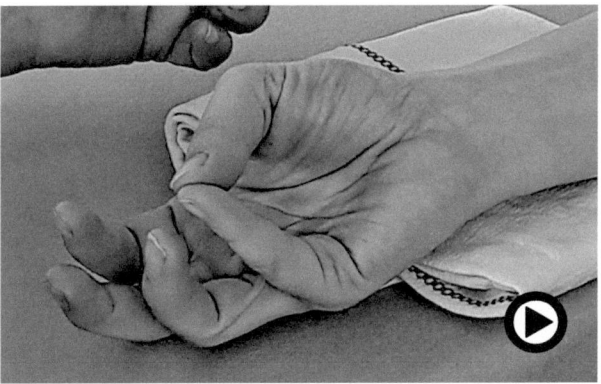

Abb. 48.5 Opposition Daumen zum Kleinfinger: Prüfung in der Endstellung
(▶ https://doi.org/10.1007/000-c18)

▸ In der Endstellung muss eine gelenkspezifische minimale physiologische Abweichung toleriert werden.

Bewertung	
mM3	Daumen und Kleinfinger können in der Endstellung für 3 s gehalten werden
mM3+	Daumen und Kleinfinger können in der Endstellung bei leichtem Widerstand für 1 s gehalten werden
mM4	Daumen und Kleinfinger können in der Endstellung bei mittlerem Widerstand für 1 s gehalten werden
mM4+	Daumen und Kleinfinger können in der Endstellung bei starkem Widerstand für 1 s gehalten werden
mM5	Daumen und Kleinfinger können in der Endstellung bei maximalem Widerstand für 1 s gehalten werden

Kriterien zur Spastikkontrolle für die Bewertung mM2+ bis mM5
- **Beim Testarm**
  - Die Stellung im Ellbogen bleibt unverändert.
  - Keine pronatorische Bewegung im Unterarm.
  - Die Finger II–IV zeigen keine Anzeichen von übermäßiger Anspannung und Fixationen können bei Aufforderung korrigiert werden.
  - Daumen und Kleinfinger können nach der Prüfung entspannt in die Ausgangsstellung zurückgeführt werden.
  - Es müssen sich die Fingerkuppen und nicht die Fingerspitzen berühren.
- **Weitere Kriterien**
  - Die Stellung des Oberkörpers bleibt unverändert.
  - Die Stellung der Füße bleibt unverändert, die Fersen behalten den Bodenkontakt.
  - Die Kniegelenke dürfen nicht nach medial abweichen bzw. gegen den Ball oder das Kissen drücken.

Werteskala des mMMT und Übersicht der definierten Mittelstellungen

Es folgen die tabellarische Werteskala der modifizierten Muskelfunktionsprüfung (Tab. A.1) und eine Übersicht über die definierten Mittelstellungen (Tab. A.2).

Tab. A.1 Werteskala der modifizierten Muskelfunktionsprüfung

mM0	Keine Muskelkontraktion palpabel oder sichtbar
mM1	Muskelkontraktion palpabel oder sichtbar
mM1+	Selektiver Bewegungsausschlag ohne Einwirkung der Schwerkraft, < 50 % des geprüften passiven ROM
mM2−	Selektiver Bewegungsausschlag ohne Einwirkung der Schwerkraft, > 50 % des geprüften passiven ROM
mM2	Selektiver, endgradiger Bewegungsausschlag des geprüften passiven ROM, ohne Einwirkung der Schwerkraft
mM2+	Vollständige Übernahme des Gewichtes in der definierten Mittelstellung, jedoch mit langsamem Absinken
mM3−	Vollständige Übernahme des Gewichtes in der definierten Mittelstellung für mindestens 3 s
mM3	Vollständige Übernahme des Gewichtes in der Endstellung des geprüften passiven ROM* für mindestens 3 s
mM3+	Vollständige Übernahme des Gewichtes in der Endstellung des geprüften passiven ROM* und Halten der Position gegen einen leichten Widerstand für mindestens 1 s
mM4	Vollständige Übernahme des Gewichtes in der Endstellung des geprüften passiven ROM* und Halten der Position gegen einen mittleren Widerstand für mindestens 1 s
mM4+	Vollständige Übernahme des Gewichtes in der Endstellung des geprüften passiven ROM* und Halten der Position gegen einen starken Widerstand für mindestens 1 s
mM5	Vollständige Übernahme des Gewichtes in der Endstellung des geprüften passiven ROM* und Halten der Position gegen einen maximalen Widerstand für mindestens 1 s, entspricht der Normalkraft

* In der Endstellung muss eine gelenkspezifische minimale physiologische Abweichung toleriert werden

Tab. A.2 Übersicht über die definierten Mittelstellungen

Muskelgruppe	Definierte Mittelstellung
Rumpf	
Extension der Halswirbelsäule	Der Kopf wird angehoben, sodass die Stirn keinen Kontakt mehr mit der Unterlage hat
Flexion der Halswirbelsäule	Der Kopf wird angehoben, sodass er den Kontakt mit der Unterlage verliert
Elevation des Beckens	Der Brustkorb wird zur kontralateralen Seite geneigt bis der frontotransversale Brustkorbdurchmesser in einem 45°-Winkel zur Vertikalen steht
Extension der Brust- und Lendenwirbelsäule	Der Brustkorb wird bis zur Horizontalen angehoben
Flexion der Brust- und Lendenwirbelsäule	Der Kopf wird angehoben, sodass der Kontakt mit der Unterlage verloren geht
Rotation der Brust- und Lendenwirbelsäule	Der Kopf wird angehoben, sodass der Kontakt mit der Unterlage verloren geht
Hüftgelenk	
Flexion des Hüftgelenks	Das Bein wird bis zur horizontalen Stellung des Oberschenkels geführt
Extension des Hüftgelenks	Das Bein wird nach hinten geführt, bis der Oberschenkel in einem 45°-Winkel zur Vertikalen nach unten neigt
Abduktion des Hüftgelenks	Das Bein wird in eine horizontale Stellung geführt
Adduktion des Hüftgelenks	Das Bein wird angehoben, bis nur noch der Trochanter Kontakt mit der Unterlage hat
Innenrotation des Hüftgelenks	Der Unterschenkel wird nach lateral geführt, bis die Mittelstellung des passiven ROM erreicht ist
Außenrotation des Hüftgelenks	Der Unterschenkel wird nach medial geführt, bis die Mittelstellung des passiven ROM erreicht ist
Kniegelenk	
Extension des Kniegelenks	Der Unterschenkel wird nach oben geführt; bis er in einem 45°-Winkel zur Vertikalen steht
Flexion des Kniegelenks	Der Unterschenkel wird nach oben geführt; bis er in einem 45°-Winkel zur Vertikalen steht Bei der Anpassung der Ausgangsstellung im Sitz wird der Unterschenkel nach hinten/oben geführt, bis er in einem 45°-Winkel zur Vertikalen steht

Tab. A.2 (Fortsetzung)

Muskelgruppe	Definierte Mittelstellung
Fuß	
Dorsalextension des Fuß	Der Fuß wird nach oben geführt, bis der Vorfuß gerade den Bodenkontakt verloren hat
Plantarflexion des Fuß	Der Fuß wird nach oben geführt, bis er in einem 45°-Winkel zur Vertikalen steht
Supination des Fuß	Der Fuß wird in Supination bewegt, bis der mediale Fußrand horizontal steht
Pronation des Fuß	Der Fuß wird in Pronation bewegt, bis der laterale Fußrand horizontal steht
Extension der Großzehe	Die Großzehe wird in eine leichte Extensionsstellung geführt, sodass die Großzehe den Boden gerade nicht mehr berührt
Extension der Zehen II–V	Die Zehen werden in eine leichte Extensionsstellung geführt, sodass sie den Boden gerade nicht mehr berühren
Flexion der Großzehe	Die Großzehe wird im Grundgelenk in die Nullstellung geführt
Flexion der Zehen II–V	Die Zehen werden in eine leichte (5°) Flexionsstellung geführt
Scapula	
Abduktion und kraniale Rotation der Scapula	Der zu prüfende Arm wird nach oben geführt, bis sich die Scapula von der Unterlage abhebt
Adduktion der Scapula	Der Oberarm wird in eine horizontale Stellung geführt und die Scapula wird zur Wirbelsäule verschoben
Adduktion und kaudale Rotation der Scapula	Die Scapula wird adduziert, sodass der Abstand vom medialen Scapularand zur Wirbelsäule im Vergleich zur Ruhestellung halb so groß ist
Depression und Adduktion der Scapula	Die Scapula wird nach caudal/medial verschoben und der Arm wird bis zur Horizontalen angehoben
Elevation der Scapula	Die Schulter wird unilateral nach oben verschoben, bis der Schultergürtel horizontal steht

Tab. A.2 (Fortsetzung)

Muskelgruppe	Definierte Mittelstellung
Schultergelenk	
Flexion des Schultergelenks	Der Arm wird nach vorne/oben geführt, bis er in einem 45°-Winkel zur Vertikalen steht
Extension des Schultergelenks	Der Arm wird angehoben, bis er keinen Kontakt mehr mit der Behandlungsliege hat Bei der Anpassung der Ausgangsstellung im Sitz oder Stand wird der Arm nach hinten/oben geführt, bis er in einem 45°-Winkel zur Vertikalen steht
Abduktion des Schultergelenks	Der Arm wird nach außen/oben geführt, bis er in einem 45°-Winkel zur Vertikalen steht
Transversale des Abduktion Schultergelenks	Der Oberarm wird bis zur horizontalen Stellung nach oben geführt
Transversale des Adduktion Schultergelenks	Der Arm wird angehoben, bis nur noch der Humeruskopf Kontakt mit der Unterlage hat
Innenrotation des Schultergelenks	Der Unterarm wird nach hinten/oben geführt, bis er in einem 45°-Winkel zur Vertikalen steht
Außenrotation des Schultergelenks	Der Unterarm wird nach vorne/oben geführt, bis er in einem 45° Winkel zur Vertikalen steht
Ellbogen und Unterarm	
Extension des Ellbogens	Der Unterarm wird nach oben geführt, bis er im 45°-Winkel zur Vertikalen steht
Flexion des Ellbogens	Der Unterarm wird nach oben geführt, bis er horizontal steht
Pronation des Unterarms	Der Unterarm wird proniert, bis die Hand in einem 45°-Winkel zur Vertikalen steht
Supination des Unterarms	Der Unterarm wird supiniert, bis die Hand in einem 45°-Winkel zur Vertikalen steht
Hand	
Dorsalextension des Handgelenks	Die Hand wird nach oben geführt, bis der Handballen den Kontakt mit der Unterlage verloren hat
Palmarflexion des Handgelenks	Die Hand wird nach oben geführt, bis der Handrücken keinen Kontakt mehr mit der Unterlage hat
Flexion der Finger in MCP- und Extension in IP-Gelenken	Die Finger werden nach oben geführt, bis sie in einem 45°-Winkel zur Vertikalen stehen
Flexion in den DIP- und PIP-Gelenken	Die Finger werden flektiert, bis die Mittelphalangen eine horizontale Ausrichtung haben
Extension der Finger in MCP-Gelenken	Die Finger werden nach oben geführt, bis die Grundphalangen II–V horizontal stehen
Abduktion des Daumens	Der Daumen wird abduziert, bis das Daumenendglied in seiner Ruhestellung in leichter Flexion eine horizontale Ausrichtung hat
Opposition des Daumens zum Kleinfinger	Der Daumen und Kleinfinger werden nach medial geführt, bis der Kleinfinger vor dem Ringfinger und der Daumen vor dem Zeigefinger steht

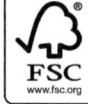

MIX
Papier aus verantwortungsvollen Quellen
Paper from responsible sources
FSC® C105338

If you have any concerns about our products,
you can contact us on
ProductSafety@springernature.com

In case Publisher is established outside the EU,
the EU authorized representative is:
**Springer Nature Customer Service Center GmbH
Europaplatz 3, 69115 Heidelberg, Germany**

Printed by Libri Plureos GmbH
in Hamburg, Germany